全科医生智慧化培训理论与实践

主　编　刘志军　周海平

U0218485

中国协和医科大学出版社
北　京

图书在版编目（CIP）数据

全科医生智慧化培训理论与实践/刘志军，周海平主编 . —北京：中国协和医科大学出版社，2023.6

ISBN 978 – 7 – 5679 – 2054 – 5

I . ①全⋯　Ⅱ . ①刘⋯ ②周⋯　Ⅲ . ①家庭医学 – 技术培训 – 体系建设　Ⅳ . ①R499

中国版本图书馆 CIP 数据核字（2022）第 179419 号

全科医生智慧化培训理论与实践

主　　编：	刘志军　周海平	
责任编辑：	魏亚萌	
封面设计：	邱晓俐	
责任校对：	张　麓	
责任印制：	张　岱	

出版发行：**中国协和医科大学出版社**
（北京市东城区东单三条 9 号　邮编 100730　电话 010 – 65260431）

网　　址：	www.pumcp.com
经　　销：	新华书店总店北京发行所
印　　刷：	三河市龙大印装有限公司
开　　本：	787mm×1092mm　　1/16
印　　张：	19
字　　数：	400 千字
版　　次：	2023 年 6 月第 1 版
印　　次：	2023 年 6 月第 1 次印刷
定　　价：	79.00 元

ISBN 978 – 7 – 5679 – 2054 – 5

编者名单

主　　编　刘志军　周海平
执行主编　李海滨　孙　力
副 主 编　张瑞英　胡红濮　王　岩　高　星
编　　者　（按姓氏笔画排序）

　　　　　马校芬（河北工程大学附属医院）

　　　　　王　岩（中国医学科学院医学信息研究所）

　　　　　王丽文（河北工程大学附属医院）

　　　　　王建华（河北工程大学附属医院）

　　　　　王晓英（河北工程大学附属医院）

　　　　　王颖颖（河北工程大学附属医院）

　　　　　申　娜（河北工程大学附属医院）

　　　　　申红霞（河北工程大学附属医院）

　　　　　史云光（河北工程大学附属医院）

　　　　　白　净（河北工程大学附属医院）

　　　　　刘志军（河北工程大学）

　　　　　刘丽霞（河北医科大学第四医院）

　　　　　孙　力（河北工程大学临床医学院）

　　　　　孙芳毅（河北医科大学第四医院）

　　　　　李　亚（河北工程大学附属医院）

　　　　　李晓泽（北京乐民社区公益发展中心）

　　　　　李海滨（河北工程大学临床医学院）

　　　　　杨晓丽（河北工程大学附属医院）

　　　　　肖　暖（河北大学附属医院）

张　瑶（河北工程大学附属医院）

张瑞英（河北工程大学附属医院）

范志芳（河北工程大学附属医院）

范志霞（河北工程大学附属医院）

周海平（河北省邯郸市卫生健康委员会）

胡红濮（中国医学科学院医学信息研究所）

胡艳宁（河北工程大学附属医院）

袁俊芳（河北工程大学附属医院）

高　星（中国医学科学院医学信息研究所）

郭晓会（河北工程大学附属医院）

崔志利（河北工程大学附属医院）

葛　敏（河北工程大学临床医学院）

戴国琳（中国医学科学院医学信息研究所）

檀梦天（河北工程大学临床医学院）

主要编者简介

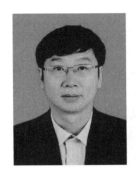

刘志军，硕士，二级教授，河北工程大学副校长、河北工程大学医学部主任、河北工程大学附属医院党委书记，兼任邯郸市卫生法学会会长、中国卫生法学会第四届理事会理事、河北省人民检察院民事行政诉讼监督案件专家咨询委员会专家、河北省医院协会医院文化专业第二届委员会常务委员。研究方向为卫生法学、医院管理。近5年主持省部级课题8项，获省级科技进步奖3项，以第一作者/通讯作者身份发表论文32篇，参与申请发明专利4项，主编专著3部。

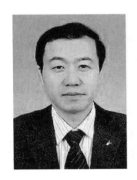

周海平，北京科技大学公共管理学硕士，主任中医师。邯郸市二级巡视员，河北省第十一届、第十二届政协委员，河北中医学院客座教授，全国第二届百名杰出青年中医，国家中医药管理局"十二五"中医药重点学科建设"中药鉴定学"学科带头人。曾获全国卫生系统先进个人、全国"推进医改、服务百姓健康"2013年度十大新闻人物。创建的邯郸模式"健康小屋"入选《中国慢性病防治最佳实践核心案例》，获国务院办公厅通报表扬。主编《中药临床应用》《黄帝内经大辞典》等多部著作。

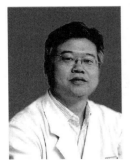

李海滨，硕士，硕士研究生导师，河北工程大学临床医学院副院长。研究方向为肿瘤综合治疗，发表相关论文20余篇，获省、市科研成果一等奖3项，主编专著2部。

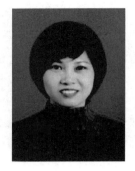

孙力，硕士，教授，河北工程大学医学部医学教师发展中心主任、河北工程大学临床医学院学生工作办公室主任。研究方向为医学心理学、教育管理等。近5年主持课题8项，获省、市级科技进步奖5项，以第一作者/通讯作者身份发表论文26篇，主编专著2部。

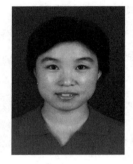

张瑞英，硕士，硕士研究生导师，河北工程大学附属医院老年病科主任。省级临床重点专科建设培育单位带头人，研究方向为全科医学、老年病学等。近5年主持课题5项，以第一作者/通讯作者身份发表论文23篇，主编专著2部，获省级科技进步三等奖1项。

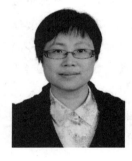

胡红濮，博士，研究员，博士研究生导师，中国医学科学院医学信息研究所卫生信息管理研究室主任。研究方向为健康信息化、智慧公共卫生等。近5年主持课题25项，主持的国家社科基金"大数据环境下分级诊疗服务模式研究"项目获评为优秀，围绕多个课题进行典型发言或经验交流。以第一作者/通讯作者身份发表论文87篇；参编专著10部，其中主编1部、副主编2部。

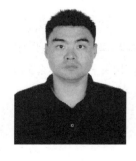

王岩，硕士，中国医学科学院医学信息研究所卫生信息管理研究室助理研究员。研究方向为卫生信息化、基层卫生、公共卫生应急等。近5年参与研究课题27项，参与发表SCI收录论文3篇、中文期刊论文18篇，参编专著1部。

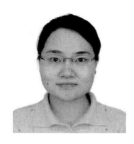

　　高星，硕士，中国医学科学院医学信息研究所卫生信息管理研究室副研究员。研究方向为健康信息化、卫生政策等。近5年主持和参与国家级、省部级等项目10余项。发表学术论文24篇，其中以第一作者身份发表论文12篇，SCI收录论文2篇。撰写研究报告10余份，参编专著3部。

前　　言

　　全科医学20世纪60年代在部分发达国家兴起，是研究常见疾病的诊断与治疗，整合预防医学、康复医学的知识，为居民提供疾病的预防宣教、康复保健服务的临床医学二级学科。20世纪80年代末，随着人民群众对社区基础医疗需求的不断增加，全科医学的概念被引入我国，各大医学院校开始制定多学科人才培养计划。

　　全科医生是综合程度较高的医学人才，主要在基层承担预防保健、常见病与多发病的诊疗和转诊、患者康复和慢性病管理、健康管理等一体化服务，被称为居民健康的"守门人"。全科医生制度的广泛落地有利于充分落实"预防为主"的卫生工作方针，对于建立合理就医秩序、提高基层医疗卫生服务水平、控制医疗费用支出、维护和增进人民群众健康具有重要意义。党和国家高度重视全科医学人才培养，将全科医生队伍建设作为改革重点，党的十九大报告提出要加强全科医生队伍建设；《国务院关于建立全科医生制度的指导意见》中要求"逐步建立统一规范的全科医生培养制度"；2018年，国务院办公厅印发《关于改革完善全科医生培养与使用激励机制的意见》，指出到2030年，城乡每万名居民拥有5名合格的全科医生。

　　西方发达国家全科医学培养模式已经比较完善，有符合全科医学培养目标的教学体系。国际化经验表明，信息科技对于建设系统化、高效化、协同化的全科医学培训体系至关重要。自2018年政策推进"互联网＋"家庭医生签约服务以来，我国基层卫生信息化平台建设全面铺开，全科医学服务联合智慧医疗技术成为新的发展趋势。

　　本书基于智慧化全科医生培训体系的相关理论研究和对国内外全科医生培训实践进展的系统梳理，对我国大型医院内、外、妇、儿等科室的优秀临床病例进行广泛收集，根据全科医生规范化培养要求，建立全科医学知识组织和分类工具，整合专科病例资源，完成全科医生规范化培训的 12 个病种相关病例的案例解析，形成针对全科医生的优秀教学资源；同时打造基于信息技术的全科医生智慧化教学体系及易用性强、可视化、智慧化的教育教学工具，以期为我国全科医生培养提供新的思路和手段。

本书的编写获得了"河北省高等教育教学改革研究与实践项目"（2019GJJG622，2021GJJG252）的资助，并得到了中国医学科学院医学信息研究所、河北工程大学附属医院、河北大学附属医院、河北工程大学临床医学院等机构领导的无私帮助和大力支持，以及国内相关领域学者的指导和帮助，谨致以衷心的感谢。期望本书能为我国全科医生规范化培训的未来发展提供借鉴。由于编者编写水平有限，加之作为探索性研究，书中一些观点与分析尚有不够成熟和完善之处，敬请同行专家和读者不吝指正。

编　者

2023 年 3 月

目　　录

第一章 智慧化全科医生培训体系

第一节 智慧化全科医生培训体系的相关概念

一、全科医学

全科医学是一个面向个体、家庭与社区，整合了临床医学、预防医学、康复医学以及医学心理学、人文社会科学相关内容于一体的综合性医学专业学科，是一个临床二级学科。其专业领域涉及不同年龄、性别，以及各个器官系统与各类疾病。

二、全科医疗

全科医疗以现代医学为理论基础，注重将个体健康与群体健康相结合，是一种"以人为中心、以家庭为单位、以社区为范围、以整体健康的维护与促进为方向"的连续性、综合性医疗卫生服务。在该理论应用下，基层的医疗卫生服务模式发生改变，不用像以往那样去按照患者的疾病类型、诊疗需求等划分所需要就诊的医生和科室，而是由全科医生承担起包括常见病诊疗、预防接种、慢性病康复、健康知识宣传等全面的医疗卫生服务工作，在基层社区或农村向居民提供一系列全面、连续性、综合性的诊疗和健康保障服务。另外，全科医疗在很多国家又被称为家庭医疗，它相对于以往的普通医疗模式，更加关注群体性内容，在关注患者个人健康的基础上又融入了对整个家庭和社区的健康管理和照料，将实现全体国民健康可持续发展作为目标，是一种全面、综合的医疗发展模式。

三、全科医生

全科医生/家庭医生是经过全科医学专门训练、工作在基层的临床医生，对个人、家庭和社区提供优质、方便、经济有效、一体化的基础性医疗保健服务，进行生命、健康与疾病全过程、全方位责任式管理的医生，即全科医疗服务的提供者。全科医生通常都具备扎实的全科医学知识基础和相应的实践经验，一方面，他们以门诊形式或上门服务形式在居民身边提供常见病、多发病及一般急症的诊疗服务，以及康复照顾、预防保健等连续性、综合性的健康维护和促进服务；另一方面，在遇到重症或对患者的病症难以确诊治疗时，他们要负责通过转诊的方式将患者转到相关医院的专科医生处进行治疗。

全科医生相对于以往的基层医疗卫生服务人员来说，主要具有以下几个特点：一是知识素质水平较高，全科医生不仅需要经过 5 年的医学院校学习，还必须经过专门的全科医学知识学习和继续教育培训，并且要到基层进行实践学习，熟悉所需要提供的服务内容、掌握更多病症的诊断治疗方法。二是服务内容综合全面，全科医生能够为居民提供完善的初级诊疗和健康维护服务，通过首诊制和双向转诊制度的协调配合，能够有效地实现医疗卫生资源的优化配置和高效利用，是高质量的基层医疗卫生服务的最佳提供者，是居民健康保障的"守门人"。三是服务方式多样化，全科医生不单以坐诊的方式为居民提供服务，上门服务和建立居民健康档案也成为全科医生的主要特点，使得医生能够对患者的情况有更加全面的了解，提供更加便捷的健康维护和促进服务。

四、全科医生培训体系

全科医学人才培养是我国基层医疗服务体系建设的核心与基石。加快培养能满足"大健康"背景下社区百姓健康服务需求的合格全科医生，对于推进家庭医生签约、促进分级诊疗制度建设、维护和增进人民群众健康，具有十分重要的意义。

培训体系是企业内部、与企业发展和人力资源管理相配套的系统体系，是一套完整有效的管理模型，用以保证培训行为的有效性，实现培训工作的良好绩效水平。一个较为完整的培训体系通常包括如下几方面内容：培训需求调查和分析、培训目标设定、培训规划制订、培训组织和实施，以及培训效果评估和反馈。它是在企业培训战略指导下，建立在完善的管理制度和资源体系基础之上，按照计划－实施－检查－行动的循环流程体系，以保证培训活动对个人和组织的最大效用。而长期可持续发展全科医生培训体系建立，必须有良好的学科研究基础、优秀的师资队伍、优质的培训基地资源，以及全科医生成长的良好政策环境。

经过几十年的不断探索与发展，目前我国基本形成了院校教育、毕业后教育和继续医学教育三种全科医生教育培养体系。2011 年 7 月，国务院对我国全科医生的培养提出了指导意见，在其下发的《国务院关于建立全科医生制度的指导意见》中明确指出要规范我国的全科医生培养模式，将全科医生培养逐步规范成"5＋3"模式，即先接受 5 年的临床医学（含中医学）本科教育，再接受 3 年的全科医生规范化培训。规范化培训是整个全科医学教育的核心部分，系统的高等医学教育和强化的全科医生规范化培训才能有效地保证人才培养的质量。

《健康中国行动（2019—2030 年）》提出，到 2030 年我国应实现全民健康素养水平大幅提升、健康生活方式基本普及、人均健康预期寿命有效延长、健康公平基本实现的卫生状况。人民日益增长的多元健康需求对全科医生制度建设提出了更高的要求。

五、智慧医疗

物联网、云计算、三网融合等新一代信息技术在医药卫生领域深入应用和实践，在推动我国医疗卫生事业持续发展的同时，也日益深刻地影响着我国医疗卫生服务模式的发展和变革。从单一的医院信息化到区域卫生信息化，从疾病治疗到预防，我国卫生事业正在迈入智慧医疗时代。智慧医疗源起国际商业机器公司（IBM）的智慧地球战略。2009 年 1 月 28 日，美国工商业领袖举行了一次圆桌会议，美国总统奥巴马受邀出席活动。席间，IBM 首席执行官彭明盛向奥巴马抛出了"智慧地球"的概念。该战略的大致内容为：将感应器嵌入和装备到电网、铁路、建筑、大坝、油气管道等各种物体中，形成物物相连，然后通过超级计算机和云计算将其整合，实现社会与物理世界的融合。同年 2 月，IBM 有针对性地抛出了"智慧地球"在中国的六大推广领域，即智慧城市、智慧医疗、智慧交通、智慧电力、智慧供应链和智慧银行六大领域。

1. 智慧医疗　是以医疗数据中心为核心，以电子病历、居民健康档案为基础，以自动化、智能化为表现，综合应用物联网、射频技术、嵌入式无线传感器、云计算等信息技术，构建高效化的信息支撑体系、规范化的信息标准体系、常态化的信息安全体系、科学化的政府监管体系、专业化的业务应用体系、便捷化的医疗服务体系、人性化的健康管理体系，使整个医疗生态圈的每一个群体均可从中受益。

2. 智慧化全科医生　指利用互联网、人工智能、电子数据等高科技产品、技术、信息为居民提供全方位、全周期的基层医疗卫生与养生保健服务的全科医生。

3. 智慧化全科医生培训体系　即以"互联网＋"、人工智能技术等为支撑，培养熟悉全科医疗诊疗模式，掌握全科医学基础知识及临床技能，能为基层及社区患者提供常见病及多发病诊疗和转诊、康复和慢性病管理等一体化服务的全科医生的系统。

4. 全科医生信息平台　指在医疗卫生区域服务范围内，运用信息技术手段建成的卫生资源服务网络系统，为患者、卫技人员、医疗协同机构和卫生监管部门提供以数字化搜集、传递、存储、处理卫生行业数据的业务和技术平台，在智慧化全科医生培训中发挥着不可替代的作用。

5. 智慧化建设 在我国全科医生培训体系中体现在电子健康档案的建立与居民健康管理平台的使用。①居民电子健康档案：一般包括居民的个人信息、家庭状况、疾病记录、检查检验报告等相关信息，为区域医联体、疾病预防控制中心、国家卫生健康委员会以及社区教育中心等相关临床、管理机构提供可靠的数据资料记录。②居民健康管理平台：一般面向基层医务人员，通过电子信息技术，连通社区医疗业务、检查检验中心、卫生行政管理等部门的信息端口，同步实施数据监测、网络预警、信息反馈及统计分析工作的数据网络系统。

第二节 全科医生培训体系的沿革

20 世纪 80 年代后期，我国借鉴发达国家和地区的经验，开始了发展全科医学、培养全科医生的探索与实践。1997 年《中共中央、国务院关于卫生改革与发展的决定》（中发〔1997〕3 号）首次提出，加快发展全科医学，培养全科医生。2009 年我国全面启动新一轮医药卫生体制改革工作，着力建立覆盖城乡居民的基本医疗卫生制度。新医改 10 年来，中国从中央到地方各级政府相继出台了一系列政策，以推动全科医学发展。目前，中国全科医生培养工作取得了积极进展，全科医生培训体系初步形成、培养模式基本确立、培养力度不断加大、队伍人数不断增加。

一、全科医生培训体系发展的萌芽阶段（1986—1996 年）

20 世纪 80 年代后期，全科医学的概念引入我国。1989 年 1 月，北京市率先成立北京全科医学会。同年 10 月，首都医学院（1994 年更名为首都医科大学）成立全科医师培训中心，并于 1992 年招收了一届本科临床医学专业（全科医学专门化）试点班，探索以社区为基础的全科医学实践教学模式的改革，培养具有本科学历的全科医生。经过探索发现，合格全科医生的培养，应该在完成院校教育的基础上，通过毕业后教育实现。1993 年 11 月，中华医学会全科医学分会成立，标志着我国全科医学学科的正式建立。

1991 年，北京市东城区朝阳门医院在两个居民点设立全科医生工作站，开始全科医疗服务试点。同年，全国首家乡镇全科医疗服务试点在浙江省江山市四都镇开展。1992 年，天津市河东区在全区范围内开展全科医疗服务试点工作。1994 年 9 月，上海医科大学附属中山医院（现"复旦大学附属中山医院"）成为全国首家设立全科医学科的综合医院。1995 年 10 月，人事部在天津市开展试点，在卫生职称系列中设置全科专业，我国开始有了自己的全科医生。1996 年北京市复兴医院成立全国首家三级医院院办院管的社区卫生服务站——红苹果社区卫生服务站。

这一时期，国内一批专家将全科医学的概念引入我国，开展全科医生培养模式和教育体系建设的探索，并积极开展全科医疗服务试点。

二、全科医生培训体系发展的初期阶段（1997—2010 年）

1997 年，《中共中央、国务院关于卫生改革与发展的决定》（中发〔1997〕3 号）明确要求加快发展全科医学，培养全科医生。1999 年 7 月，卫生部等 10 部门联合下发《关于发展城市社区卫生服务的若干意见》（卫基妇发〔1999〕第 326 号），提出要努力造就一支高素质的以全科医师为骨干的社区卫生服务队伍。同年 12 月，卫生部召开全国全科医学教育工作会议，并于 2000 年初印发《关于发展全科医学教育的意见》（卫科教发〔2000〕第 34 号），指出毕业后全科医学教育是全科医学教育体系的核心，要以全科医师规范化培训为重点，使高等院校医学专业本科学生毕业后，经过规范化的全科医学培训，取得全科医师规范化培训合格证书，获得全科医学主治医师任职资格，优秀者可按有关规定申请专业学位。此后，北京、浙江、上海等地相继开展了全科医生规范化培训试点工作，并根据探索实践，逐步将规范化培训年限统一到 3 年。

2000 年，卫生部成立全科医学培训中心，承担全国全科医学教育指导工作。全国 28 个省（自治区、直辖市）相继成立省级培训中心，形成全国全科医学教育培训协作网。2001 年，卫生部与人事部发布《预防医学、全科医学、药学、护理、其他卫生技术等专业技术资格考试暂行规定》（卫人发〔2001〕164 号），明确将全科医学专业分为中级资格、高级资格，并开始在全国统考。2003 年，复旦大学上海医学院开始全科医学硕士科学学位研究生教育。2006 年，首都医科大学率先开展了全科医学博士科学学位研究生教育。2006 年，国务院颁布了《关于发展城市社区卫生服务的指导意见》（国发〔2006〕10 号）；人事部等 5 部门联合印发《关于加强城市社区卫生人才队伍建设的指导意见》（国人部发〔2006〕69 号），要求加强全科医学、社区护理学教育和学科建设。同年，国家启动"中西部地区城市社区卫生人员培训项目"，卫生部、国家中医药管理局先后制定培训大纲和培训管理办法。

2009 年，《中共中央 国务院关于深化医药卫生体制改革的意见》（中发〔2009〕

6号）明确要求加强基层医疗卫生人才队伍建设，特别是加强全科医生的培养培训。2010年，国家发展改革委等6部门制定《以全科医生为重点的基层医疗卫生队伍建设规划》（发改社会〔2010〕561号），明确提出到2020年，通过多种途径培养30万名全科医生。2010年，卫生部启动全科医生转岗培训。同年，国家发展改革委等5部门启动实施农村定向医学生免费培养工作。随着国家系列政策文件的制定实施，我国全科医学得到较快发展，院校教育得到加强，毕业后教育加快探索实践，多种形式的继续教育岗位培训不断加大，全科医生数量不断增长，能力素质不断提高。

三、全科医生培训体系加速发展阶段（2011年至今）

新医改实施以来，特别是党的十八大以来，以习近平同志为核心的党中央更加重视基层医疗卫生服务体系和全科医生队伍建设。在党中央、国务院的坚强领导下，在总结过去20多年的探索实践基础上，国家对建立和完善中国特色全科医生制度进行了顶层设计和全面部署。

2011年，《国务院关于建立全科医生制度的指导意见》（国发〔2011〕23号），对建立统一规范的全科医生培养制度、近期多渠道培养合格的全科医生、改革全科医生执业方式、建立全科医生的激励机制等作出了系统设计，明确将全科医生培养逐步规范为"5＋3"模式。同时立足当前国情，采取转岗培训、助理全科医生培训、定向免费培养、岗位培训、对口支援等多种措施，加快壮大全科医生队伍。2012—2013年，卫生部、教育部、国家中医药管理局陆续制定印发了《全科医生规范化培养标准（试行）》（卫科教发〔2012〕48号）、《助理全科医生培训标准（试行）》（卫科教发〔2012〕59号）、《中医类别全科医生规范化培养标准（试行）》（国中医药人教发〔2013〕9号）、《中医类别助理全科医生培训标准（试行）》（国中医药人教发〔2013〕53号）等国家标准，指导各地严格、规范地开展全科医生培训工作。

2015年9月，国务院办公厅印发了《关于推进分级诊疗制度建设的指导意见》（国办发〔2015〕70号），指出建立分级诊疗制度，加强以全科医生为重点的基层医疗卫生人才队伍建设。2016年3月，《中华人民共和国国民经济和社会发展第十三个五年规划纲要》发布，要求加强医疗卫生队伍建设，实施全民健康卫生人才保障工程和全科医生、儿科医生培养使用计划。同年6月，国务院医改办等7部门印发了《关于推进家庭医生签约服务指导意见的通知》（国医改办发〔2016〕1号），在200个公立医院综合改革试点城市开展家庭医生签约服务。2017年10月，党的十九大报告提出"实施健康中国战略"，加强基层医疗卫生服务体系和全科医生队伍建设。2017年11月20日十九届中央全面深化改革领导小组第一次会议审议通过了《关于改革完善全科医生培养与使用激励机制的意见》。2018年1月，国务院办公厅印发《关于改革完善全科医生培养与使用激励机制的意见》，围绕加快健全全科医生培养体系和创新全科医生使用激励机制提出了一系列重要的改革措施，为加快建立和完善中国特色的全科医生制度，全方位、全周期保障人民群众生命健康提供了有力保障。

第三节　智慧化全科医生培训体系的现状及意义

一、智慧化全科医生培训体系的现状

国际化经验表明，信息科技对于建设系统化、高效化、协同化的全科医生培训体系至关重要。美国较早开始探索区域性卫生信息化管理工作，提出社区健康网络的概念，在该概念指导下的所有权是独立分割的，未来将不利于全民卫生网络的建成。对此，美国在一代的基础上建立了二代卫生信息网，目前共计70余个二代卫生信息网在运行，为全民健康档案的管理打下了良好基础。加拿大围绕电子档案管理与优化服务原则，加强居民健康管理与公共卫生信息系统的建设，构建并完善覆盖全国的电子卫生信息系统，畅通跨区域合作医疗的便捷互联。英国实施一键式的全国医疗保障系统，系统共分三级，初级以社区为中心，主管健康宣教与康复治疗等；二级以综合性医院为主，主管急症、重症等手术治疗；三级为教研医院，专治疑难重症。2012年英国响应大数据时代号召，构建覆盖全国、互通三级系统的数据库，强化保障条件。澳大利亚实施社区首诊制，规定转诊须经全科治疗，故其基层卫生服务内容十分丰富，包括慢性病管理、产检、精神评估、康复理疗等；对此完善健康信息系统建设，为医疗服务门类的系统化管理与居民健康记录的全面保存意义非凡，有利于患者的随访与后续治疗活动，保证了服务的连续性。

自2018年政策推进"互联网＋"家庭医生服务以来，我国基层卫生信息化平台建设全面铺开，早期形成分别针对医务人员的移动医疗平台和针对患者的掌上医院；目前一体化的家庭医生平台也逐步兴起，集成家庭医生、专科医生、患者、卫生健康委员会等多个客户端。我国的掌上医院自2018年后优化调整，发展形成互联网医疗助力基层卫生保健。此外，伴随着"智慧地球"概念的兴起，结合互联网、物联网、云计算、大数据等人工智能技术的智慧医疗模式逐步发展。健康档案云平台、在线医疗咨询、电子处方、移动智能穿戴设备、智慧医疗手机软件等遍地开花。

全科医生服务联合智慧医疗技术成为新的发展趋势，例如北京方庄社区推出的"IFCO"管理模式，即"智慧家医优化协同"模式，倡导以电子信息、互联网技术、人工智能为手段，为签约居民提供低成本、连续性、个性化的医养保健服务。上海有些区县建立了社区居民电子健康档案，可以记录和管理居民整个生命周期的医疗保健资料，健康管理数据不断更新，形成动态闭环管理机制。在目前家庭医生数量严重不足的情况下，家庭医生可以通过信息化平台全面掌握辖区内的重点人群（慢性病患者、老年人、精神病患者、术后康复人群、孕产妇及儿童等）的基本情况，自动生成健康管理计划，及时对签约对象的健康状况进行评价。通过远程会诊、无线查房以及区域心电图会诊中心、区域影像存储与传输中心等的建设，有效配置医疗资源。

二、智慧化全科医生培训体系的意义

（一）提供更便捷可及的医疗服务，更全面的健康服务

1. 更便捷可及的医疗服务　智慧化全科医生培训体系打破了传统的医学思维方式，改变了医疗服务繁杂的现状，确立了以患者为核心的医疗服务方式，规范、简化了就医环节。智慧医疗使患者的诊疗信息在各个医疗机构间实现互联互通，使得医生可以随时获取患者的就诊资料，避免信息缺失等导致的重复检查，降低了患者的看病成本。合理用药监管系统在药品采购、使用、归总等环节规范诊疗服务行为，促进合理用药和行业作风的改进，降低医疗过程中的药品费用。

2. 更全面的健康服务　通过物联网、无线传感器等技术，智慧医疗将健康监测融入人们的日常生活中。人们可以通过家庭健康监测设备及可穿戴式健康监测设备，随时监测个人的生命体征和健康数据，并且这些设备中的传感器可以通过无线网络将监测到的数据传送到居民健康档案中予以存储。全科医生可以随时了解监护人的身体状况，进行及时处理，提供有针对性的健康指导，实现疾病干预并延伸至疾病管理、临床治疗、康复保健等方面。

（二）合理分配医疗资源，提高医疗服务质量，保障医疗服务安全

1. 合理分配医疗资源　智慧医疗通过双向转诊、远程医疗、远程教育、手术示教、区域临床影像会诊中心等实现各级医院间及医院与社区健康服务中心间的优质资源共享与合理分配，建立分级医疗服务体系，引导患者就医，实现"小病在社区，大病进医院"的就医格局，合理分配不同医疗机构间的医疗资源。

2. 提高医疗服务质量，保障医疗服务安全　患者就诊时，全科医生可通过调阅

患者的健康档案，及时了解患者的既往病史、既往治疗用药情况、传染病史、过敏史等情况，利用科学准确的数据辅助医生诊断，减少医疗差错。合理用药监测系统协助全科医生在用药过程中及时有效地掌握和利用药物知识，预防药物不良事件的发生，促进合理用药。

（三）提高医疗资源分配的公平性，促进制度深化改革

在建立智慧化全科医生培养体系过程中，互联互通的信息共享，物联网、云计算、远程医疗等技术支撑，以基层医疗服务为核心的体系，结合分级诊疗制度，制定相关政策、方案加以引导，逐步实现医疗资源有序下沉及更公平、合理的分布。

智慧化全科医生培训体系建设有利于政府部门以信息化数据为重要依据，加快对一些不合理管理制度的改革，这将促进全科医生制度的不断深化，最终提高社区居民的整体健康水平。构建智能化、高效化、远程化的智慧全科医生模式，对于整合与优化医疗卫生资源、实现健康信息数据的共享互联、提高居民的健康素养、畅通双向转诊渠道、减轻医务工作者负担、促进"健康中国战略"目标的实现等均有重要意义。

第二章　全科医生培训实践

第一节　国外全科医生培训模式

一、美国全科医生"4+4+3"培训模式

美国规定医学生必须在经过4年的普通本科学习及4年的医学类院校教育（2年基础课程、2年临床课程）后才能获得医学博士学位。医学博士毕业后，愿意加入全科医生者再经过3年的基础培训或1~2年的高级专科培训（如老年医学、康复医学、妇幼保健学等）才能正式注册成为全科医生。

美国的各类医学考核很严格，在住院医师培训期间，全科医生需要参加美国执业医师执照考试及各阶段考试。规范化培训是全科医生培训实践的核心部分，规培结束后医学生需要参加家庭医学执业医师注册的考试，其结果直接决定下一年度的招生人数。美国法律还规定，继续医学教育是全科医生再注册的重要条件，要求全科医生每6年参加一次全科医生资格再认证，合格者方能继续执业。此外，美国的医疗专业院校实施了多元化的学习模式来培养医学生对全科医学的兴趣，增强全科医生职业的吸引力。

二、英国全科医生"5+2+3"培训模式

在英国，全科医生须至少完成5年大学本科学习、2年毕业后临床实践和3年临床培训。（3年临床培训主要包括18个月的医院临床实践和18个月的全科诊所学习），再通过皇家全科医生学院的考试后方可获得全科医生执业资格。在取得全科医生执业资格后，全科医生每年须提交工作报告、接受检查评估。

英国各医学院校的本科医学生需要学习全科医学相关课程、每周到全科诊所学习，以树立全科理念。英国的全科医生拥有良好的工作岗位薪酬结构、社会地位及晋升途径，是健康保障服务的主力军。此外，英国政府对全科师资和培训基

地均设置了严格的规定和标准，并针对不同类型的全科医生采用不同的教学方式和激励措施。英国虽然不强制要求进行继续教育，但鼓励全科医生积极参与并给予奖金。

三、澳大利亚全科医生"4 +1 +1 +4"培训模式

澳大利亚全科医生培养起点为高中或本科，分为 4 个阶段。第一阶段：6 年本科（3 年基础 +3 年轮转）学习（高中起点）或 4 年医学教育学习（本科起点）。为了扩大全科医学的影响力，澳大利亚的很多医学院校为本科医学生开设了全科医学课程。第二阶段：为期 1 年的实习医生阶段（相当于第一年住院医师），拥有处方权，但需上级医师监管，结束后可以获得医生执业证。第三阶段：至少 1 年的住院医师阶段。若医生对某些专科感兴趣，可延长本阶段培训时间。该阶段等同于中国的住院医师培训，一般全部在医院内完成。第四阶段：从进入医院的第 3 年或第 4 年后开始进行长达 3 ~4 年的全科医学专科培训，需在诊所完成。此时称为注册医师，相当于国内的主治医师水平。去农村或偏远地区工作的全科医生需要再安排进行 1 年额外培训。澳大利亚的全科医生在申请专科培训前和结束培训后都要进行资格考试，测评结果合格后，可成为澳大利亚皇家全科医生学会（Royal Australian College of General Practitioners，RACGP）或澳大利亚农村与偏远地区医学会（Australian College of Rural and Remote Medicine，ACRRM）的会员。此外，澳大利亚建立了全科医生管理研究中心，负责全科医生的教育、管理及政策制定。

四、法国全科医生"3 +3 +3"培训模式

法国的医学生须经过 9 年的医学教育（3 年基础课程 +临床实习、3 年见习医生、3 年住院医师并且通过博士论文和答辩）方能取得博士学位，有资格成为医生。此后需进行各科岗位轮训，并在全科医生诊所工作半年后才能成为一名全科医生。

法国一直采用择优、淘汰式的医学教育制度，根据实际需求情况来合理确定具体招生人数。每年只有约 1/6 的医学生能顺利通过第一年的基础理论考试并参加后续学习。此外，法国高度重视临床实践，进行见习、床边教学、理论教学相结合。同时，法国是首个将继续医学教育法制化的国家，颁布了继续医学教育法，规范了全科医生继续教育的教学发展任务目标与其教学要求。法国还积极招聘高水平的培训师资，采取情景教学、案例讨论、病例讨论等多种方式进行实践培训。

各国全科医生培训模式见表 2-1。

表 2-1　各国全科医生培训模式

国家	医学院校教育	毕业后教育	继续教育
美国	4 年普通本科学习及 4 年医学类院校教育	获得医学博士学位后进行 3 年全科医生培训或 1~2 年高级专科培训	强制
英国	5 年大学本科学习	2 年临床实践和 3 年临床培训	非强制，鼓励继续教育并给予奖金
澳大利亚	高中起点：6 年本科学习（3 年基础+3 年轮转） 本科起点：4 年医学教育	1 年实习医生、至少 1 年的住院医生，结束后参加为期 3 年的全科医生培训	强制
法国	9 年医学教育（3 年基础课程 + 临床实习、3 年见习医生、3 年住院医师）	毕业后注册接受全科医生培训	强制

五、国外全科医生培训模式对我国全科医学建设的启示

虽然各国全科医生培训模式的学制、培养起点、培养方向等不尽相同，但总体而言具有一些共性，可供我国全科医学建设借鉴。

（一）具有规范的教育培训体系

英、美、澳、法等国家要求全科医生具备良好的医学院校教育基础，对医学生采取终身继续教育模式，其教学内容包括医学知识与技能、人文素质等多方面。与我国医学院校对全科医学重视程度不高的现状相比，欧美国家在本科阶段就开始重视全科医学，学生在住院医师培训期间进行全科和专科的分流，其比例由国家根据实际需要进行控制，确保基层卫生服务人员数量合理。

欧美国家具有高素质的全科师资队伍，理论师资集中在高等医学院校，具有深厚的临床医学专业背景。同时，还有一批学术带头人作为医学院校的教师从事科研和教学工作，并作为全科医生在社区兼职工作。此外，一些高素质的社区全科医生被大学聘为兼职教师，从社区背景的临床角度进行教学。综上，国外全科医学师资队伍的知识结构和实践经验相对合理，水平较高，专业发展与实际工作紧密结合。

欧美国家充分利用初级卫生机构的社区实践教学活动场所，建立了适合全科医生的社区实践基地，将专业技术教育和素质教育相互结合，提高了学生对专业的综合素质及工作的适应能力。在美国，只有通过美国医学教育联络委员会（Liaison

Committee on Medical Education，LCME）批准的住院医疗机构才能作为培训基地，而且高等院校也可以直接参与到基地的教学工作中来管理和改善教学环境，制订教学目标和培训计划。

（二）重视继续教育

在大多数国家，对全科医生的继续教育贯穿了整个职业生涯。大多数国家以法律法规的形式确保了继续教育的可持续性和可操作性，使得毕业后继续教育与执业再注册相衔接，由此确保全科医生知识体系的更新与学术水平的先进性。全科医生获取执医资格后，必须周期性完成继续教育和全国再认证考试，考试合格者方能再次注册，继续执医。

此外，继续教育方式呈现多元化，以课堂教育、刊授、电话和网络教学为主流形式。在澳大利亚，全科医生每年还需要参加学术会议，并进行约 4 周的脱产培训。法国还有治疗分析、病例讨论等教学形式。目前，我国全科医生整体素质有待提升，进行继续教育有助于加强在职全科医生的技能，进而提高我国全科医生的整体水平。

（三）具备灵活的激励机制

欧美各国的全科医生拥有完善的薪酬体系、较高的社会地位和丰富的晋升渠道。此外，政府合理、有计划地指导和支持也是全科医学发展的有力保障。住院医师规范化培训费用由国家政府提供，并根据实际需求决定每年住院医师的培训人数。医学生在全科培训期间，可以得到政府的经费和生活费支持，并有一定的工资保障。与此同时，许多国家出台了工作待遇、职称晋升、继续教育等激励政策以平衡区域发展，引导全科医生到社区、农村和偏远地区工作。这些灵活、激励性的补偿措施，有利于吸引更多的人才进入全科医学领域工作，也值得我国借鉴。

第二节 国内全科医生培训模式

2000 年《全科医师规范化培训大纲（试行）》和《全科医师规范化培训试行办法》首次将我国全科医生培养主要途径定为毕业后教育。2011 年《国务院关于建立全科医生制度的指导意见》进一步阐明了以"5＋3"为主、"3＋2"为辅的全科医生培养模式和过渡期培养模式。

一、学历教育模式

学历教育模式亦称"5＋3"或"3＋2"模式。其中"5＋3"是主流培养模式，即以高等医学院校为主体，医学生先接受5年的临床本科教育，再接受3年的"全科住院医师培训"（简称全科住培）或"临床医学研究生教育"（即全科医学专业学位硕士研究生教育，简称全科专硕）。2016年，国家启动了"3＋2"助理全科医生培训项目，以经济欠发达的农村地区乡镇卫生院为重点，目前已成为农村地区全科医生的主要来源。

二、毕业后规范化培训模式

医学院校的医学本科毕业生经理论学习、医院轮转、社区实习等全科医学培训后，可获得全科医生规范化培训合格证书。目前，我国毕业后全科医学教育存在着多种培养模式，以全科住培、全科专硕为主要渠道，培养对象以五年制临床医学专业毕业生为主，少数来自"5＋3"长学制一体化培养的临床医学生。根据《住院医师规范化培训内容与标准（试行）》，全科医生规范化培训年限为3年（实际培训时间不少于33个月），其中临床科室轮转培训27个月、基层实践培训6个月。

三、全科医生转岗培训模式

基层在岗执业医师或执业助理医师在国家认定的全科医生规范化培训基地进行转岗培训后，可取得全科医生转岗培训合格证书。转岗培训符合我国国情，弥补了学历教育和毕业后规范化培训的不足，是我国现阶段全科医生培训工作的重点。根据《国家卫生健康委办公厅关于印发全科医生转岗培训大纲（2019年修订版）的通知》（国卫办科教发〔2019〕13号）的要求，转岗培训的总时长不少于12个月，其中面授56学时、基层医疗卫生实践不少于1个月（图2-1）。

我国全科医生培养模式多样并存，与其他发达国家和地区不同。然而，在中国，基础卫生人力资源相对薄弱，特别是在农村和偏远地区，这三种模式培养的全科医生在提供基础医疗服务中发挥着非常重要的作用。此外，各地还开展了农村订单定向免费培养、特岗培训、对口支援等多种培养策略。从培养的全科医生数量来看，转岗医生为第一梯队，全科医生规范化培训医生为第二梯队。

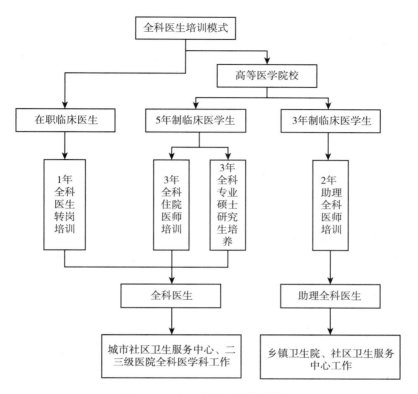

图 2-1 中国全科医生培训模式

近年来，我国全科医生队伍建设取得了一定的进展。截至 2019 年年底，全国共有全科医生 36.5 万人，占医生群体的比例从 2009 年的 1.9% 上升到 2019 年的 4.8%。其中，有约 6 万人在医院执业，10.4 万人在社区卫生服务中心执业，16.2 万人在乡镇卫生院执业。取得全科医生培训合格证书的有 15.4 万人，注册为全科医学专业的有 21.06 万人，平均每 1 万人口拥有 2.61 名全科医生，已基本实现了 2020 年全国每 1 万人拥有 2~3 名全科医生的目标。

然而，城乡和地区间的全科医生综合能力差距依然较为明显。2019 年，51.4% 的城市社区卫生服务中心执业（助理）医师具有本科及以上学历，而农村乡镇卫生院仅 24.1% 的执业（助理）医师具有本科及以上学历。城镇全科医生对临床医疗服务能力、基本公共卫生服务能力等医学能力掌握较好，同时具有一定的自主学习能力和科研能力。相较于其他类型的医护人员，我国全科医生总体留职意愿处于中等水平，但基层医疗卫生服务机构的全科医生留职意愿较低。

第三节　全科医生培训体系存在的问题

一、全科培训基地待规范

2014年，国家卫生和计划生育委员会科技教育司组织制定了《住院医师规范化培训基地认定标准（试行）》，对全科医生培训基地提出了严格要求。根据2017年全科医生规范化培训基地评价结果，临床基地在百分制评价中获得80分以上的不足15%，基层实践基地不足10%。还有12.5%的基层实践基地评价结果为不合格。基地管理不完善，缺乏良好的再认证和评价机制，导致部分住院医师的带教教师资源、教学实施设备资源及管理资源得不到很好的保障。

二、缺乏优质全科师资

高素质的全科教师是培养合格全科医生的前提。然而，我国全科教师短缺，不能完全满足基础卫生事业的需要。全科医生转岗培训的师资一般可划分为临床师资、理论师资及社区师资。临床师资主要来源于临床专科医生，尽管他们的临床经验丰富，但很少具备全科的理念，强调对专科知识的掌握和深入，往往忽视对多发病的整体思维和诊疗训练；理论师资主要来源于从事公共卫生管理或预防医学教学的高校教师，虽然具备授课的经验，但是全科医学的理论和实践相对不足，很难真正做到理论和实践相结合；社区师资主要是城乡各基层医疗卫生机构全科医生或公共卫生人员，虽然具备比较丰富的基层全科医疗服务经验，但这类全科医疗师资的学历水平普遍偏低，基础医学知识、临床操作技能、带教经验及带教意识相对欠缺。

三、人才培养和过程考核机制待完善

目前，全科住培基地是通过卫生行政部门认定和管理的，而专硕培养则由高等医学院校及其附属医院负责。在实施"5+3"全科住培与专硕两轨合一培养模式时，会产生培训基地的双重认可问题，且由不同途径进入培训的学员得到的待遇并不相同。此外，高等医学院校在培训基地建设、师资培养、教学方法培训、规范带教、理论培训、教育教学评价、师德师风与伦理教育等方面具有独特的优势和经验，但因全科住培基地由卫生行政系统管理，大学很少参与和指导全科医学师资队伍建设，无法发挥其优势。再者，全科医生的临床－社区－理论培训基地体系中各基地管理者之间和师资之间，还没有形成规律有效的教学业务往来互动机制，不利于学生管理和教师业务水平提高。

目前，我国全科医生的培养制度和体系相较于国外不够完善，全科医生培训大纲只对培训内容提出了要求，对于如何对不同来源和就业方向的学生进行分级培训缺乏相应的规范。此外，我国全科医生培训缺乏完善的过程考核机制。国外全科医生培训周期较长，如美国、澳大利亚等国家，在成为注册全科医生之前，要通过若干考核，才能进行下一阶段的培训。而在我国，全科医生在完成大纲要求的培训内容后，即可参加各省市卫生部门组织的全科医生规范化培训技能和临床考核，两项考核合格的，方可获得全科医生规范化培训合格证书。相比之下，我国缺乏对过程考核的要求与淘汰分流机制。

四、全科医生持续职业发展教育待规范

其他各国要求全科医生在任职期间提交工作报告并参加继续医学教育，定期参加全科医生资格再认证考试，合格者方能再注册执业。相比之下，当前我国全科医学持续职业发展教育有待规范，如未设立专门的持续职业发展教育基地；缺乏高水平高素质的培训师资；培训内容安排不合理，培训质量评价及监督体系不完善；全科医生没有充分认识到培训的重要性，盲目追求培训证书和学分，忽视了提高医疗服务能力的真正需要。

目前，我国已基本实现了 2020 年全国每 1 万人拥有 2~3 名全科医生的目标。但大多数全科医生通过全科转岗培训，只有少数通过"5＋3"全科医生规范化培训。我国计划到 2030 年，城乡每 1 万名居民拥有 5 名合格全科医生，全科医生总数达到 70 万名以上。为达到这一目标，平均每年需要培养 3 万~4 万名全科医生。由此可见，我国全科医生的培养任务十分艰巨，加快高素质全科医生的培养，保持团队建设和可持续发展已成为目前较为严峻的挑战。

第四节　全科医生培训体系的发展趋势

"健康中国"战略指出，要全面加强基层医疗卫生服务体系和全科医生队伍建设，这是实现人人享有基本医疗卫生服务的基本途径，是缓解群众"看病难、看病贵"的重大举措。我国全科医学教育培训尚处于初期发展阶段，仍需进一步完善全

科医生培训实践体系，围绕培训基地建设、教师队伍组建、考核模式规范、教学内容改革等方面进行建设。

一、培训基地建设

建立以综合医院全科科室为主，相关临床轮转科室协同，城乡基层实习基地共同参与的全科专业培训体系。建立定期的基地评估认证机制和国家统一的基地认证标准，并严格执行。被认定为住院医师规范化培训基地的综合性医院，应加强全科医生专业基地建设，开展全科医生临床、教学和科研工作，与基层医疗卫生机构联合培养全科医生。在培训基地内部分配中，合理确定全科医务人员绩效薪酬水平，适当加大倾斜力度，吸引和稳定优秀人才。以县级综合医院为重点，加强助理全科医生培训基地建设，将其建设和作用发挥情况作为培训基地考核评估的核心指标。

此外，通过进一步深化医疗卫生体制改革，推动优势资源深入基层，通过优化医疗队伍、完善医疗设备、改善医疗环境，使更多的基层医疗卫生机构成为社区全科医生转岗培训的实践基地。

二、教师队伍组建

在我国，全科教师的录取标准和评价体系尚不完善。因此，要加强全科医学师资队伍建设，在人员配备、职称评聘、工作量考核等方面给予支持。在借鉴国外经验的同时，应尽快培养一批适合我国国情的全科培训骨干教师，以缓解我国目前全科教师短缺的现状，从而培养更多合格的全科医生。其中，应重点培训临床经验丰富、技术先进、科研能力强的综合性三级医院全科医疗科的教师。

此外，教师培训的内容也要有所不同。社区师资培训主要集中于临床诊疗、沟通技能、教学方法，而临床师资培训重点在于建立全科医学理念和全科医学诊疗思维。同时，充分利用医学院校的优势学科和骨干教师等教育资源，建立高校与培训基地的协同教学关系。

三、考核模式规范

建立多路径导航式分层递进人才培养和考核模式，进一步推广"5 + 3"全科住培模式，遵循分层、连续、递进的人才培养原则，制订各阶段培养目标。持续提高住培医生的执业技能水平，培养能力过硬的全科医生。以岗位胜任力为导向，建立完整的全科医生培训过程考核体系，按分层分级的标准进行阶段评估考核。并采用退出和淘汰分流机制，有效提高全科医生的整体素质。

与此同时，为了解决全科医生短缺的问题，可以适当放宽本科及以上医学专业毕业生拟从事全科医学工作的入学考试比例限制，简化就业和入学手续，并在编制总额内优先纳入编制管理。在同等条件下，优先推进基层全科医生晋升，设立荣誉奖励机制。对于边远地区的全科医生给予政策倾斜。

四、教学内容改革

（一）院校全科医学教育

医学院校应高度重视全科医学建设，进行医教协同，深化院校全科医学教学改革。鼓励有条件的高校成立全科医学教研室、全科医学系或全科医学学院；整合当地全科医学优势资源，组建全科医学师资队伍；选择和建设社区教学基地，选拔和培训合适师资；根据学生类别、培养方向和定位妥善设计与时俱进的、贴近我国社区卫生服务发展情况的全科医学概论和社区实践课程；使所有临床医学专业学生广泛接触全科医疗实践，理解全科医学学科的基本理论和学科特征，以及全科医生队伍在国家卫生保健体系中的重要作用，引导其今后选择全科医生职业。

（二）毕业后全科医学教育

毕业后全科医学教学内容应有利于提高全科医生的生源质量，进行高层次全科医生培养，将其定位于能够胜任全科医生工作岗位的、能成为全科医学临床带教师资和潜在学术骨干的高质量全科医生。在"5＋3"一体化培养的长学制临床医学生中，通过后3年的专业学位教育与全科住培接轨培养模式提高其执业水平。

自2018年以来，我国临床医学、中医硕士专业学位研究生招生计划重点开始向全科医学等紧缺专业倾斜，并继续实施助理全科医生培训和农村订单定向医学生免费培养，将其纳入全科专业住院医师规范化培训。通过改革完善高职临床医学、中医学等相关专业培养模式，推进教学标准与助理全科医生培训标准的衔接。同时，加快推进我国临床医学教育学位体系改革，简化住院医师专业学位申请通道。

（三）全科医学继续教育

首先，根据全科医疗和社区卫生服务发展状况，开发有助于全科医生职业发展和服务水平不断提高的继续教育项目，如相关学科的知识技能、教育教学和科研能力提升课程、临床技术操作培训等。全科住培的全科医生可进一步接受旅游医学、运动医学、老年医学等亚专长全科医学培训。鼓励学科潜在学术骨干、学术带头人培养者继续攻读科学学位博士（PhD）研究生。此外，全科医学专业学会或协会要积极与其他临床专业学科的学会或协会合作，开展符合社区居民常见健康问题照顾需求且全科医生有感兴趣的专长培训。

其次，制定全科医学继续教育指导方针，加快数字化课程、课件和教材的开发，大力发展远程继续教育，实现全科医生继续教育的全覆盖。积极推进基层全科医生进修培训和学历提升。加强继续医学教育基地建设，充分发挥县级综合医院在农村基层全科医生进修培训中的重要性。

此外，扩大全科医生转岗培训实施范围，鼓励二级及以上医院有关专科医师参加全科医生转岗培训，对于执业培训审核结果合格的，在原执业范围基础上增加全科医学专业执业范围。并全面培训农村医生全科基本知识和技能，有计划地安排乡村医生到乡镇卫生院、县医院等上级医疗卫生机构进修学习，鼓励具有执业（助理）医师资格的乡村医生参加全科医生转岗培训。

第三章　智慧化全科医生培训知识体系

智慧化全科医生培训知识体系的建设中，要通过各种书籍、网络资源等途径，全面收集全科医学、全科医生相关理论知识，对基础的和客观的知识进行系统的梳理、提炼总结，构建多样化的知识体系，具体包括：①构建知识图解，使重要的知识更加清晰明确。②构建知识网络，促进知识的宏观理解。③构建知识库，促进对全科医学中知识的全面掌握。④构建知识图谱，实现智能知识查询。

第一节　智慧化全科医生培训体系的知识组织

一、知识采集

知识采集的主要功能是揭示全科医生培训体系的知识来源及内涵。针对不同的培训要求，知识资源的类型及知识来源也不相同。全科医生培训体系的构建可获取的知识来源包括全科医学相关教科书、专家经验、全科医生考试试题、典型案例、临床诊疗方案、电子健康档案、文献资料、网络资源等。其中，全科医学相关教科书、全科医生考试试题、临床诊疗方案、文献资料等作为全科医生培训过程中必须学习的内容，也是构建全科医生培训知识库的基本知识来源。专家经验作为知识库另一方面的重要知识来源，主要包括从事全科医学相关研究的基础医学、临床医学、影像学等学科专家，以及具有全科医学诊疗经历的高年资临床医生、从事全科医生职业多年的专家等的经验。电子健康档案主要包括所辖区域内居民的就诊记录、患病情况、复诊记录、随访情况等内容。

对于具有较高权威性和规范性的知识载体，不需要做质量审核即可直接进行处理；而对于网络知识来源等缺乏权威性和规范性的知识载体，则需要通过专家咨询等方式进一步筛选，以保证最终知识库的权威性和科学性，避免谬误及自相矛盾情况的发生。

二、知识重构

知识重构是指将采集获得的领域资源以一定的方式进行知识挖掘、先期组织、提炼、重新组织和质量评估的过程。首先通过数据资源的获取、检测分析等过程实现全科医学知识资源的信息预处理，形成包括实例对象、关系及逻辑规则等的初始知识体系；之后将初始知识体系中的领域知识泛化、抽象成核心知识体系集，提炼后，用于之后的全科医生培训资源的重新组织，此后经过核心知识关系标注及形式化编码实现全科医生培训资源的重新组织。

重新组织后的全科医生培训资源需要进行质量评估，通过评估全科医生培训资源作为最后的知识资源知识库进行存储。知识重构是一个循环可更新的过程，所形成的全科医学知识库通过扩展可丰富领域资源，领域资源的丰富即可开始新一轮的知识重构。知识重构框架如图 3 - 1 所示。

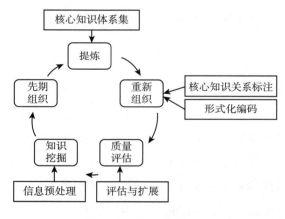

图 3 - 1　知识重构框架

三、知识服务

知识的处理与组织均需要满足知识服务的要求，并以知识库作为提供知识服务的语义基础，依据全科医生培训的知识需求，智慧化全科医学知识库可实现的知识服务主要有知识地图、知识检索、知识创新等公共知识服务和知识推荐、个性化知识排序、培训学习方法推荐、个人知识管理等个性化知识服务。智慧化全科医生培训知识体系服务是以培训资源知识库为基础，采用知识可视化、语义检索等技术，实现面向全科医生的培训支持。

第二节 全科医生培训知识图谱

一、全科医生培训知识图谱的特征

全科医生培训知识图谱在全科医生智慧化培训方面具有不可替代的核心优势，一是在全科医学及相关知识领域方面，全科医生培训知识图谱能够涵盖科学、全面、规范、可靠的知识资源；二是在使用方面，可根据不同对象的不同需求进行个性化的系统设计，以满足个性化需求；三是在管理上面，能够根据全科医生所具备的能力和要求统一规范地进行培训和管理。全科医生对于智慧化、智能化培训体系的需求强烈，全科医生培训知识图谱作为新兴的知识发现工具和可视化知识分析平台，可以为智慧化全科医生培训知识体系提供可能，全科医生培训知识图谱通过揭示知识组元、知识族之间关联、结构、融合和演化的复杂关系，可以发现全科医学培训的体系脉络、流程。全科医生培训知识图谱可以实现知识深度挖掘、知识隐含关系发现及其他智慧化应用。

全科医生培训知识图谱是围绕全科医生培训的需求构建的可视化知识库，是将各类独立的、散乱的数据源、知识库、网络信息等进行融合，按照全科医学的特点和全科医生培训的需求进行索引，全科医生培训知识图谱是把不同数据源抽取的知识和实体关系与全科医生培训知识库融合成统一的知识库，通过知识图谱计算和推理，发现隐含知识、隐含关系和隐含趋势。运用自然语言处理、机器学习技术和智能语义技术，对大规模协同合作知识库进行知识运算和情报分析，发现科学知识图谱中的隐含知识，包括知识之间的隐含关系、通过数据推理处理后的知识隐含规律和知识的关联路径等。通过全科医生培训知识图谱的计算和推理，可以实现全科医生培训所需的多种智慧化应用。

在全科医生培训过程中，可利用知识图谱提供多元化的知识表示和管理，帮助全科医生精准定位知识点；通过构建全科医生培训知识图谱为全科医生的培训效果评价提供依据，为管理者制订培训方法和方式提供参考；通过语义三元组构建的全科医生培训知识图谱，向全科医生提供搜索工具，并推荐具有个性化的高关联性的知识；通过信息抽取和数据关联建立全科医生个体、全科医学相关的各学科知识点和培训资源之间的语义化关系，经过知识融合形成新的结构化知识来促进全科医生对基础知识和技能的学习和掌握，有利于全科医生对知识的理解、内化和迁移；构建自适应培训知识模型，精准定位培训对象的薄弱知识点和技能，根据全科医生现有知识水平和技能进行定量测评、内容推荐和难点答疑等工作。基于此，利用知识图谱的多元层次结构把分散的知识收集起来，通过概念与概念间的关系实现知识的共享，为知识创新提供坚实基础，为知识图谱中知识元、知识链接和动态更新等过程提供有效支撑，解决传统全科医生培训存在的知识共享效果不好、缺乏体系化培训、培训质量不高等问题，提高全科医生在培训过程中的学习效率，并利用知识图谱激发全科医生的积极性，基于全科医生培训知识库和模型库构建的全科医生培训知识图谱强大的语义处理、互联和推理能力可以使全科医生在培训的智能搜索、自主评测、智能问答和个性化培训等应用中实现智慧化培训。

全科医生培训知识图谱将全科医生培训知识库和模型库以及其他来源的知识内容进行结构化和半结构化处理，并以语义三元组的形式进行知识点分类和标注，可将知识点和相关知识资源进行关联和融合，实现知识动态更新、自适应推荐和自动问答等智慧化应用。

二、全科医生培训知识图谱的构建路径

1. 知识抽取 是通过计算机技术和自然语言处理技术，对所需的知识进行提取，以抽取出可用的知识点或知识单元，以此形成大规模和高质量的事件或事实描述和表达。从所需的数据源中抽取实体、关系及属性等结构化信息，消除知识要素之间的歧义，然后通过计算机或人工鉴定的方式，对抽取到的知识进行检查，确保抽取知识的准确性、科学性和完整性，以此构建高质量的全科医生培训知识图谱。

2. 知识表示 是为了方便我们识别和理解知识，通过特定的组织方式，把知识与知识之间的关系表示出来，是知识符号化和形式化的描述。全科医生培训知识图谱使用（实体、属性、关系）的三元组作为知识图谱的知识表示形式和复杂语义关联。主要基于语义网络和本体表示法，通过概念与概念间的语义关系来表达知识，通过图来直观看出事件、概念和对象之间的联系。本体表示法是以语义关系表达各事物或概念间的联系，通过本体层次体系的构建，表示概念及概念之间的语义关系，揭晓概念之间的内在关系。

3. 知识融合 经过知识抽取的技术提取的数据信息中可能存在歧义、冗余和错误的数据，并且数据间的关系缺乏一定的逻辑性和层次性，无法直接应用。因此，需对数据进行清洗和整合，通过知识融合技术将有歧义、冗余等数据删除，以形成高质量的全科医生培训知识图谱。

4. 知识加工 知识融合的环节主要是消除存在歧义、冗余及一些无用的知识，知识间还是以散乱的形式存在，所以需要知识加工，进行知识推理，挖掘其中隐含的知识，经过质量评估，形成可信度高的隐性知识，将隐性知识加入模式层和数据

层，得到结构化、系统化、专业化的知识，进行知识图谱的知识推理应用，拓展现有的知识图谱，以构建高质量的动态全科医学知识网络。

全科医生培训知识图谱首先初步构建模式层和数据层，形成初始的全科医生培训知识图谱。采用人工模式，利用全科医生考试大纲、教材、网络资源等，将知识单元视为概念，抽取归纳概念以及概念之间的相互关系，表达出"概念－关系－概念"，建立本体知识库，构建全科医生培训知识图谱的模式层。之后，利用知识资料所含的具体知识，抽取实体、实体之间关系以及"属性－值"关系，并在模式层的约束下，表达出"实体－关系－实体"或"实体－属性－属性值"，构建全科医生培训知识图谱的数据层。在此基础上，通过概念与实体的链接，融合模式层与数据层，构建全科医生培训知识图谱。最终，针对实例的共享现象，构建不同实例和不同知识单元之间网状知识结构，形成知识之间的交融贯通。通过全科医生培训知识图谱构建，形成全科医生培训的结构化语义知识网，保证知识获取的便捷性，保障全科医生的有效培训时间，提高培训效率和质量。之后，利用构建的全科医生培训知识库的知识融入，完善和拓展现有知识图谱，形成灵活、多样、开放、精准、终身的个性化培训需求，提高智慧化、网络化、个性化、终身化培训体系的融入能力。

第三节 智慧化全科医生培训知识库及模型库

一、全科医生培训知识库和模型库构建

知识图谱是结构化的语义网络知识库，以符号形式表述概念及其相互关系，知识图谱将各类信息、数据和连接关系聚合为知识。全科医生培训知识库在全科医生培训知识图谱的基础上，从全科医学的三元组信息出发，对国内外全科医学相关文献、电子病历、医学教材、临床诊疗路径以及诊疗信息和其他主流的医学综合网站等的系统分析，同时结合国内医疗机构在实践中形成的诊疗经验或临床路径，建立起更加完善的、规范化的、完整的全科医生培训知识库和模型库。知识库是人工智能和数据库两项计算机技术的有机结合，既有人工智能的知识演绎推理能力，又有对大数据的高效管理能力，可实现知识的有序组织和交互共享，促进组织间知识协作及潜在知识挖掘。

（一）知识库和模型库的特点

1. 信息多样化 多样化的内容是满足全科医生培训需求的保障，涵盖学术期刊

论文、会议、专利等；多类型的资源是全科医生培训知识库数量的保证，涵盖文本、图形图像、声音、视频等。多领域的信息是全科医生培训知识库质量的保障，涵盖行业数据库、机构仓储库、单位自建数据库等。

2. 用户多元化　知识库会满足全科医生、管理人员、相关从业人员等的各种不同需求。

3. 服务个性化　知识库可以根据不同的需求，通过各个维度的检索提供个性化的服务。

4. 资源时效性　知识库中的最新研究、知识更新及时。

5. 内容标准化、规范化　由于医疗行业的特殊性，知识库的内容需符合标准化、规范化，并且知识库的内容最终要实现最大程度的共享，在建设时采用国家标准和行业标准，以便不同的资源库之间调用或互操作。

通过对全科医学相关知识进行分类和处理，从而形成不同类型的全科医学知识节点和记录，并根据本体关系定义和映射建立全科医学的知识概念描述，在此基础上实现全科医生培训知识库和模型库的构建。具体包括八类知识库：全科医学基础知识库、常见疾病诊疗知识库、全科医学试题知识库、优生优育知识库、全科医生专家知识库、心理咨询知识库、健康教育知识库、预防保健知识库。两类模型包括症状与疾病关联模型库、临床疾病鉴别模型库。

（二）知识库和模型库构建的关键技术

知识库、模型库的关键技术主要涉及知识获取、知识分类、知识表示、知识检索和知识推理加工。由于全科医生培训知识图谱主要涵盖的是医学知识，故知识库、模型库的构建重点在于知识表示和知识加工方面。

1. 知识获取　包括知识提取、知识标注和知识维护等技术。构建知识库的过程，即是从结构化和非结构化的数据资源中提取知识的过程。①结构化知识获取：指从特定格式的数据，例如结构化数据库记录、HTML、XML 等含有标签的半结构化数据中进行解析，从而获得多个知识实体及其详细属性，以及知识实体间存在的关联关系。②非结构化知识获取：指对导入的文本类材料提取文档中提及的实体与关系、要素关键词与文档摘要等，通过自动识别抽取内容的类别将其存储到不同的知识条目集合中。

2. 知识分类　根据知识领域之间的实际关系或假定关系，确立这些领域的正式结构的活动。能将客观世界千差万别的事物，根据当代科学认识的最新成就构成一个严密的、有科学认识意义的体系。按照相应的标准，对知识分门别类地梳理整合。

3. 知识表示　是知识应用的基础，是知识的符号化过程，将形式多样的知识按照一定的体系组织、整理成机器易理解的形式，目前最常用的是基于本体的知识表示方法。本体是对领域实体存在本质的抽象，它强调实体间的关联，并通过多种知识表示元素将这些关联表达和反映出来，可以从一个语义层的高度对领域知识进行明确的、形式化的描述。主要包括：概念、属性、关系、函数、公理、实例。构造本体可以实现某种程度的知识共享和重用：①本体分析澄清了领域知识的结构，从而为知识表示打好基础。本体可以重用，从而避免重复的领域知识分析。②统一的术语和概念使知识共享成为可能。全科医生培训知识库以知识图谱和语义网络为基础，利用本体的知识加工方法，根据知识来源数据类型的不同，对知识进行分类，形成八大类别的知识库。

4. 知识检索　将信息或知识按照一定的方式组织、存储，并根据用户的需求找出相关信息和知识的过程。在这个过程中，被检索的对象是知识资源、知识库。知识检索就是采用一种从语义上标引文章的技术，形成知识库，再从知识库中查询用户所需的信息。

5. 知识推理加工　知识推理可以模仿全科医生思维过程，通过系列算法，给出全科医学中医疗诊断、公共卫生服务等方法，是全科医生培训智能化的基础。知识推理主要是针对知识图谱中已有事实或关系的不完备性，利用逻辑规则、嵌入表示、神经网络等方法实现推断未知或隐含的语义关系，对知识图谱进行补全。

知识加工主要利用抽取出来的知识在概念层次上进行编辑和组织，进行领域本体模型的构建，在知识抽取和知识融合的基础之上，对基本事实进行处理，形成结构化的知识体系和高质量的知识，实现对知识的统一管理。知识推理将根据已有的知识，推出新的、未知的知识，以提高知识的完备性，扩大知识的覆盖面。

（三）全科医生培训知识库和模型库构建的流程设计

在文献调研、专家咨询的基础上，广泛收集全科医学所涉及的基础学科、常见疾病临床典型案例、常见疾病临床诊疗方案、全科医生考试试题等多类型知识源，通过对国内外全科医学相关文献、常见病诊疗方案及信息进行系统分析，借鉴现有的疾病临床资源库，结合国内基层医疗机构在实践中形成的常见病诊疗经验或临床路径，完成对全科医生培训知识库和模型库的设计。

构建流程：广泛收集权威知识，对全科医学相关知识进行分类和处理，形成不同类型的全科医学知识节点和记录，并根据本体关系定义和映射建立全科医学知识概念描述，在此基础上构建知识图谱、知识网络、知识规则、总结典型案例，并形成 8 类全科医生培训知识库和 2 类模型库（图 3 - 2）。

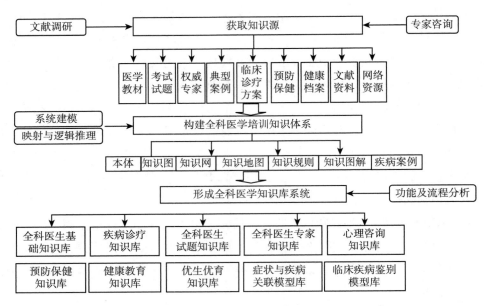

图 3－2　全科医生培训知识库和模型库构建流程设计

（四）全科医学培训知识体系构建

由于全科医学培训体系知识来源多样，知识载体类型众多，使得全科医学知识信息量大，且结构复杂、更新速度快，如何把多源知识转化为体系式的知识是知识库构建过程中非常重要的环节。由于知识获取的非延续性、知识利用非系统化，所以需要系统、完善的方法和工具来解决这些问题，即形成知识体系。通过将全科医学中涵盖的知识抽象为单一实体，例如学科、疾病、预防、治疗方法等，并获取各实体间的关系，最终构建出全科医学培训本体库。在此基础上，利用可视化表现技术，形成知识网络、知识地图、知识图解等，建立全科医学相关的知识规则，形成临床疾病案例知识库。在知识体系的构建过程中，以关联模型为载体，将鉴别模型建立在关联模型数据库中，解决相同症状和不同症状的疾病在本体中处理及储存问题；而对于一些现有的、存储在知识库中的全科医学医疗术语库，利用关联模型和鉴别诊断模型的联系为全科医学本体建模提供数据，更好地建立全科医学知识体系。

（五）全科医生培训知识库和模型库的形成

通过从多种权威知识源中获取知识，并建立全科医学的知识体系，在此基础上，兼顾基层医疗机构对于全科医学的诊疗需求、基层卫生服务机构对于全科医学慢性病患者的管理需求以及居民自身的健康管理需求，构建全科医生培训知识库和模型库。所形成的知识库有全科医学基础知识库、常见疾病知识库、疾病诊疗知识库、全科医学试题知识库、优生优育知识库、全科医生培训对象与专家知识库、心理咨询知识库、健康教育知识库、预防保健知识库。模型库包括临床诊疗模型库、临床疾病鉴别模型库。

二、全科医生培训知识库内容

（一）全科医生基础知识库

根据国家卫生健康委员会颁布的"全科医生培养标准"设立全科医学概论、内科学、外科学、预防医学、康复医学、临床心理咨询、人文社会学科等20门全科医学基础学科。全科医生基础知识库包括全科医学概论、公共卫生、社会医学、妇幼保健学、内科学、外科学、妇产科学、儿科学、精神疾病及精神卫生、康复医学、中医药技术、常用临床检查检验技术、临床心理咨询等全科医学的基础学科知识。

（二）疾病诊疗知识库

该知识库由9个功能数据库组成。①疾病诊断数据库：该数据库收录常见疾病，按该病的中英文名称、发病机制、临床表现、流行病学、诊断依据、实验室检查、治疗流程、并发症及预后等途径进行检索。②临床症状数据库：该数据库按照人体部位分类，收录常见症状。可以按照症状名称、部位、病因、鉴别等途径检索。③中医药数据库：该数据库收录中医常见病症。每种疾病都有详尽阐述，包括病因病机、辨证施治、结语出处、转归预后等，可以按中医内、外、妇、儿、针灸、方剂学进行分类检索。④疾病研究数据库：该数据库收录疾病的最新诊治方法和研究进展，并保持数据的及时更新。⑤实验室检查数据库：该数据库收录实验室常规检查的方法和数据，为全科医生工作中快速查询提供便利。⑥药品数据库：该数据库收录常用药品，含每种药品的药理知识和治疗原则。每种药品包含一级分类、二级分类、药品名称、英文名、别名、药理作用、药代动力学、适应证、禁忌证、不良反应、注意事项、用法用量、药物相互作用、专家点评及相关疾病等内容。⑦疾病路径数据库：该数据库按临床科室进行分类，收录临床路径。⑧操作规范数据库：该数据库由临床常见手术的视频操作规范和治疗方法组成。⑨临床教学资源数据库：该数据库收录包括文本、视频、音频、课件等教学资源，包括诊断和鉴别诊断、实验室检查、用药原则以及临床操作规范等全套处理方法。该系统实现不同模块之间的相互关联，而且也运用一定课件、音频、视频进行对照，让全科医生在参考时不仅能看到文字内容，也能通过课件学到相关内容，还能通过声音听到相应内容。如在进行各类心脏病诊断时，不仅能看到各类心脏病相应的理论知识，还能通过音频听到相应的心脏节律，方便全科医生进行正确的诊断。

（三）全科医学试题知识库

要提高培训质量，就必须把握各个培训环节，考试是重要一环，是检测学习效果和进行客观评价的一种手段，也是培训知识体系建设的重要组成部分。针对基础知识、专业知识、相关专业知识、专业实践能力分别设计专项练习、强化训练、巩固基础等专项专练题库，客观、科学、公正地整合卫生专业技术资格职称考试试题，形成海量题库。将健康教育、康复医学、病理学、公共卫生学、疾病控制学、职业卫生学、内科学、全科医学、社区护理学等所需知识试题分类整合，形成全科医学试题知识库，便于全科医生培训过程中对基础知识和实践技能的掌握情况进行及时检验，包括专业习题、考试试卷、常见问题及解答、实验等。

（四）优生优育知识库

该知识库面向全科医生培训设有妇产科和儿科的专业知识，还包括优生健康知识宣传教育、孕前优生工程系列介绍、孕期合理用药、出生缺陷筛查、介绍国内外相关领域最新动态等知识。

（五）全科医生专家知识库

该知识库包含全科医生专家基本介绍、主要研究方向、学术专长、经验和最新进展的学术研究、专家评论等。

（六）心理咨询知识库

该知识库包含心理知识、心理障碍、心理测量方法、心理诊断方法、心理咨询方式、心理治疗方法、案例、临床心理知识、心理研究等，帮助培训全科医生心理咨询的基础知识、常见心理障碍的早期识别与诊断、心理障碍的处理方法及原则等。

（七）健康教育知识库

该知识库以健康教育科学基本知识为基础，涵盖躯体健康、心理健康、社会适应良好和道德健康四个方面的模块内容。同时，该知识库还涵盖关于老年人延年益寿和养生保健的健康知识，便于全科医生学习针对老年群体的健康教育。

（八）预防保健知识库

该知识库分为疾病预防和健康保健两个部分。①疾病预防知识：包括流行病和慢性非传染性疾病的预防知识。其中疾病的三级预防包括对疾病的早期诊断、在疾病各期进行预防性治疗和病后康复措施等功能板块。②健康保健知识：适用于各类群体的人员保健，如青春期保健、生殖健康保健、中老年保健和运动保健等。

三、全科医生培训模型库内容

（一）症状与疾病关联模型库

分析临床症状可能关联的疾病，构建症状与疾病的关联关系网络，建立定性模型，在定性模型的基础上，对全科医学中涉及的常见疾病的特异症状、常见症状、伴随症状、偶发症状、异常信息、实验室检查结果进行权重设计、建立相应的定量模型。

（二）临床疾病鉴别模型库

结合临床诊断标准、专家经验、特异性症状、发病过程，对需要鉴别的疾病与对应的症状进行赋值，尤其对特异症状进行重点标记形成全科医学的诊断鉴别模型。

第四章 智慧化全科医生培训平台

智慧化全科医生培训平台的设计，主要以智慧化全科医生培训知识体系的内容为基础，设计了"六层级＋五大业务功能"来支撑面向医学院校学生、基层医疗卫生机构人员的全科医生培训智慧化教学 App 或小程序，以在线学习作为主要功能。同时，针对全科医学注重应用的特点，集成全科医生规范化培训临床经典案例集，为学生展现内、外、妇、儿等专科的优秀病历，通过实际案例解答学生在理论学习中的困惑，加强学生的实际应用能力。

第一节 智慧化全科医生培训平台的需求分析

智慧化全科医生培训平台的需求分析将通过用户、业务和数据三个方面来确定平台的设计方向。用户方面主要划分为五类不同权限的用户；业务方面根据全科医学的培训特点，结合特有的智慧化教学，主要分为五类功能；数据方面包括结构化数据和非结构化数据。

一、用户分析

全科医生在基层承担预防保健、常见病多发病诊疗和转诊、患者康复和慢性病管理、健康管理等一体化服务，被称为居民健康的"守门人"。智慧化全科医生培训平台的用户主要是面向全科医生和医学院校学生的培训，主要分为在校医学生、基层医护人员、医学院教职工、基层管理人员和系统管理员五类用户。其中，在校医学生和基层医护人员以在线学习功能为主，医学院教职工和基层管理人员主要完成知识更新、试卷更新、案例更新和在线答疑等辅助教学功能，系统管理员的权限最高，主要是维护系统安全，保障平台平稳运行。

二、业务分析

随着我国基层卫生事业的不断发展，全科医生被赋予的责任、需承担的工作任务越来越重。然而，由于我国全科医学教育尚有不足，现有的社区卫生服务人员在知识结构和业务水平上存在一定的缺陷，所以，全科医学专业人才缺乏、在职卫生技术人员业务素质偏低已经成为制约我国社区卫生服务事业发展的重要因素。全科医生向个人、家庭和社区提供合格的医疗、预防、保健、康复、健康教育等基层医疗卫生服务仍有困难。

智慧化全科医生培训平台可根据设计好的知识体系，提供全科医学知识在线学习、试题练习、全科医生规范化培训临床经典案例学习和全科医学症状关联学习等主要服务，为提升全科医生的业务水平提供了有力的信息化支撑。

三、数据分析

通过对权威专家经验、临床指南、医学标准、典型医案、临床路径等知识的梳理、整合，形成开发人员和计算机能够识别的语言。根据全科医学知识体系的特点，建立知识库、模型库、案例分析，并构建知识网络和关联规则，形成智慧化全科医学知识库系统。其中主要数据包括结构化数据和非结构化数据。结构化数据指数据库内的数据，非结构化数据指在线信息、格式文档和音频视频等。

第二节　智慧化全科医生培训平台的系统架构

按照智慧化全科医生培训平台需求的内容，设计了智慧化全科医生培训平台系统框架（图4-1），核心结构由七层级、五大业务功能组成。

平台七层级架构包括基础层、支撑层、数据层、业务应用层、表现层、设备访问层及用户层。

一、基础层

本层为智慧化全科医生培训平台的基础层，主要包括应用服务器、WEB服务器储存设备、系统软件。应用服务器主要是储存平台各类程序，WEB服务器储存设备用于储存数据和备份系统，系统软件包括开发的平台多个业务功能。

二、支撑层

通过搭建计算和数据存储处理兼顾的全科医学培训知识云平台，构建系统覆盖的医学院校、各类基层医疗机构，实现机构、设备、人员的全互联。

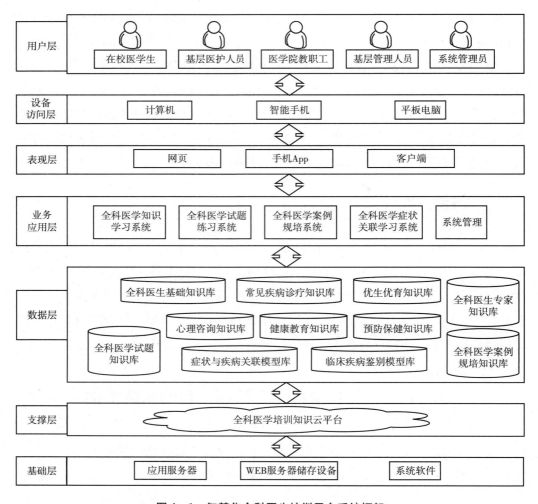

图 4-1 智慧化全科医生培训平台系统框架

三、数据层

数据层包含了多类系统数据库，用于对所采集的各类资源进行统一的规范处理和数据清洗。经过资源配置后，导入本地数据库，为智慧化全科医生培训平台系统功能提供资源保障。数据层由多个数据库和模型库、知识库、规则库组成。其中，数据库由全科医生基础知识库、常见疾病诊疗知识库、全科医学试题知识库、优生优育知识库、全科医生专家知识库、心理咨询知识库、健康教育知识库、预防保健知识库、症状与疾病关联模型库、临床疾病鉴别模型库和全科医学案例规培知识库11个数据库构成。

四、业务应用层

本层主要针对智慧化全科医生培训平台的业务需求而建立。主要的系统功能如表4-1所示。

表4-1　智慧化全科医生培训平台系统功能表

全科医学知识学习	全科医学试题练习	全科医学案例规培	全科医学症状关联学习	系统管理
知识分类	试题练习	案例分析	定量模型	用户注册
知识查询	模拟考试	案例答疑	临床疾病鉴别模型	用户管理
知识更新	智能组卷	案例更新	模型更新	数据更新
	试卷更新			权限控制
				在线答疑

五、表现层

智慧化全科医生培训平台的表现层通过网页、手机App、客户端等软件来实现。

六、设备访问层

为了更好地实现智慧化全科医生培训平台系统的各项功能，需要多个硬件来辅助完成。这些硬件即设备访问层，包括了计算机、智能手机、平板电脑等。

七、用户层

用户层的用户主要包括在校医学生、基层医护人员、医学院教职工、基层管理人员和系统管理员五类用户。不同用户将在各业务不同阶段按照各自的职能和权限访问、使用和管理本平台系统的各个模块。

第三节　智慧化全科医生培训平台的功能介绍

一、培训平台功能简介

智慧化全科医生培训平台系统功能主要分为5个模块，分别为全科医学知识学习、全科医学试题练习、全科医学案例规培、全科医学症状关联学习和系统管理。

1. 全科医学知识学习　包括知识分类、知识查询和知识更新三个子功能。①知识分类：可以让用户分门别类地查看学习全科医学知识，如基础知识、常见疾病知识、疾病诊疗知识、优生优育知识、心理咨询知识、健康教育知识、预防保健知识和全科医生专家知识等。②知识查询：可以让用户根据关键字、关键词，查询相关全科医学知识。③知识更新：需要的权限比较高，有对应权限的用户需要定期维护、更新全科医学知识，使得系统可以不断完善内容。

2. 全科医学试题练习　主要由试题练习、模拟考试、智能组卷和试卷更新四个子功能组成，同时试题练习又分为综合试题练习和分类试题练习等功能。①试题练习：含系统自带的全科试题在线考卷，其中综合试题练习中的试卷包括了全科医学的所有内容，分类试题练习可以由用户自己选择某一类试卷练习。②模拟考试：是在计时情况下的在线考试，答完在线考卷后，系统会生成得分，展示错误试题的正确答案及答案解析。③智能组卷：用户可以根据实际需求，选择现有试卷的问题智能组成新的模拟考试考卷。④试卷更新：较高权限的用户可以新增、修正、删除已有的系统考卷，也可以将智能组卷的考卷设定成系统自带的在线考卷。

3. 全科医学案例规培　由案例分析、案例答疑和案例更新三个子功能构成，其中案例分析又有分类案例分析和典型案例分析的小功能。①案例分析：主要面向用户解析临床案例，其中分类案例分析主要可以选择呼吸系统、循环系统、消化系统、泌尿系统、血液系统、内分泌系统、风湿免疫系统、理化系统、神经系统、皮肤病、妇科系统、传染病 12 类案例学习；典型案例分析主要是学习临床典型案例的解析。②案例答疑：方便用户通过学习案例向其他用户咨询疑问，打造用户间的互帮互助，在线社区共同进步。③案例更新：是权限比较高的用户，根据实际情况新增、修正、删除已有的案例解析，完成对系统的定期更新。

4. 全科医学症状关联学习　由定量模型、临床疾病鉴别模型和模型更新三个子功能组成。①定量模型：主要是用户可以学习已建立的定量模型。这些定量模型主要是对全科医学中涉及的常见疾病的特异症状、常见症状、伴随症状、偶发症状、异常信息、实验室检查结果进行权重设计而建立的。②临床疾病鉴别模型：可以帮助用户学习全科医学的诊断鉴别模型。这些模型是结合临床诊断标准、专家经验、特异症状、发病过程，对需要鉴别的疾病与对应的症状进行赋值，尤其是对特异症状进行重点标记形成的。③模型更新：是根据实际情况新增、修正、删除已有的两类模型，从而完成模型的更新，帮助更多的用户学习。

5. 系统管理　功能模块主要包含用户注册、用户管理、数据更新、权限控制和在线答疑 5 个基础功能。①系统管理：是可以对系统日常运行和数据管理起到基础作用。②用户注册：可以帮助第一次使用平台的用户完成注册、用户管理主要是用户可以更新自己的基础信息和修改用户密码等。③数据更新：是智慧化全科医生培训平台最重要的功能，系统管理员可以根据业务需求和实际发生情况更新完善系统的所有数据，数据更新功能包括知识更新、试卷更新、案例更新和模型更新。④权限控制：用于系统管理员根据需求为不同用户分配不同功能权限。⑤在线答疑：是用户之间的在线论坛，便于交流学习的困惑，增加用户间的交流。

二、用户用例功能简介

（一）在校医学生用例功能简介

在校医学生用户具有 10 个功能权限（图 4 - 2）。

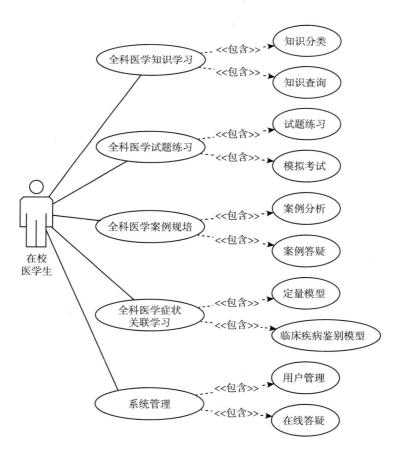

图 4 - 2　在校医学生用例功能

（二）基层医护人员用例功能简介

基层医护人员用户具有 11 个功能权限（图 4 - 3）。

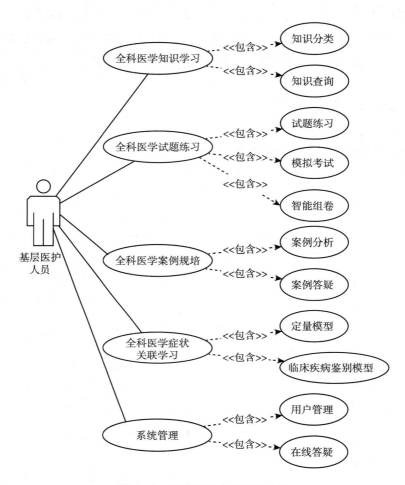

图 4 - 3　基层医护人员用例功能

（三）医学院教职工用例功能简介

医学院教职工用户具有 15 个功能权限（图 4 - 4）。

（四）基层管理人员用例功能简介

基层管理人员用户具有 15 个功能权限（图 4 - 5）。

（五）系统管理员用例功能简介

系统管理员用户具有 5 个功能权限（图 4 - 6）。

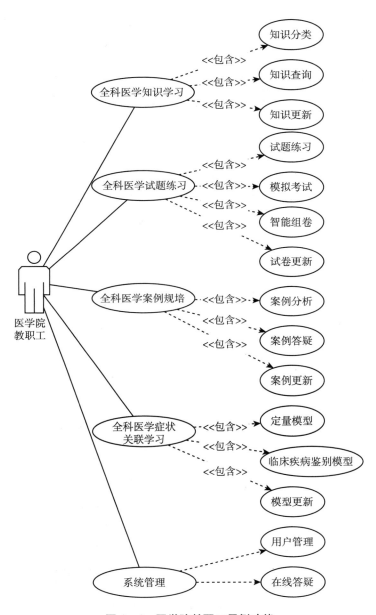

图 4-4 医学院教职工用例功能

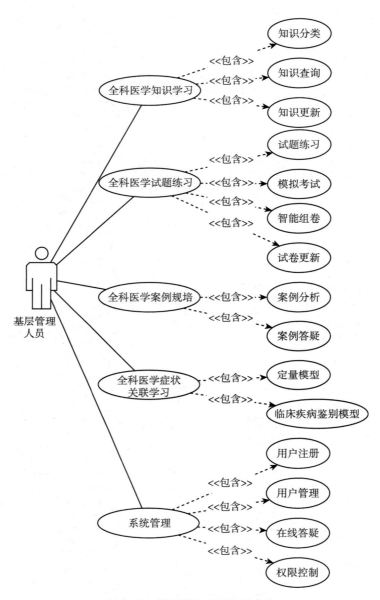

图 4-5　基层管理人员用例功能

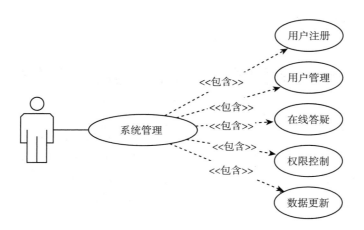

图 4 – 6　系统管理员用例功能

第五章　全科医生规范化培训的呼吸系统案例解析

本章通过案例概要（病史、体格检查、辅助检查、诊断、病情评估和诊疗计划）、案例分析（流行病学、诱因及危险因素和病例评估）和预防措施等对呼吸系统的12个病例进行案例解析，树立规范的病案格式，解决医学生理论与实践相结合的问题。

第一节　病毒性肺炎案例

（一）案例概要

患者，女，53岁，已婚，汉族，农民。间断咳嗽4个月，发热伴气促1个月余。

1. 病史

（1）现病史：患者于4个月前受凉后出现咽痛，咳嗽，咳少量白痰，胸闷、气促，伴有全身乏力，无发热、恶心及呕吐，无寒战、大汗、畏寒，无咯血，无鼻塞、流涕，无腹痛、腹泻、黄疸，无腰痛、尿急、尿频、尿痛等不适，患者自认为"上呼吸道感染"，自行口服板蓝根、感冒冲剂，具体药量不详，症状曾一度好转，之后仍反复咳嗽，症状时好时坏，1个月前发热、咳嗽、咳少量白痰、气促加重，伴有全身乏力及肌肉酸痛。行胸部X线检查（2020年2月25日）示：两肺炎症。在当地门诊，给予抗感染、清热解毒等药物（药名及药量不详）治疗10天，治疗效果欠佳。肺部CT（2020年3月17日）示：双肺多发感染性病变。考虑病毒性肺炎可能，建议结合临床并抗感染治疗后复查。现入三甲医院以求进一步诊治。

（2）既往史：发现高血压1个月，最高血压达150/110mmHg，未曾规范治疗。否认糖尿病病史；否认肝炎、结核病、伤寒等传染病病史；否认手术、外伤及输血史；否认食物及药物过敏史；预防接种史不详，系统回顾无特殊。

2. 体格检查　T 37.2℃，P 108次/分，R 20次/分，BP 153/109mmHg。神清，喘息病容，精神萎靡，坐轮椅入病房，言语流利，双侧睑结膜充血，咽部充血，双侧扁桃体无肿大，双肺呼吸音粗、可闻及湿啰音，HR 108次/分，律齐，各瓣膜区未闻及杂音，腹平软，肝脾未触及肿大，无压痛、反跳痛及肌紧张。双下肢无水肿。四肢肌张力正常，肌力 V 级，病理征阴性。

3. 辅助检查

（1）肺部 CT：双肺多发感染性病变，考虑病毒性肺炎可能。

（2）血常规：红细胞：4.32×10^{12}/L，白细胞 4.17×10^{9}/L，中性粒细胞 3.51×10^{9}/L，中性粒细胞百分数 84.1%，淋巴细胞百分数 9.4%，嗜酸性粒细胞百分数 0.5%，血红蛋白 121g/L，血小板 409.00×10^{9}/L。

（3）其他：C 反应蛋白 23.8mg/L，降钙素原 0.17ng/ml，血气分析 PO_2 58mmHg，肺炎衣原体抗体 IgG 185AU/ml（+）、呼吸道合胞病毒抗体 IgM（+）。

4. 诊断

（1）病毒性肺炎，不除外重症。

（2）Ⅰ型呼吸衰竭。

（3）衣原体感染。

5. 病情评估　患者为中年女性，发病时间较长，经反复治疗效果欠佳，目前诊断为病毒性肺炎，入院给予常规治疗，但仍出现感染进行性加重、呼吸衰竭等，病情危重，治疗费用高。

6. 诊疗计划

（1）诊断计划：患者为中年女性，肺炎尚未控制，应注意病情变化，监测生命体征；定期复查血常规、血气分析、肝肾功能等检查；必要时转诊。

（2）治疗计划

1）非药物治疗：①给予鼻导管吸氧。②营养支持。注重营养，高蛋白、高维生素、高热量饮食。③心理疏导。给予患者心理安慰，并取得患者及其家属信任，使患者积极配合全科医生的诊治。

2）药物治疗：①继续抗感染治疗。左氧氟沙星 0.4g 静脉滴注。②对症治疗。羧甲司坦口服溶液 10ml，每日 3 次，口服。③抗病毒。奥司他韦 75mg，每日 2 次，口服。

（二）案例分析

1. 流行病学　病毒性肺炎大多发生于冬春季，暴发或散发流行。病毒是引起成人社区获得性肺炎的第二大常见病原体。本病大多可自愈。近年来，新的变异病毒（如 SARS 冠状病毒，H5N1、H7N9 病毒等）不断出现，导致暴发流行，死亡率较高，成为公共卫生防御的重要疾病之一。

2. 诱因及危险因素　过度劳累、酗酒、淋雨，伴有基础病和免疫力低下，如慢性阻塞性肺疾病（chronic obstructive pulmonary disease，COPD）、心力衰竭、肿瘤、糖尿病、尿毒症、神经系统疾病、药物依赖、嗜酒、艾滋病、久病、大型手术、应用免疫抑制剂和器官移植。

3. 病例评估　患者为中年女性，此次肺部感染较重，反复持续时间较长，患者产生紧张、焦虑等心理。全科医生需及时做好患者的心理调节工作，告知其病情在医生的积极治疗下是完全可以恢复的，帮助其逐步调整好心态。同时还应做好其家属及亲友工作，鼓励他们在任何情况下，都要给予患者精神安慰和支持。全科医生介绍该患者无基础疾病，经积极抗感染治疗后预后好，可完全康复。

（三）预防措施

戒烟或避免抽二手烟，减少烟草对肺部防御能力的损伤；调节饮食习惯，注意营养均衡；经常锻炼，提高自身免疫力；可注射流感疫苗。

第二节　肺癌案例

（一）案例概要

患者，女，58岁，汉族，已婚，农民。间断咳嗽、咳痰1年余，加重伴痰中带血丝半个月。

1. 病史

（1）现病史：患者1年前出现咳嗽、咳痰，痰呈白色、量不多，呈间断性，不影响正常生活，未予重视，半个月前患者咳嗽、咳痰加重，痰中带血丝，晨起咳嗽较重，白天咳嗽无明显规律，患者自服"感冒、镇咳药物"治疗（具体用药不详），经治疗后效果不明显。为进一步诊治入院。

（2）既往史：否认高血压病史，否认糖尿病病史；否认肝炎、结核病、伤寒等传染病病史；否认手术、外伤及输血史；否认食物及药物过敏史；预防接种史不详，系统回顾无特殊。

2. 体格检查　T 37.1℃，R 20次/分，P 78次/分，BP 150/98mmHg，神清，精神可，全身未触及浅表淋巴结，咽部无充血，扁桃体无肿大，双肺呼吸音粗，未闻及明显干、湿啰音，HR 78次/分，各瓣膜未闻及杂音，腹软，肝脾肋下未触及，双下肢无明显凹陷性水肿。

3. 辅助检查　肺CT：考虑左肺门占位性病变，建议进一步检查明确诊断。

4. 诊断　肺占位性质待查：恶性肿瘤不除外。

5. 病情评估　患者一般情况可，无基础疾病，营养中等，生命体征平稳。患者对自己的病情不了解，能服从治疗，家庭经济状况一般，后续治疗费用较高，生活质量逐渐下降，晚期较痛苦。

6. 诊疗计划

（1）诊断计划：为评估病情，转上级医院完善肺部增强 CT、纤维支气管镜检查，取肺组织活检，明确肿瘤病理类型，同时完善肿瘤标志物、痰脱落细胞学检查、腹部超声、头颅 MRI、全身骨显像等检查评估有无转移。

（2）治疗计划

1）非药物治疗：①戒烟教育。②减少呼吸道感染概率。③注意休息，高蛋白、高热量、高维生素饮食，增强抵抗力。④心理疏导：早期患者本人常不知情，但肺癌需反复住院，患者后期会了解病情，全科医生要关注患者的心理变化，选择典型事例，解除患者内心的悲观情绪，让患者信任医生，增强治疗信心。

2）药物及手术治疗：非小细胞肺癌早期以手术治疗为主，小细胞肺癌对放、化疗敏感。根据肿瘤病理类型、分期情况及全身状况选择合适的治疗方案，控制病情进展，提高患者生存质量，延长患者生存时间。

（二）案例分析

1. 流行病学　肺癌为起源于支气管黏膜或腺体的恶性肿瘤，其发病率居男性恶性肿瘤的首位，女性发病率仅次于乳腺癌列第二位，死亡率则均居首位，与以往数据相比发病率和死亡率均呈上升趋势。2015 年我国新发肺癌人数 73.3 万人，其中男性 50.9 万人，女性 22.4 万人；肺癌死亡人数 61.0 万人，其中男性 43.2 万人，女性 17.8 万人。

2. 诱因及危险因素

（1）吸烟：是引起肺癌最常见的原因，约 85% 肺癌患者有吸烟史，包括吸烟者和已戒烟者；与从不吸烟者相比，吸烟者发生肺癌的危险性平均高 10 倍，重度吸烟者可达 10～25 倍。已戒烟者罹患肺癌的危险性比持续吸烟者低，但较从未吸烟者高 9 倍。吸烟与肺癌之间存在着明确的关系，开始吸烟的年龄越小，吸烟时间越长，吸烟量越大，肺癌的发病率和死亡率越高。被动吸烟者患肺癌的风险与被动吸烟年限相关。

（2）职业暴露：某些职业的工作环境中存在许多致癌物质。已被确认的致癌物质包括石棉、砷、双氯甲基乙醚、铬、芥子气、镍、多环芳香烃类，以及铀、镭等放射性物质衰变时产生的氡和氡气，电离辐射和微波辐射等。

（3）环境污染：城市中的工业废气、汽车尾气等都有致癌物质，如苯并芘、氧化亚砷、放射性物质、镍、铬化合物、SO_2、NO 以及不燃的脂肪族碳氢化合物等。有资料显示，城市肺癌发病率明显高于农村。室内燃料燃烧和烹调过程中均可产生致癌物。室内接触煤烟或其不完全燃烧物为肺癌的危险因素，特别是对女性腺癌的影响较大。烹调时加热所释放出的油烟雾也是不可忽视的致癌因素。

（4）饮食和体力活动：有研究显示，成年期水果和蔬菜的摄入量低，肺癌发生的危险性升高。血清中 β 胡萝卜素水平低的人，肺癌发生的危险性高。也有研究显示，中、高强度的体力活动使发生肺癌的风险下降 13% ~ 30%。

（5）遗传和基因改变：肺癌发生是个体对环境危险因素的易感性与环境致癌因素相互作用的结果。基因的突变和某些基因的过度表达或失活与肺癌的发生相关。已知癌基因 ras、myc、Rb 等和抑癌基因 p53 与肺癌的发生有关。

（6）其他因素：肺结核患者罹患肺癌的危险性是正常人群的 10 倍，主要组织学类型为腺癌。某些慢性肺部疾病如慢性阻塞性肺疾病、结节病、特发性肺纤维化、硬皮病、病毒感染、真菌毒素（黄曲霉毒素）感染等，与肺癌的发生可能也有一定关系。

3. 病例评估　患者目前尚不了解病情，但在长期化疗过程中，患者会意识到病情的严重性。小细胞肺癌虽然对放、化疗敏感，但极易复发，在治疗的整个过程中，患者必然会产生紧张、恐惧、悲观等不良情绪，对治疗及康复产生不利影响。同时悲观、低落的情绪也会对患者的免疫系统产生影响，导致免疫力下降。全科医生应重视患者的心理及情绪变化，引导患者及其家属树立正确的疾病观，给予患者精神上的关怀，使患者主动参与和配合治疗，采取积极的方式应对疾病。

（三）预防措施

避免接触与肺癌发病有关的危险因素如吸烟和大气污染，加强职业接触中的劳动保护，可减少肺癌发病风险。由于目前尚无有效的肺癌化学预防措施，不吸烟和早戒烟可能是预防肺癌的最有效方法。

第三节　肺血栓栓塞症案例

（一）病例概要

患者，男，67 岁。胸闷、气促 2 小时。

1. 病史

（1）现病史：患者于入院前 2 小时起床活动时突然出现胸闷、气促，伴呼吸困难、大汗，休息 10 余分钟后逐渐缓解，无胸痛，无咯血，无头痛、头晕，无恶心、呕吐，为进一步诊治入院。

（2）既往史：高血压史 20 年，血压最高达 160/110mmHg，规律口服"厄贝沙坦分散片 150mg，每日 1 次；美托洛尔 25mg，每日 2 次"，平素血压控制尚可；膜性肾病史 3 年，1 年前因水肿、尿蛋白增加给予糖皮质激素及环磷酰胺治疗。

2. 体格检查　T 36.0℃，P 101 次/分，R 18 次/分，BP 170/102mmHg。神志清，精神差，口唇发绀，颈动脉搏动正常，无颈静脉怒张，肝颈静脉回流征阴性。双肺呼吸音低，未闻及明显干、湿啰音。HR 101 次/分，律齐，各瓣膜听诊区未闻及杂音。腹软，无压痛及反跳痛，肝脾肋下未触及。双下肢中度水肿。神经系统查体未见明显异常。

3. 辅助检查　血气分析：PO_2 65.20mmHg，PCO_2 32.70mmHg，pH 7.40。凝血：D - 二聚体 7.57mg/L。心电图：窦性心动过速 $S_1 Q_{III} T_{III}$。肺动脉 CTA：双下肺动脉分支充盈缺损。

4. 诊断

（1）肺血栓栓塞症。

（2）肾病综合征，膜性肾病。

（3）高血压 2 级，极高危。

5. 病情评估　患者目前肺血栓栓塞症诊断明确，合并膜性肾病、高血压病史。此病患者虽经积极治疗，仍有可能出现病情加重、反复，发生血栓脱落导致肺血栓栓塞症加重或猝死，还可能发生急性心肌梗死、恶性心律失常、心力衰竭，适度抗凝治疗期间，可能出现脑、消化道、肾等重要脏器出血，一旦发生，预后极差。

6. 诊疗计划

（1）诊断计划：完善血浆 D - 二聚体、动脉血气分析、心电图、胸部 X 线片、心脏彩超、双下肢动静脉彩超、肺动脉 CTA。

（2）治疗计划

1）一般治疗：给予吸氧，严密监测患者生命体征及血气变化。

2）抗凝治疗：确诊肺血栓栓塞症后，如无禁忌证，即刻开始抗凝治疗，普通肝素予 2000～5000U 或 80U/kg 静脉注射，随后以每小时 18U/kg 持续静脉滴注。其他抗凝药物还包括低分子肝素、华法林、达比加群酯、利伐沙班、阿加曲班等。

3）溶栓治疗：主要用于高危肺血栓栓塞症病例。对于有明确溶栓指征的病例应尽早开始溶栓。溶栓药物有尿激酶、链激酶、重组组织型纤溶酶原激活剂。

4）手术治疗：肺动脉导管碎解和抽吸血栓、肺动脉血栓摘除术、放置腔静脉滤器、肺动脉血栓内膜剥脱术、球囊肺动脉成形术。

（二）案例分析

1. 流行病学 近年来来自国内 60 家大型医院的统计资料显示，住院患者中肺血栓栓塞症的比例从 1997 年的 0.26‰上升到 2008 年的 1.45‰。尽管如此，由于肺血栓栓塞症的症状缺乏特异性，确诊需要特殊的检查技术，故肺血栓栓塞症的检出率较低，临床上仍存在较严重的漏诊和误诊现象，对此应当给予充分关注。

2. 危险因素

（1）遗传性因素：抗凝血酶缺乏，蛋白 S、蛋白 C 缺乏，因子 XII 缺乏，纤溶酶原缺乏等。遗传性因素常引起反复发生的动静脉血栓形成和栓塞。

（2）获得性因素：包括血液高凝状态（高龄、肿瘤、口服避孕药、肥胖等）、血管内皮损伤（骨折、手术、创伤、吸烟等）、静脉血流淤滞（瘫痪、长途航空或乘车旅行等）。

3. 病例评估 肺血栓栓塞症患者一般发病急、病情重，患者易出现惊慌、恐惧、紧张和焦虑等心理变化，全科医生应及时疏导并引导患者正确认识和对待疾病，减轻其思想负担，积极配合治疗，增强患者战胜疾病的信心。

（三）预防措施

早期识别危险因素并早期进行预防是防止肺血栓栓塞症发生的关键。主要方法如下。

1. 机械预防措施 包括梯度加压弹力袜、间歇充气压缩泵和静脉足泵等。

2. 药物预防措施 包括使用低分子肝素、低剂量普通肝素、华法林等。

第四节 肺源性心脏病案例

（一）病例概要

患者，男，80 岁，汉族，已婚，退休职工。间断胸闷、气促 8 年余，加重 7 天。

1. 病史

（1）现病史：患者 8 年前无明显诱因出现胸闷、气促，尤以清晨明显，多持续 3～5 分钟，可自行缓解，活动后胸闷、气促加重，症状时好时坏，无发热、咳嗽及咯血等。曾在当地三甲医院就诊，行心脏彩超示右心增大；肺动脉稍宽；肺动脉轻度高压。结合肺动脉 CTA 结果，诊断为"肺栓塞、肺源性心脏病"，病情控制稳定后转诊至社区卫生服务站。患者间断胸闷、气促，平素口服华法林，近 7 天胸闷、气促加重，活动后明显，无发热、咳嗽及胸痛等不适。为进一步诊治入院。

（2）既往史：高血压病史 10 年，最高血压达 180/110mmHg，平素不规范口服"左氨氯地平、缬沙坦、美托洛尔"等药物；否认糖尿病病史；否认肝炎、结核病、伤寒等传染病病史；否认手术、外伤及输血史；对"磺胺类"药物过敏，否认食物过敏史；预防接种史不详，系统回顾无特殊。

2. 体格检查　T 36.8℃，P 66 次/分，R 25 次/分，BP 156/70mmHg，慢性病容，呼吸急促，神志清楚，查体合作；巩膜无黄染，口唇发绀，浅表淋巴结未及肿大；颈静脉怒张，桶状胸，双肺叩诊过清音，呼吸音低，散在哮鸣音，双肺底可闻及少量湿啰音；剑突下可见心脏搏动，心音遥远，肺动脉瓣第二心音亢进；HR 75 次/分，律齐，各瓣膜区未闻及病理性杂音；腹平软，全腹无压痛、反跳痛，肝肋下 1cm，质软，肝颈静脉回流征阳性；双下肢轻度凹陷性水肿。

3. 辅助检查

（1）血常规：白细胞 $4.18×10^9$/L，中性粒细胞 $3.18×10^9$/L，中性粒细胞百分数 75.9%，血红蛋白 153g/L，血小板 $225×10^9$/L。

（2）血气分析：PO_2 57.20mmHg，PCO_2 32.90mmHg，氧合血红蛋白 87.00%。

（3）心电图：窦性心律，肺性 P 波。

4. 诊断

（1）肺栓塞。

（2）Ⅰ型呼吸衰竭。

（3）慢性肺源性心脏病，肺动脉高压。

（4）高血压 3 级，极高危。

5. 病情评估　患者为老年男性，有肺栓塞病史，并有高血压，现已并发肺源性心脏病、应积极进行三级预防，延缓并发症的进展。患者目前病情较重，建议转上级医院进一步评估。

6. 诊疗计划

（1）诊断计划：建议转诊至上级医院，完善超声心动图、肺动脉 CTA、凝血六项等检查。

（2）治疗计划

1）非药物治疗：①氧疗，建议患者自备制氧机，鼻导管吸氧。②营养支持，注意休息，高蛋白、高热量、高维生素饮食，增强抵抗力。③心理疏导，与患者及其家属充分沟通，解除患者内心焦虑，使其保持良好的心态和治疗的信心，取得患者及其家属的信任，配合医生接受必要的检查和治疗。④适当活动，预防血栓形成。

2）药物治疗：①规律服用华法林，并根据凝血指标调整剂量。②对症治疗，给予化痰、平喘、利尿、改善心功能等药物治疗。

（二）案例分析

1. 流行病学 慢性肺源性心脏病是呼吸系统的一种常见疾病。慢性肺源性心脏病的患病率存在地区差异，北方地区高于南方地区，农村高于城市，并随年龄增长而升高。吸烟者比不吸烟者患病率明显升高，男女无明显差异。冬、春季和气候骤然变化时，易出现急性发作。

2. 诱因及危险因素 年龄增长、先天性肺组织结构障碍或遗传性代谢障碍、肺实质或气道疾病导致低氧性血管收缩、肺血管收缩为不可改变的危险因素；吸烟、呼吸道感染、大气污染、接触职业粉尘和化学物质等为可控制的危险因素。

3. 病例评估 慢性肺源性心脏病患者长期患病，影响工作和日常生活，常会出现焦虑、抑郁、紧张、恐惧、悲观失望等不良情绪，应针对病情及心理特征及时给予心理疏导；做好患者家属及亲友工作，鼓励他们给予患者积极的精神安慰。

（三）预防措施

主要是防治支气管、肺和肺血管等基础疾病，预防肺动脉高压、慢性肺源性心脏病的发生、发展。

第五节　肺真菌病案例

（一）病例概要

患者，男，68岁。乏力、全血细胞减少1个月，发热1周。

1. 病史

（1）现病史：患者1个月前因乏力、全血细胞减少就诊，完善相关检查后，明确诊断为骨髓增生异常综合征，化疗结束后出现骨髓抑制、三系减少。1周前患者出现发热，体温最高达38.5℃，伴咳嗽、咳白色黏痰，偶有咯血、血色鲜红，偶有血块，每次量1~2ml，无胸闷、气促，无腹痛、腹泻，无恶心、呕吐，无头晕、头痛，无皮疹及肌肉酸痛，无尿频、尿急、尿痛，经抗生素治疗10天后，仍有发热、咳嗽、咳痰，为进一步诊治入院。

（2）既往史：既往体健。

2. 体格检查 T 36.8℃，P 82次/分，R 22次/分，BP 136/84mmHg。神清语利，

查体合作，全身浅表淋巴结未触及肿大。双瞳孔正大等圆，对光反射灵敏，结膜无苍白，口唇无发绀，咽部稍红，扁桃体无肿大。双肺呼吸音粗，双下肺可闻及少量湿啰音。HR 82次/分，律齐，各瓣膜听诊区未闻及杂音，腹软，无压痛、反跳痛及肌紧张，肝脾肋下未触及，双下肢无水肿。神经系统查体未见明显异常。

3. 辅助检查

（1）血常规：白细胞 0.07×10^9/L，红细胞 1.86×10^{12}/L，血红蛋白 66g/L，血小板 12×10^9/L。

（2）肺 CT：双肺可见多发薄壁空洞及结节灶，新月征，结节周围见晕征，边界较清、较大者约为 2.2cm×1.8cm；双肺野可见多发条索状高密度影。

（3）痰涂片检查：反复多次做痰涂片检查可见真菌阳性。

4. 诊断

（1）骨髓增生异常综合征。

（2）肺真菌病。

5. 病情评估　患者诊断为骨髓增生异常综合征，化疗结束后出现骨髓抑制，免疫力低下，现合并肺部真菌感染，病情不易控制，虽经积极治疗，肺部感染仍可进行性加重，出现脓毒血症、感染性休克、呼吸衰竭，严重时可危及生命，治疗难度大，且花费高，预后差。

6. 诊疗计划

（1）诊断计划：完善血常规、红细胞沉降率、C 反应蛋白、降钙素原、G 试验 + GM 试验、口腔及痰涂片找真菌、痰培养 + 药敏、肝肾功能、肺 CT。

（2）治疗计划：首先是对症治疗和基础病治疗，免疫功能正常的轻症患者在去除诱因后，病情一般能逐渐好转。病情严重者则及时应用抗真菌药物。①肺念珠菌病：常用氟康唑，每日 200mg，首剂加倍，病情严重者 400mg/d。②肺曲霉病：首选伏立康唑，首剂 6mg/kg，随后 4mg/kg，每 12 小时 1 次，病情好转后可转为口服 200mg，每 12 小时 1 次。③有症状的肺隐球菌病：常口服氟康唑 200～400mg/d。④肺孢子菌肺炎：首选复方磺胺甲噁唑，每日 15～20mg/kg，分 3～4 次口服或静脉滴注。

（二）案例分析

1. 流行病学　近些年的调查显示，真菌感染有逐年增长的趋势，肺又是最容易受侵袭的器官，占所有内脏真菌感染的 60% 左右。在病情危重且复杂的患者，长期应用广谱抗菌药物、糖皮质激素及免疫抑制剂的患者，因放、化疗或人类免疫缺陷病毒（human immunodeficiency virus，HIV）感染等致免疫功能低下的患者，合并糖尿病、慢性阻塞性肺疾病等慢性基础疾病的患者，长期应用侵入性监测与治疗手段的患者，以及大器官及骨髓移植的患者中，均有较高的发病率和病死率。

2. 危险因素 各种长期慢性病（COPD、肺癌、肺结核、白血病等）的存在，器官或骨髓移植，长期使用大量糖皮质激素、免疫抑制剂、广谱抗生素等引起的二重感染，长期放、化疗使机体免疫功能衰退，长期侵入性操作（气管切开、使用呼吸机、深静脉置管等）。

3. 病例评估 肺部真菌感染的患者常合并其他基础疾病，治疗疗程长，容易导致患者情绪低落，烦躁易怒，且花费高，给患者带来沉重的经济负担。部分患者因承受不住昂贵的医药费而中断治疗。应及时疏导患者，并让患者正确认识和对待疾病，减轻其思想负担，积极配合治疗，增强患者战胜疾病的信心。

（三）预防措施

均衡营养，保证充足的睡眠，戒烟戒酒，多喝水保持上呼吸道湿润，适当锻炼增强自身抵抗力；条件允许后应尽快拔除各种导管，以减少真菌和其他病原菌的感染，暂时无法拔除导管者，应对导管进行定期清洁，严格执行无菌操作；合理使用糖皮质激素、免疫抑制剂、广谱抗生素等药物；进行放、化疗或骨髓移植等治疗手段前，需多补充营养，增强机体抵抗力。如患有肺结核、COPD 等基础疾病，应及时治疗，避免病情恶化，从而导致肺部真菌感染的发生。

第六节　慢性支气管炎案例

（一）案例概要

患者，女，69 岁，已婚，汉族，退休职员。慢性咳嗽、咳痰、喘息 12 年余，加重 20 天。

1. 病史

（1）现病史：患者于 12 年前受凉后出现咳嗽、咳白色黏痰，痰液黏稠、不易咳出，加重时伴喘息。有胸闷、气促，以活动后明显，症状重时伴喘憋、呼吸困难、心悸。每年季节交替时发病，持续 3 个月以上。活动耐力逐渐下降，间断门诊治疗，未规律用药。患者于入院前 20 天受凉后出现鼻塞、打喷嚏、流涕等感冒症状，咳嗽、咳痰较前明显加重，咳黄色黏痰，不易咳出，咳嗽频繁剧烈，以夜间及平卧时为重，严重影响休息。此次感冒初期自感低热，自测体温为 37.0～37.4℃，自服"氨咖黄敏胶囊"等感冒药物，自觉感冒症状较前缓解，无发热，但咳嗽、咳黄痰、喘息及胸闷、气促仍未好转，活动后明显加重，活动耐力明显下降。无发热，无咯血、胸痛，无消瘦、乏力、盗汗等。为求进一步诊治，前来我院就诊，以"慢性支气管炎急性加重"收入院。

（2）既往史：患"脑梗死"10余年，间断感头晕，目前自服"氟桂利嗪胶囊"改善症状，未遗留言语及肢体功能障碍。

2. 体格检查　T 36.9℃，P 80次/分，R 20次/分，BP 137/66mmHg。喘息貌，神清语利，查体合作，全身浅表淋巴结未触及肿大。双瞳孔正大等圆，对光反射灵敏，结膜无苍白，口唇无发绀，咽部充血，扁桃体无肿大。双肺呼吸音粗，可闻及哮鸣音及湿啰音，以右肺明显。HR 80次/分，律齐，各瓣膜听诊区未闻及杂音，腹软，无压痛、反跳痛及肌紧张，肝脾肋下未触及，双下肢无明显凹陷性水肿。四肢肌力、肌张力正常，病理征未引出。

3. 辅助检查

（1）血常规：白细胞 $10.93 \times 10^9/L$，中性粒细胞 $7.79 \times 10^9/L$，中性粒细胞百分比80.90%。

（2）血气分析：PO_2 66.30mmHg，氧合血红蛋白91.10%。

（3）C反应蛋白39mg/L，红细胞沉降率50mm/h。

（4）肺CT：双肺支气管壁增厚。

4. 诊断

（1）慢性支气管炎急性发作。

（2）低氧血症。

5. 病情评估　患者为老年女性，既往有慢性支气管炎病史，患者本次慢性支气管炎急性加重，合并低氧血症，病情控制不稳定。需积极控制各种危险因素，避免反复发作，控制疾病进一步进展为慢性阻塞性肺疾病、肺源性心脏病等。

6. 诊疗计划

（1）诊断计划：完善肝肾功能、降钙素原、心电图、心脏超声、痰培养等检查；定期复查血常规、C反应蛋白、红细胞沉降率、血气分析等检查。

（2）治疗计划

1）非药物治疗：避免有害气体、有害颗粒及粉尘的吸入；清淡、高蛋白、高维生素饮食，注意休息，适当运动，避免受凉、提高抵抗力；建议注射流感疫苗和肺炎疫苗。

2）药物治疗（急性加重期）：羧甲司坦口服液10ml，每日3次，口服祛痰；茶碱缓释片200mg，每日2次，口服平喘；注射用头孢他啶2g，每12小时静脉滴注抗感染。

（二）案例分析

1. 流行病学 慢性支气管炎是一种常见病、多发病，影响 3.4%～22.0% 的成人。我国慢性支气管炎的全国性普查发病率为 4%。50 岁以上、吸烟者、生活或工作在空气污染严重地区的人群都有更高的罹患慢性支气管炎的风险，且随着年龄增长，其发病率逐渐增高，可达 15% 或更高。我国每年因该病死亡的人数达 100 万，致残人数达 500 万～1000 万。我国慢性肺源性心脏病约有 90% 继发于慢性支气管炎。该病是一种严重危害身体健康的常见病，特别是对中老年人群的健康构成严重威胁。

2. 诱因及危险因素

（1）吸烟：是最重要的环境危险因素，吸烟者慢性支气管炎的患病率比不吸烟者高 2～8 倍。

（2）职业粉尘和化学物质：接触职业粉尘及化学物质，如烟雾、变应原、工业废气及室内空气污染等，如粉尘或化学物质浓度过高或接触时间过长，均可能促进慢性支气管炎发病。

（3）空气污染：大量有害气体如二氧化硫、二氧化氮、氯气等可损伤气道黏膜上皮，使纤毛清除功能下降，黏液分泌增加，为细菌感染增加条件。

（4）感染因素：病毒、支原体、细菌等感染是慢性支气管炎发生发展的重要原因之一。

（5）其他因素：免疫功能紊乱、气道高反应性、自主神经功能失调、年龄增长等机体因素和气候等环境因素均与慢性支气管炎的发生和发展有关。

3. 病例评估 慢性支气管炎为慢性病，症状长期存在，易反复发作，常影响患者的日常工作和学习，进而导致情绪焦虑、紧张。慢性支气管炎患者心理健康状况较差，在进行躯体治疗时应实施心理干预。多数患者预后良好，少数体质弱者可迁延不愈，应引起足够重视。

（三）预防措施

增强体质，避免劳累，防止感冒。改善生活卫生环境，避免接触污染空气及致敏物质。

第七节 慢性阻塞性肺疾病案例

（一）案例概要

患者，男，72 岁。慢性咳嗽、咳痰 30 年，气促 1 年，加重 2 天。

1. 病史

（1）现病史：患者于 30 年前无明显诱因出现咳嗽、咳白色泡沫样痰，晨起排痰较多，无发热、流涕、咽痛，于当地门诊抗感染、化痰止咳治疗后症状缓解，此后上述症状间断发作，经治疗后症状可缓解。1 年前患者在上述症状基础上出现活动后气促，休息后可减轻的症状，但未予正规治疗。2 天前患者受凉后再次出现咳嗽、咳黄痰，伴发热，体温最高 38.5℃，活动后气促明显，活动耐力明显下降，无头痛、头晕，无腹痛、腹泻，无胸痛、胸闷，无消瘦、乏力、盗汗等。为进一步治疗入院。

（2）既往史：2 型糖尿病病史 10 年，规律口服二甲双胍、瑞格列奈片降糖治疗，自诉血糖控制可。否认高血压、冠心病病史；否认肝炎、结核病、伤寒等传染病病史；否认手术、外伤及输血史；否认食物及药物过敏史；预防接种史不详，系统回顾无特殊。

2. 体格检查　T 38.2℃，P 94 次/分，R 20 次/分，BP 135/86mmHg。喘息貌，神清语利，查体合作，全身浅表淋巴结未触及肿大。双瞳孔正大等圆，对光反射灵敏，结膜无苍白，口唇无发绀，咽部充血，扁桃体无肿大。桶状胸，双肺呼吸音粗，可闻及干、湿啰音。HR 94 次/分，律齐，各瓣膜听诊区未闻及杂音。腹软，无压痛、反跳痛及肌紧张，肝脾肋下未触及。双下肢无明显凹陷性水肿。神经系统查体未见明显异常。

3. 辅助检查　血常规：中性粒细胞 9.79×10^9/L，中性粒细胞百分数 85.90%，白细胞 12.35×10^9/L。C 反应蛋白 46mg/L，红细胞沉降率 56mm/h。肺 CT：双肺炎性改变，肺气肿。肺功能检查（吸入沙丁胺醇后）：FEV_1/FVC 60%。

4. 诊断

（1）慢性阻塞性肺疾病急性加重。

（2）2 型糖尿病。

5. 病情评估　患者高龄，一般情况差，目前处于慢性阻塞性肺疾病急性加重期，治疗期间患者病情可能反复或进一步加重，出现自发性气胸、低氧血症、呼吸衰竭、肺源性心脏病等，严重时可危及生命。预后差。

6. 诊疗计划

（1）诊断计划：完善血尿便常规、红细胞沉降率、C 反应蛋白、肝功能、肾功能、血糖、血脂、心肌酶测定、呼吸道病原体九项、抗酸涂片检查、血气分析、肺部 CT 及肺功能等检查，行痰培养＋药敏检查，指导应用抗生素。

（2）治疗计划

1）急性加重期治疗：①持续低流量吸氧，心电、血氧饱和度监测。②药物治疗，可给予吸入支气管扩张药（异丙托溴铵、沙丁胺醇）；吸入用糖皮质激素（布地奈得）或全身糖皮质激素（甲泼尼龙）；口服或静脉应用祛痰药（氨溴索）；合并细菌感染者给予抗生素治疗。

2）稳定期治疗：①戒烟、运动或肺康复训练，接种流感疫苗和肺炎疫苗，心理调适，饮食调节。②长期家庭氧疗。③药物治疗，包括支气管扩张药、吸入用糖皮质激素、祛痰和镇咳、抗氧化剂。

（二）案例分析

1. 流行病学 COPD 是一种常见的慢性呼吸系统疾病，患病率高，知晓率、治疗率及控制率低，已成为一个重要的公共卫生问题。近年来，我国 COPD 的发病率及病死率迅速上升，40 岁以上人群 COPD 患病率高达 8.2%，预计我国在未来的半个世纪，每年将会有 150 万人死于 COPD。以 COPD 为主的呼吸系统疾病已成为我国居民的第四大死因。

2. 危险因素

（1）个体易感因素：某些遗传因素可增加 COPD 发病的危险性。例如：α_1-抗胰蛋白酶缺乏、支气管哮喘和气道高反应性。

（2）环境因素：吸烟是最重要的环境发病因素；接触职业粉尘及化学物质，如烟雾、变应原、工业废气及室内空气污染等；空气污染，大量有害气体如二氧化硫、二氧化氮、氯气等可损伤气道黏膜上皮，使纤毛清除功能下降，黏液分泌增加，为细菌感染增加条件；病毒、支原体、细菌导致的感染等。

3. 病例评估 由于 COPD 病程长、反复发作，需长期规律治疗，给患者及家庭带来沉重的经济和精神负担。应及时疏导患者，并让患者正确认识和对待疾病，减轻其思想负担，积极配合治疗，增强患者战胜疾病的信心。

（三）预防措施

戒烟是预防 COPD 最重要的措施，在疾病的任何阶段戒烟都有助于防止 COPD 的发生和发展；积极防治呼吸道感染；减少有害气体或有害颗粒的吸入；进行呼吸功能锻炼和耐寒能力锻炼，同时加强体育锻炼，增强体质，提高机体免疫力；对于有 COPD 高危因素的人，定期监测肺功能，早发现、早干预十分重要。

第八节 睡眠呼吸暂停综合征案例

（一）案例概要

患者，男，55 岁。打鼾 3 年，加重伴嗜睡、头痛 1 个月。

1. 病史

（1）现病史：患者于 10 年前无明显诱因睡眠中出现打鼾，无憋醒，未予重视。1 个月前上述情况较前加重，夜间反复憋醒，晨起口干、头痛、昏昏沉沉感，白天嗜睡、注意力和记忆力差、血压 150/95mmHg。为进一步诊治入院。

（2）既往史：高血压病史 2 年，血压最高达 165/95mmHg，规律口服硝苯地平缓释片 10mg，每日 2 次，血压控制可。

2. 体格检查　T 36.2℃，P 83次/分，R 20次/分，BP 150/96mmHg。身高 175cm，体重 100kg，腰围 120cm，体重指数（BMI）32.7kg/m^2。神清语利，查体合作，全身浅表淋巴结未触及肿大。双瞳孔正大等圆，对光反射灵敏，结膜无苍白，口唇无发绀，咽部充血，扁桃体无肿大，腺样体肥大。颈部粗短。双肺呼吸音清，未闻及干、湿啰音。HR 83次/分，律齐，各瓣膜听诊区未闻及杂音。腹部膨隆，触软，无压痛、反跳痛及肌紧张，肝脾肋下未触及，双下肢无水肿。神经系统查体未见明显异常。

3. 辅助检查　多导睡眠图（PSG）示每夜睡眠过程中发作呼吸暂停及低通气次数 >30 次，呼吸暂停低通气指数（AHI）≥5 次/时。

4. 诊断

（1）阻塞型睡眠呼吸暂停综合征。

（2）高血压 2 级，高危。

5. 病情评估　阻塞型睡眠呼吸暂停综合征会导致缺氧，睡眠中容易憋醒，睡眠质量差，白天注意力不集中，记忆力下降。随着病情进展，还会导致高血压、糖尿病、性欲减退等各种疾病。

6. 诊疗计划

（1）诊断计划：完善血常规、肝肾功能、血糖、血脂、血压，口咽部 CT，纤维鼻咽喉镜检查，多导睡眠图（PSG）。

（2）治疗计划

1）非手术治疗：①一般治疗。戒烟戒酒，侧卧，控制体重。②气道保持疗法。口腔矫正器，鼻瓣扩张器。③经鼻持续气道正压呼吸（CPAP）。

2）手术治疗：①鼻腔手术。鼻中隔偏曲矫正术，鼻甲肥大部分切除术，鼻息肉或肿瘤切除术等。②咽部手术。扁桃体、腺样体切除术，腭垂、腭、咽成形术等。③舌部手术。舌成形术，舌骨手术。④正颌外科。上颌骨前移手术，上颌骨、下颌骨徒前术。⑤气管切开术。

（二）案例分析

1. 流行病学　在欧美等发达国家，睡眠呼吸暂停综合征的成人患病率为 2% ~ 4%。我国多家医院的流行病学调查显示，睡眠呼吸暂停综合征的患病率为 3.5% ~

4.8%。男女患者的比例为（2~4）：1，绝经期后女性患病率明显升高。老年人睡眠呼吸暂停综合征的发生率升高。

2. 诱因及危险因素

（1）肥胖：为重要的诱发因素，多见于向心性肥胖。

（2）上气道多水平解剖结构异常：鼻甲肥大、鼻息肉、腺样体增生、悬雍垂肥大、咽腔狭窄、舌根后坠、喉气管软骨软化等。

（3）年龄和性别：患病率随着年龄增长而增高，男女比例约2：1，女性绝经后患病率明显增加。

（4）家族史：本病有家族聚集性。

（5）饮酒与药物：为诱发因素。

（6）吸烟：通过刺激上气道，导致慢性炎症，引发或加重睡眠呼吸暂停综合征。

（7）其他相关疾病：心脑血管病、内分泌疾病、脑肿瘤、神经肌肉疾病等。

3. 病例评估　患者夜间因气道阻塞反复觉醒，日间功能降低，易导致交通事故、工作意外等；患者不能胜任社会角色，逐渐产生消极情绪；患者治疗依从性低，治疗反复，经济负担大，且造成医疗资源的大量消耗。

（三）预防措施

戒烟戒酒，控制体重，运动锻炼，对于阻塞型睡眠呼吸暂停综合征患者，针对病因采取局部或综合治疗，不仅能减轻或消除睡眠呼吸暂停，而且可以降低与睡眠呼吸暂停综合征相关的系统性、继发性多器官不可逆性损伤，可有效改善患者的生存质量，使其恢复正常生活工作，甚至延长生命。

第九节　细菌性肺炎案例

（一）案例概要

患者，女，28岁，已婚，汉族，职员。间断咳嗽、咳痰2周余。

1. 病史

（1）现病史：患者于2周前劳累后出现咳嗽、咳痰，伴有憋气。无发热、寒战，于2020年11月9日就诊于当地社区医院。查血常规示感染；行肺部CT示左肺尖结节灶，双肺炎性变，双下肺微结节灶。考虑存在肺部感染，口服"头孢克肟、蓝芩口服液"治疗，效果不佳，仍有间断咳嗽、咳痰伴憋气。于2020年11月13日再次就诊于当地社区医院，行血常规示：白细胞$23.1 \times 10^9/L$，中性粒细胞$21.3 \times 10^9/L$，中性粒细胞百分比92.1%，C反应蛋白31mg/L，降钙素原5.47ng/ml，新型冠状病毒核酸检测阴性，新型冠状病毒抗体 IgM、IgG 阴性。给予头孢噻肟钠静脉滴注，6 天后复查肺部 CT，肺部炎症较前有进展，复查血常规：白细胞 27.13×10^9/L，中性粒细胞 24.9×10^9/L，中性粒细胞百分数 91.7%，C 反应蛋白 29mg/L。为求进一步诊治就诊于三甲医院。

（2）既往史：既往体健。

2. 体格检查　T 36.0℃，P 91 次/分，R 20 次/分，BP 109/74mmHg。喘息貌，步入病房，咽部无充血，扁桃体不大。双肺呼吸音粗，未闻及明显干、湿啰音。HR 91 次/分，律齐，腹部平软，无压痛、反跳痛及肌紧张，肝脾肋下未触及，双下肢无凹陷性水肿。四肢肌力、肌张力正常，神经系统检查无异常。

3. 辅助检查

（1）肺部 CT：左肺尖结节灶，双肺炎性变，双下肺微结节灶；考虑存在肺部感染。

（2）血常规：白细胞 23.1×10^9/L，中性粒细胞 21.3×10^9/L，中性粒细胞百分数 92.1%。

（3）其他：C 反应蛋白 31mg/L、降钙素原 5.47ng/ml。

4. 诊断　社区获得性肺炎。

5. 病情评估　患者为中年女性，急性起病，考虑患者因过度劳累，睡眠欠佳，导致机体抵抗力低下引起肺部感染。

6. 诊疗计划

（1）诊断计划：定期复查血常规、C 反应蛋白、降钙素原、肺 CT 等检查。

（2）治疗计划

1）非药物治疗：注意休息，加强营养，适度运动，增强抵抗力。

2）药物治疗：羧甲司坦口服液 10ml，每日 3 次，口服化痰；左氧氟沙星氯化钠注射液 0.4g，每日 1 次，静脉滴注抗感染。

（二）案例分析

1. 流行病学　社区获得性肺炎（community – acquired pneumonia，CAP）年发病率为（5 ~ 11）/1000。CAP 患者门诊治疗病死率 <1%，住院治疗者平均为 12%，入住重症监护治疗病房（ICU）者约为 40%。发病率和病死率高的原因与社会人口老龄化、吸烟、伴有基础疾病和免疫功能低下有关，如慢性阻塞性肺疾病、心力衰竭、肿瘤、糖尿病、尿毒症、神经系统疾病、药物依赖、嗜酒、艾滋病、久病体衰、大型手术、应用免疫抑制剂和器官移植等。此外，亦与病原体变迁、新病原体出现、医院获得性肺炎发病率增加、病原学诊断困难、不合理使用抗菌药物导致细菌耐药

性增加（尤其是多耐药病原体增加）等有关。

2. 诱因及危险因素　过度劳累、酗酒、淋雨、伴有基础病和免疫力低下（如慢性阻塞性肺疾病、心力衰竭、肿瘤、糖尿病、尿毒症、神经系统疾病、药物依赖、嗜酒、艾滋病、久病体衰、大型手术、应用免疫抑制剂和器官移植）。

3. 病例评估　患者为青年女性，此次肺部感染较重，反复持续时间较长，患者产生紧张、焦虑等心理。全科医生需及时做好患者的心理调节工作，告知其病情在医生的积极治疗下是完全可以恢复的，帮助其逐步调整好心态。同时还应做好其家属及亲友工作，鼓励他们在任何情况下，都要给予患者精神安慰和支持。全科医生介绍该患者无基础疾病，经积极抗感染治疗后预后好，可完全康复。

（三）预防措施

加强体育锻炼，增强体质。减少危险因素如吸烟、酗酒。年龄 >65 岁者可接种流感疫苗。对年龄 <65 岁，有心血管病、肺部疾病、糖尿病、酗酒、肝硬化和应用免疫抑制剂者可接种肺炎疫苗。

第十节　支气管扩张症案例

（一）案例概要

患者，女，60 岁。咳嗽、咳痰 15 天，加重伴咯血 1 天。

1. 病史

（1）现病史：患者于 15 天前着凉后出现咳嗽，咳痰，痰多，无发热、盗汗，无胸闷、胸痛，在家自服"消炎镇咳药"（具体不详）效果不佳。1 天前上述症状加重，咳黄痰，痰明显增多，伴咯血，量少，色鲜红。现门诊以"支气管扩张症伴感染"收入院。

（2）既往史：既往体建。

2. 体格检查　T 36.7℃，P 80次/分，R 20次/分，BP 126/74mmHg。神清语利，查体合作，全身浅表淋巴结未触及肿大。双瞳孔正大等圆，对光反射灵敏，结膜无苍白，口唇无发绀，咽部无充血，扁桃体无肿大。双肺呼吸音粗，可闻及干啰音。HR 80次/分，律齐，各瓣膜听诊区未闻及杂音。腹软，无压痛、反跳痛及肌紧张，肝脾肋下未触及，双下肢无明显凹陷性水肿。神经系统查体未见明显异常。

3. 辅助检查

（1）血常规：白细胞 $6.33 \times 10^9/L$，中性粒细胞百分数 82.71%，淋巴细胞百分数

78%，红细胞 4.22×10^{12}/L，血红蛋白 124.2g/L。

（2）肺 CT：支气管扩张伴感染。

4. 诊断 支气管扩张症伴感染。

5. 病情评估 支气管扩张症的危重程度取决于支气管扩张的范围和有无并发症，范围局限者，积极治疗可改善生命质量和延长寿命。范围广泛者，易损害肺功能，严重者可致呼吸衰竭而死亡。大咯血者预后差。

6. 诊疗计划

（1）诊断计划：完善血常规、C 反应蛋白、红细胞沉降率、血气分析、痰培养 + 药敏实验、类风湿因子、抗核抗体、抗中性粒细胞胞浆抗体、胸部 X 线片、胸部高分辨 CT 扫描、肺功能测定，必要时纤维支气管镜检查。

（2）治疗计划：积极治疗基础病；应用抗菌药物控制感染，支气管舒张药改善气流受限，化痰药物清除气道分泌物，免疫调节剂调节免疫功能；口服或静脉应用止血药止血；必要时考虑外科治疗。

（二）案例分析

1. 流行病学 我国报道 40 岁以上人群中支气管扩张症的患病率可达 1.2%。部分 COPD 患者合并支气管扩张症的比例高达 30%。近年来，随着人口老龄化、胸部高分辨 CT 的广泛应用及临床医生重视程度的增加，支气管扩张症的检出率不断增加。在亚洲等低收入国家人群中由于卫生条件落后，婴幼儿时期感染性疾病、结核病等发病率高，支气管扩张症更为多见。

2. 危险因素

（1）感染：是引起支气管扩张症的最常见原因。肺结核、百日咳、腺病毒肺炎均可继发支气管扩张症。

（2）先天性和遗传性疾病：最常见的是囊性纤维化，也见于马方综合征，可能是由于结缔组织发育较弱。

（3）纤毛异常：纤毛结构和功能异常是引起支气管扩张症的重要原因。

（4）免疫缺陷：一种或多种免疫球蛋白缺陷可引起支气管扩张症。

（5）异物吸入：异物在气道内长期存在可导致气道慢性阻塞和炎症，继发支气管扩张症。

3. 病例评估 支气管扩张症是呼吸科常见病、多发病，严重影响患者的生活质量，增加住院率和病死率，给社会带来沉重的经济负担。支气管扩张症临床表现为反复咳嗽、咳大量脓痰、活动后气促、间断咯血，严重影响了患者的生活质量，尤其是年轻的患者，长期的疾病折磨使其苦不堪言。

（三）预防措施

婴幼儿时期的麻疹、百日咳及支气管肺炎等原发病需积极治疗。支气管扩张症患者可考虑应用肺炎链球菌疫苗和流感疫苗预防或减少急性发作。免疫调节剂对于减轻症状和减少发作有一定帮助。吸烟者应予以戒烟。康复锻炼对于保持肺功能有一定作用。日常生活中避免食用一些刺激呼吸道黏膜引起剧烈咳嗽的食物。

第十一节　支气管哮喘案例

（一）案例概要

患者，女，40 岁，已婚，汉族，无业。咳嗽、咳痰伴喘憋 10 年，加重伴发热 1 天。

1. 病史

（1）现病史：患者于 10 年前受凉后出现咳嗽、咳痰，咳少量白痰伴喘息，发作时可闻及喘鸣音，可自行缓解，症状反复发作，春夏季症状较重，曾多次在当地医院就诊，诊断为支气管哮喘，病初症状轻时口服"氨茶碱或茶新那敏"，后来病情严重时需静脉滴注"青霉素、阿奇霉素及氨茶碱"方可使症状缓解，曾口服"茶碱缓释片、孟鲁斯特、氯雷他定、西替利嗪"，不规范吸入沙美特罗替卡松扩张气道，劳累及剧烈运动后症状加重，1 天前因受凉导致咳嗽、咳痰及喘息加重，咳大量黄色黏痰，伴有发热，体温达 38.2℃，无寒战，无明显胸痛、腹泻等不适，曾在社区门诊实验室检查血常规示：白细胞 $9.6 \times 10^9/L$，中性粒细胞百分数 86.7%，患者拒绝社区门诊治疗，自行口服"罗红霉素胶囊、茶碱缓释片、孟鲁司特及氯雷他定"治疗，效果欠佳，遂入院。自发病以来，患者精神状态差，食欲欠佳，二便正常，睡眠差。

（2）既往史：3 年前因鼻息肉行手术切除。对"磺胺类、吲哚美辛栓"过敏。

2. 体格检查　T 38.1℃，P 136 次/分，R 20 次/分，BP 125/95mmHg。喘息面容，浅表淋巴结未触及肿大。口唇轻度发绀，双肺呼吸音粗，双肺大量哮鸣音及少量湿啰音。HR 136 次/分，律齐，心音弱，无明显杂音。腹平软，无压痛及反跳痛，肝脾未触及，肠鸣音正常。双下肢无水肿。

3. 辅助检查

（1）血常规：中性粒细胞 $4.74 \times 10^9/L$，嗜酸性粒细胞 $1.59 \times 10^9/L$，中性粒细胞百分数 61.60%，嗜酸性粒细胞百分数 20.60%，血红蛋白 98.00g/L。

（2）血气分析：pH 7.46，PO_2 73.10mmHg，PCO_2 34.40mmHg，血红蛋白 10.70g/dl，脱氧血红蛋白5.5%。

（3）凝血功能：纤维蛋白原1.76g/L，凝血酶时间23.10秒。

（4）生化：白蛋白45g/L，前白蛋白170mg/L，丙氨酸基转氨酶15U/L，天冬氨酸转氨酶22U/L，磷酸肌酸激酶281U/L，肌酸激酶同工酶18U/L，乳酸脱氢酶153U/L，α-羟丁酸脱氢酶122U/L，尿素4.84mmol/L，肌酐49μmol/L，C反应蛋白12.09mg/L。

（5）肺CT：①考虑双肺泛细支气管炎。②左肺舌段纤维条索。③纵隔及双侧腋窝多发小淋巴结，建议结合临床，随诊复查。

4. 诊断

（1）支气管哮喘急性发作。

（2）低氧血症。

5. 病情评估　患者为中年女性，慢性病程，急性发作，考虑为呼吸道感染诱发，入院时喘息症状明显，病情较重，病情严重程度评估为重度。

6. 诊疗计划

（1）诊断计划：完善肝肾功能、心肌酶、尿便常规、红细胞沉降率、肺CT、痰培养、心电图，定期复查血常规、血气分析等。

（2）治疗计划

1）非药物治疗：禁食鱼、虾、蟹，避免接触变应原，积极治疗和清除感染灶，去除各种诱发因素；持续鼻导管吸氧；必要时转上级医院进一步诊治。

2）药物治疗：①解除支气管平滑肌痉挛。吸入用沙丁胺醇溶液2.5mg，每4小时1次；多索茶碱，每日1次，静脉滴注。②化痰。氨溴索注射液30mg，每日2次，静脉注射。③抗感染。注射用头孢他啶2g，每12小时1次，静脉滴注。

（二）案例分析

1. 流行病学　哮喘是世界上最常见的慢性病之一，全球约有3亿、我国约有3000万哮喘患者。各国哮喘患病率从1%至18%不等，我国成人哮喘的患病率为1.24%，且呈逐年上升趋势。一般认为发达国家哮喘患病率高于发展中国家，城市高于农村。哮喘病死率为（1.6～36.7）/10万，多与哮喘长期控制不佳、最后一次发作时治疗不及时有关，其中大部分是可预防的。我国已成为全球哮喘病死率最高的国家之一。

2. 诱因及危险因素　吸入变应原（室内：尘螨、动物毛屑及排泄物、蟑螂、真菌等；室外：花粉、真菌等）；食入变应原（牛奶、鱼、虾、鸡蛋和花生等）；呼吸道感染（细菌、病毒、支原体等）；强烈的情绪变化；运动和过度通气；冷空气；药物，如阿司匹林等；职业粉尘及气体。

3. 病例评估 支气管哮喘患者急性发作时出现呼吸困难，重者常焦虑、烦躁。同时由于该病反复发作，患者易失去信心。因此，全科医生需要与患者进行必要的交流，解除患者内心的恐惧、疑虑，使其保持良好的心态和治疗的信心，相信通过长期、适当、充分的治疗，完全可以有效控制哮喘发作。另外，通过健康教育提高患者对哮喘疾病的认识，让患者配合全科医生接受必要的检查和治疗，达到减少哮喘发作、维持长期稳定、提高生活质量的目的。

（三）预防措施

哮喘为遗传倾向疾病，预防以减少接触危险因素、加强哮喘患者的教育与管理，减少复发，提高患者生活质量为主。患者病情稳定回到社区后，全科医生应加强对患者及其家属的健康教育，并根据患者哮喘情况控制食物的摄入，调整治疗策略，提升哮喘患者的自我管理能力。

第十二节　支原体肺炎案例

（一）案例概要

患者，女，21岁。发热1周。

1. 病史

（1）现病史：患者于入院前1周受凉后出现发热，体温最高达39.2℃，伴肌肉酸痛，无寒战，口服布洛芬混悬液后体温可降至正常，之后仍有发热，继而出现阵发性咳嗽，少痰，不易咳出，口服镇咳药物治疗（具体不详），效果不佳，无胸闷、胸痛，无呼吸困难，无腹痛、腹泻，无恶心、呕吐，无头痛、头晕，无尿频、尿急、尿痛，无皮疹、关节痛，为进一步诊治入院。

（2）既往史：既往体健。

2. 体格检查 T 38.0℃，P 92次/分，R 20次/分，BP 116/72mmHg。神清语利，查体合作，全身浅表淋巴结未触及肿大。双瞳孔正大等圆，对光反射灵敏，结膜无苍白，口唇无发绀，咽部稍红，扁桃体无肿大。双肺呼吸音粗，右肺可闻及湿啰音。HR 92次/分，律齐，各瓣膜听诊区未闻及杂音，腹软，无压痛、反跳痛及肌紧张，肝脾肋下未触及，双下肢无水肿。神经系统查体未见明显异常。

3. 辅助检查

（1）血常规：白细胞 $4.93 \times 10^9/L$，中性粒细胞百分数 63.12%，淋巴细胞百分数 26.6%，红细胞 $4.32 \times 10^{12}/L$，血红蛋白 126g/L。

（2）肺 CT：右肺上叶及下叶见大片状密度增高影，密度不均。

（3）其他：红细胞沉降率 20mm/h，肺炎支原体抗体（+）。

4. 诊断　支原体肺炎。

5. 病情评估　支原体肺炎大多症状轻、预后好。近年来重症、难治性支原体肺炎明显增多，治疗效果差，病情迁移，造成严重肺内并发症。但肺支原体感染也可引起其他系统的肺外并发症（如脑膜炎、脊髓炎、心肌炎、心包炎、免疫性溶血性贫血和肾炎等）而导致死亡。

6. 诊疗计划

（1）诊断计划：完善血常规、C 反应蛋白、红细胞沉降率、血气分析、呼吸道病原体检测、痰培养＋药敏试验、肺 CT。

（2）治疗计划：早期使用抗生素可减轻症状及缩短病程，首选大环内酯类（罗红霉素、阿奇霉素），不敏感者可使用呼吸氟喹诺酮类（左氧氟沙星、莫西沙星）。对剧烈呛咳者，适当给予镇咳药。若合并细菌感染，可依据病原学检查，选择针对性抗生素治疗。

（二）案例分析

1. 流行病学　肺炎支原体是引起人类社区获得性肺炎的重要病原体，占 5% ~ 30%，它由口、鼻分泌物经空气传播，终年散发并可引起小流行的呼吸道感染性疾病。全年均可发病，以冬季较多。主要见于儿童和青少年，发病率最高的人群是 5 ~ 20 岁年龄组，在成人中也常见。

2. 危险因素　免疫力低下，过度免疫反应，合并严重免疫系统疾病和心血管疾病。

3. 病例评估　本病具有自限性，轻症预后可。重症、难治性支原体肺炎持续不愈，使病情逐渐加重，给临床治疗造成较严重的困难，极大增加了预后不良的危险，对患者的生活质量造成影响。

（三）预防措施

加强体育锻炼，增强体质，合理饮食，提高免疫力，避免着凉、淋雨。养成良好的卫生习惯，在人口密集的公共场所活动时戴口罩。保持室内空气通畅。避免与存在支原体感染的人近距离接触。

第六章　全科医生规范化培训的循环系统案例解析

本章通过案例概要（病史、体格检查、辅助检查、诊断、病情评估和诊疗计划）、案例分析（流行病学、诱因及危险因素和病例评估）和预防措施等对循环系统的 11 个病例进行案例解析，树立规范的病案格式，解决医学生理论与实践相结合的问题。

第一节　不稳定型心绞痛案例 1

（一）案例概要

患者，男，52 岁，农民。间断胸骨后闷痛 13 天，加重 7 小时。

1. 病史

（1）现病史：患者 13 天前无明显诱因出现胸骨后闷痛，伴出汗、颈部紧缩感，无肩背部及左上肢反射痛，症状持续约 10 分钟可逐渐缓解，无发热及咳嗽、咳痰，无心悸，无头晕、黑矇及一过性意识丧失。次日就诊于当地诊所，行心电图检查未见明显异常，给予"硝酸异山梨酯"等药物治疗。其间仍多次于晨起 6～7 时出现上述症状，活动后无加重，自服"硝酸异山梨酯"后，症状持续 3～10 分钟可逐渐缓解，未予重视。7 小时前再次出现上述症状，自行含服"硝酸异山梨酯片 10mg"后，症状持续约 15 分钟后逐渐缓解，无发热，无咳嗽、咳痰，无胸痛，无反酸、胃灼热及恶心、呕吐。

（2）既往史：高血压病史 6 年余，最高血压 170/110mmHg，平素口服"卡托普利 50mg，每日 3 次"，自诉血压控制可。吸烟 20 余年，约 20 支/日。喜食腌制食物。否认肝炎、结核病等传染病病史，否认哮喘、消化性溃疡及青光眼病史，否认药物及食物过敏史。家庭经济收入稳定，夫妻关系和睦。患者父亲患冠心病，曾行冠状动脉支架植入术。其母体健。

2. 体格检查　T 36.3℃，P 76次/分，R 18次/分，BP 130/80mmHg。BMI 28.9kg/m²。神清，双肺呼吸音清，未闻及干、湿啰音。HR 76次/分，律齐，各瓣膜听诊区未闻及杂音。腹软，无压痛及反跳痛，肝脾肋下未触及。双下肢无水肿。四肢肌力 5 级，肌张力正常，双侧巴宾斯基（Babinski）征、凯尔尼格（Kernig）征阴性。

3. 辅助检查

（1）心电图：症状未发作时为窦性心律，大致正常心电图；症状发作时为窦性心律，Ⅰ、aVL、$V_2 \sim V_6$ 导联 ST 段压低 0.05 ~ 0.20mV。

（2）血脂及同型半胱氨酸：甘油三酯 2.09mmol/L，高密度脂蛋白胆固醇 0.97mmol/L，低密度脂蛋白胆固醇 3.37mmol/L，载脂蛋白 B 1.33g/L，血同型半胱氨酸 22.56μmol/L。

（3）其他：血尿便常规、便潜血、肝肾功能、电解质、凝血功能、心肌酶、肌钙蛋白、B 型钠尿肽（BNP）、超声心动图均未见异常。

4. 诊断

（1）冠心病，不稳定型心绞痛。

（2）高血压 3 级，很高危。

（3）高脂血症。

5. 病情评估

（1）依据老年男性，有高血压、冠心病病史，吸烟、血脂异常。间断发作胸部闷痛不适，结合心电图改变，不稳定型心绞痛诊断明确。2 周来患者胸闷、胸痛症状频繁发作，病情不稳定，有进展为急性心肌梗死的风险，一旦发生心肌梗死，则有较高的发生急性心力衰竭、心源性休克、恶性心律失常甚至猝死的风险。应向家属交代病情，建议行冠状动脉造影，必要时行冠状动脉支架置入术。

（2）患者虽为老年男性，但平素一直务农，从事体力活动，担心自己以后无法继续从事体力活动，思想负担较重，存在社会心理压力。患者家庭关系良好，经济条件尚可，治疗依从性良好，能正常沟通。

6. 诊疗计划

（1）诊断计划

1）完善 24 小时动态心电图、心电图、心脏彩超、血常规、心肌酶、肝肾功能、血糖、血脂、凝血六项、BNP 等辅助检查。

2）规律监测血压，注意血压达标；定期复查血脂，注意血脂达标。择期复查肝肾功能、血糖、心肌酶、心电图，评估病情变化。

（2）治疗计划

1）非药物治疗：①合理饮食，低盐低脂饮食，限盐 6g/d，油脂量 20 ~ 30g/d；避免饱餐，饮食搭配均衡。②规律有氧运动，戒烟。③适当减重。

2）药物治疗：阿司匹林肠溶片 0.1g，每日 1 次；氯吡格雷片 75mg，每日 1 次；辛伐他汀 20mg，每晚 1 次；美托洛尔 12.5mg，每日 2 次，单硝酸异山梨酯片 20mg，每日 2 次；硝苯地平缓释片 20mg，每日 2 次；依诺肝素钠注射液 6000IU，皮下注射 12 小时 1 次，5 ~ 7 天。

3）建议前往心脏专科就诊，进一步行心脏 CT 血管造影（CTA）或冠脉造影明确冠脉血管病变情况，必要时行冠状动脉介入治疗。

（二）案例分析

1. 流行病学 冠心病发病率高，50% ~ 75% 的心脏相关死亡是由冠心病所致。虽采取针对危险因素的干预措施和有效的二级预防，冠心病仍是首位的死亡原因，超过所有肿瘤的总和。2015 年中国城市居民冠心病死亡率为 110.67/10 万，农村居民冠心病死亡率为 110.91/10 万。农村死亡率高于城市地区，男性高于女性。

2. 诱因及危险因素

（1）年龄：多见于中老年人，50 岁以后患病风险增加。近年来有年轻化趋势。

（2）性别：男性发病率是女性的 2 倍，发病时间提前 10 年，女性绝经后发病风险增加。

（3）家族史：有冠心病家族史者患病风险增加 2 ~ 4 倍。

（4）吸烟：显著增加心血管死亡发生率。

（5）高血压：收缩压每增加 20mmHg 或舒张压每增加 10mmHg，其心血管事件风险增加 1 倍，有效降压治疗可减少 20% ~ 25% 的心肌梗死发生率。

（6）糖尿病：糖尿病患者冠心病死亡风险女性增加约 3 倍，男性增加约 2 倍。

（7）血脂异常：低密度胆固醇和脂蛋白可导致动脉粥样硬化。

3. 病例评估 患者平素身体健康，性格要强，一直务农，此次患病，对自己的病情及预后不了解，担心能否完全治好，能否继续从事中重度体力活动，是否会留下后遗症或猝死，疑虑重重，精神紧张、恐惧。应密切关注患者心理及情绪变化，注重改善患者的精神和心理状态，消除其不必要的思想负担和精神压力，帮助患者及其家属了解冠心病的病因、危害，正确认识疾病的预后，给予必要的疾病管理知识讲解，掌握常用药物的使用方法、日常生活中应该注意的事项及如何进行康复等，消除患者顾虑，减轻不必要的心理压力，积极配合制订的治疗方案，接受专科治疗。

（三）预防措施

1. 一级预防

（1）积极控制与本病有关的一些危险因素：包括高血压、糖尿病、血脂异常、肥胖症等。

（2）合理膳食：控制膳食总热量，以维持正常体重为度，一般以 BMI 20 ~ 24kg/m^2 为正常体重；或以腰围为标准，一般以女性≥80cm、男性≥85cm 为超标。超重或肥胖者应减少每日进食的总热量，减少胆固醇摄入，并限制酒及含糖食物的摄入。合并有高血压或心力衰竭者应同时限盐。不少学者认为，本病的预防措施应从儿童期开始，即儿童也不宜进食高胆固醇、高动物性脂肪的饮食，亦宜避免摄食过量，防止肥胖。

（3）适当的体力劳动和体育活动：参加一定的体力劳动和体育活动，对预防肥胖、锻炼循环系统的功能和调整血脂代谢均有益，是预防本病的一项积极措施。体力活动量应根据身体情况、体力活动习惯和心脏功能状态而定，以不过多增加心脏负担和不引起不适感觉为原则。体育活动要循序渐进，不宜勉强做剧烈活动。

（4）合理安排工作和生活：生活要有规律，保持乐观、愉快的情绪。避免过度劳累和情绪激动。注意劳逸结合，保证充分睡眠。

（5）提倡戒烟限酒。

2. 二级预防　对于明确诊断的所有冠心病患者，应规范使用抗血小板聚集药物、他汀类药物、β 受体阻断药和血管紧张素转换酶抑制药/血管紧张素受体 Ⅱ 抑制剂（ACEI/ARB），严格控制危险因素，进行有计划及适当的运动锻炼，以降低住院率及心血管事件发生率。

第二节　不稳定型心绞痛案例 2

（一）案例概要

患者，男，52 岁，农民。间断胸痛 2 个月余，再发 1 天。

1. 病史

（1）现病史：患者于 2 个月前进餐后出现胸痛，无放射痛、出汗、气促，持续约 4 分钟缓解，未在意。近一段时间来，上述症状于活动时间断发作，性质同前，持续 5 分钟左右，休息后缓解。1 天前活动时出现两次胸痛，持续约 10 分钟，为求进一步诊治来院。发病以来饮食可，睡眠差，精神紧张，大小便正常。

（2）既往史：既往无高血压、糖尿病病史。无饮酒嗜好；吸烟 21 年，20 支/日。

2. 体格检查　T 36.3C，P 82 次/分，R 17 次/分，BP 125/75mmHg。患者体形肥胖，神清语利，无颈静脉怒张及颈动脉异常搏动，甲状腺无肿大。胸廓对称无畸形，双侧呼吸动度一致，双侧语颤均等，叩清音，双肺呼吸音清，未闻及干、湿啰音。心前区无隆起，心界无扩大，HR 82 次/分，律齐，各瓣膜听诊区未闻及杂音。

腹部正常，肝脾肋下未触及，双下肢无水肿。四肢肌力、肌张力正常。生理反射存在，病理反射未引出。

3. 辅助检查

（1）血常规：白细胞 $8.20 \times 10^9/L$，中性粒细胞百分数71%，红细胞 $3.83 \times 10^{12}/L$，血红蛋白123g/L，血小板 $235 \times 10^9/L$。

（2）血糖5.10mmol/L，B型钠尿肽前体124ng/L，D-二聚体0.10mg/L，肌钙蛋白0.043μg/L。

（3）尿常规、大便常规、凝血功能、血脂、肝功能、肾功能、电解质、超声心动图均正常。

（4）胸痛时心电图：窦性心律，Ⅰ、Ⅱ、aVL、aVF、$V_2 \sim V_6$导联ST段抬高（图6-1）。胸痛缓解后复查心电图示Ⅰ、Ⅱ、aVL、aVF、$V_2 \sim V_6$导联ST段回落至基线水平。

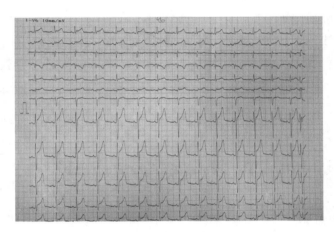

图6-1 不稳定型心绞痛胸痛时心电图

4. 诊断

（1）冠心病。

（2）不稳定型心绞痛。

5. 病情评估 不稳定型心绞痛（unstable angina，UA）是由于动脉粥样斑块破裂或糜烂，伴有不同程度的表面血栓形成、血管痉挛及远端血管栓塞所导致的一组临床综合征。

根据临床表现可分为3种。

（1）静息型心绞痛：发作于休息时，持续时间通常 >20分钟。

（2）初发型心绞痛：通常在首发症状1~2个月，很轻的体力活动可诱发。

（3）恶化型心绞痛：在相对稳定的劳力性心绞痛基础上心绞痛逐渐增强或更

频繁。

该患者间断性胸痛 2 个月余，1 天前活动后出现两次胸痛，持续约 10 分钟，病情较前明显加重，属于恶化型心绞痛。发作时心电图：Ⅰ、Ⅱ、aVL、aVF、$V_2 \sim V_6$ 导联 ST 段抬高，可能是左主干或前降支近端病变，一旦心肌梗死，易发生心力衰竭，甚至猝死。应向家属交代病情，建议行冠状动脉造影，并视病情行冠状动脉介入术。

6. 诊疗计划

（1）诊断计划：完善血、尿、便常规检查，血凝、血脂、肝功能、肾功能、电解质、血糖、B 型钠尿肽前体、D－二聚体、肌钙蛋白、超声心动图等检查。

（2）治疗计划

1）非药物治疗：低盐低脂饮食；心电监护；卧床休息；戒烟；心理疏导，减轻心理压力，积极配合治疗方案。

2）药物治疗：阿司匹林肠溶片 0.1g，每晚 1 次；氯吡格雷片 75mg，每日 1 次；瑞舒伐他汀 10mg，每晚 1 次；美托洛尔缓释片 23.75mg，每日 1 次；单硝酸异山梨酯 40mg，每日 1 次；低分子肝素钠注射液 5000IU，皮下注射每 12 小时 1 次，5 天。

3）专科转诊。

（二）案例分析

1. 流行病学 冠心病（coronary artery disease，CAD）在西方发达国家中，年死亡数占总死亡数的 1/3 左右，占心脏病死亡数的 50% ~75%。虽然采取针对危险因素的干预措施和有效的二级预防，但根据世界卫生组织统计，冠心病仍然是世界上最常见的疾病死亡原因，超过所有肿瘤的总和，位列死因的首位。在我国，冠心病发病率略低于西方国家，但其发病率和死亡率近 30 年来增长迅速，同时还存在北方地区高于南方地区的地域差异。2013 年第五次全国卫生服务调查显示：城市调查地区 15 岁及以上人口缺血性心脏病患病率为 12.3‰，农村调查地区为 8.1‰，城乡合计 10.2‰，60 岁以上人群缺血性心脏病患病率为 27.8%。根据《2016 年中国卫生和计划生育统计年鉴》，总体上农村地区冠心病死亡率略高于城市地区，男性高于女性。

2. 诱因及危险因素

（1）诱因：包括精神紧张、吸烟、体形肥胖，近期心绞痛发作频繁、持续时间延长。

（2）危险因素：主要危险因素如下。

1）年龄、性别：多见于 40 岁以上中老年人，49 岁以后进展较快，近年来发病有年轻化趋势。女性发病率较低，但绝经期后发病率迅速增加。

2）血脂异常：是最重要的危险因素。总胆固醇、甘油三酯、低密度脂蛋白胆固醇增高、高密度脂蛋白胆固醇降低是危险因素。目前最肯定的是低密度脂蛋白胆固醇是独立的危险因素，是治疗中的靶目标。

3）高血压：临床及尸检资料均表明，高血压患者动脉粥样硬化发病率明显增高。60%～70%的冠状动脉粥样硬化患者患有高血压，高血压患者患冠心病概率增高3～4倍。

4）吸烟：与不吸烟者比较，吸烟者的发病率和病死率增高2～6倍，且与每日吸烟的支数成正比。被动吸烟也是危险因素。

5）糖尿病：糖尿病患者发病率较非糖尿病者高出数倍，且病变进展迅速。近年来的研究认为胰岛素抵抗与动脉粥样硬化的发生有密切关系，2型糖尿病患者常有胰岛素抵抗及高胰岛素血症伴发冠心病。

6）肥胖：超过标准体重20%或BMI>24kg/m^{2}者称为肥胖症。肥胖是动脉粥样硬化的危险因素。肥胖常伴发高血压或糖尿病。近年来研究认为肥胖者常有胰岛素抵抗，导致动脉粥样硬化的发病率明显增高。

7）家族史：一级亲属男性<55岁，女性<65岁发病，考虑存在早发冠心病家族史。

8）其他：A型性格者，口服避孕药，高热量、高动物脂肪、高胆固醇、高糖饮食易患冠心病。

3. 病例评估　患者对自己的病情及预后不了解，担心能否完全治好，是否会引起后遗症或猝死，疑虑重重，精神紧张、恐惧。应及时改善患者的精神和心理状态，消除不必要的思想负担和精神压力，帮助患者及其家属认识冠心病的病因、危害，掌握常用药物的使用方法、日常生活应该注意的事项及如何进行康复等知识，消除患者不正常心态，减轻不必要的心理压力，积极配合制订的治疗方案，接受专科治疗。

（三）预防措施

1. 积极控制与本病有关的一些危险因素，包括高血压、糖尿病、血脂异常、肥胖症等。

2. 合理膳食、控制维持正常体重，戒烟酒。合并有高血压或心力衰竭者应同时限制食盐。

3. 适当的体力劳动和体育活动：体力活动量应根据身体情况、体力活动习惯和心功能状态而定，以不过多增加心脏负担和不引起不适感为原则。体育活动要循序渐进，不宜勉强做剧烈活动。

4. 合理安排工作和生活：生活要有规律，保持乐观、愉快的情绪。避免过度劳累和情绪激动。注意劳逸结合，保证充分睡眠。

5. 二级预防：不稳定型心绞痛有发生急性心肌梗死或猝死的风险。因此出院后要坚持长期药物治疗，控制缺血症状、降低心肌梗死和死亡的发生，包括服用双联抗血小板药物至少 12 个月，其他药物包括他汀类药物、β 受体阻断药和 ACEI/ARB，严格控制危险因素，进行有计划及适当的运动锻炼。根据住院期间的各种事件、治疗效果和耐受性，予以个体化治疗。

第三节　急性心肌梗死案例

（一）案例概要

患者，男，63 岁，农民。发作性胸痛 1 小时入院。

1. 病史

（1）现病史：患者 1 小时前无明显诱因突发胸痛，呈胸骨后压榨样疼痛，伴咽喉部紧缩感，无左上肢及后背部放射痛，伴大汗，伴反酸、胃灼热，无恶心、呕吐，无头晕、黑矇、晕厥及眩晕，无发热及咳嗽、咳痰，自行含服"速效救心丸 10 粒"后症状仍持续，不缓解，在家人搀扶下来诊。

（2）既往史：高血压病史 20 余年，血压最高达 185/119mmHg，规律口服"依那普利片、硝苯地平缓释片"降压治疗，平素血压控制在 140/85mmHg 左右。发现血脂升高 1 年余，未予正规治疗。否认糖尿病病史。吸烟史 40 余年，约 10 支/日，饮酒史 40 余年，约 100g/d。父亲因脑梗死去世。弟弟曾因急性心肌梗死行冠状动脉支架置入术。

2. 体格检查

T 36.5℃，R 18次/分，P 59次/分，BP 105/68mmHg。神清。精神差，口唇无发绀，颈静脉无怒张。双肺呼吸音清，未闻及干、湿啰音。心界无扩大，HR 59次/分，律齐，各瓣膜听诊区未闻及杂音。腹平软，无压痛，肝脾未触及，双下肢无凹陷性水肿。四肢肌力 5 级，肌张力正常，双侧 Babinski 征、Kernig 征阴性。

3. 辅助检查

（1）心电图：窦性心律，Ⅱ、Ⅲ、aVF 导联 ST 段抬高 0.05～0.20mV。

（2）肌红蛋白、肌钙蛋白，低密度脂蛋白胆固醇升高。

（3）血常规、肾功能、血糖、肝功能、心肌酶、凝血功能未见异常。

4. 诊断

（1）冠心病，急性下壁心肌梗死 Killip I 级。

（2）高血压 3 级，很高危。

（3）高脂血症。

5. 病情评估　患者为老年男性，有长期吸烟、饮酒史，有长期高血压、高脂血症病史，且控制不佳，有明确的心血管疾病家族史。结合患者突发胸痛，心电图提示急性下壁心肌梗死。目前病情危重，易发生缓慢性心律失常、急性心力衰竭、心源性休克、心搏骤停甚至猝死的风险。应向家属交代病情，建议行急诊冠状动脉造影，必要时行冠状动脉支架置入术。

患者虽为老年男性，但平素一直务农，从事部分体力活动，担心自己以后无法从事体力活动，思想负担较重，存在社会心理压力。患者家庭关系一般，经济条件尚可，治疗依从性可，较易沟通。

6. 诊疗计划

（1）诊断计划

1）基本项目：心电图、心肌梗死三项、血常规、凝血六项、BNP 等。

2）推荐项目：超声心动图、血脂、血糖、肝肾功能、胸部 X 线片等。

（2）治疗计划

1）转诊前治疗计划：①诊断一旦明确，尽早监测生命体征、吸氧、开放静脉通道，稳定患者情绪，立即呼叫"120"。②给予阿司匹林肠溶片 300mg 嚼服、氯吡格雷片 300mg 口服，硝酸甘油 0.5mg 舌下含服。③向家属交代病情，并告知随时可能出现恶性心律失常、心源性休克、猝死等风险，需立即转至上级医院行急诊冠状动脉介入或溶栓治疗。

2）转入上级医院后治疗计划：①一般治疗。合理饮食，低盐低脂饮食，限盐 6g/d，油脂量 20～30g/d；避免饱餐，饮食搭配均衡；规律有氧运动，戒烟；适当减重。②药物治疗。阿司匹林肠溶片 0.1g，每日 1 次；氯吡格雷片 75mg，每日 1 次；辛伐他汀 20mg，每晚 1 次；美托洛尔 12.5mg，每日 2 次；单硝酸异山梨酯片 20mg，每日 2 次；硝苯地平缓释片 20mg，每日 2 次；依诺肝素钠注射液 6000IU，皮下注射 12 小时 1 次，5～7 天。③急诊冠状动脉介入治疗。

（二）案例分析

1. 流行病学　急性心肌梗死发病率及死亡率高，严重威胁人民健康。随着人口老龄化，急性心肌梗死发病率逐年上升，且呈年轻化趋势，与中青年精神压力大、饱餐、酗酒、过度疲劳、吸烟、睡眠不足、活动较少、肥胖、血脂异常等关系密切。

指南推荐，对于急性心肌梗死，早期诊断至关重要，对于可疑患者首次医疗接触 10 分钟内做好心电图；对于 ST 段抬高型心肌梗死最好于 90 分钟内进行急诊经皮冠脉介入术（PCI），尽量不超过 120 分钟。

2. 诱因及危险因素

（1）年龄：多见于中老年人，50 岁以后患病风险增加。近年来有年轻化趋势。

（2）性别：男性发病率高于女性，女性绝经后发病风险增加。

（3）家族史：有冠心病家族史者的患病风险增加 2 ~ 4 倍。

（4）吸烟：显著增加心血管死亡发生率。

（5）高血压：收缩压增加 20mmHg 或舒张压增加 10mmHg，其心血管事件风险增加 1 倍，有效降压治疗可减少 20% ~ 25% 的心肌梗死发生率。

（6）糖尿病：糖尿病患者冠心病死亡风险增加 2 ~ 3 倍，且血管病变更加弥漫。

（7）血脂异常：低密度胆固醇和脂蛋白导致动脉粥样硬化。

本例患者为老年男性，合并高血压、高脂血症，且控制不佳，合并心血管疾病家族史。情绪激动、饱餐、劳累、大便用力等均可诱发。

3. 病例评估　参见本章第一节"3. 病例评估"。

（三）预防措施

参见本章第一节"（三）预防措施"。

第四节　扩张型心肌病案例

（一）案例概要

患者，男，48 岁，职员。喘憋、气促 6 个月。

1. 病史

（1）现病史：患者于 6 个月前夜间常于睡眠中憋醒，坐位后症状可逐渐减轻，未予重视，后出现活动后喘憋、气促，间断咳嗽，痰较少，食欲缺乏，夜间不能平卧，无头晕、头痛，无恶心、呕吐，无腹痛、腹泻等，活动耐力逐渐下降，静息状态下亦有喘憋、气促发作。遂于 1 个月前就诊于某三甲医院，超声心动图显示全心扩大，室壁运动弥漫性减低，主动脉增宽，肺动脉增宽，二、三尖瓣大量反流，肺动脉瓣少量至中量反流，主动脉瓣少量反流，肺动脉重度高压，左心室收缩及舒张功能减低，LVEF 30%。予以"阿司匹林肠溶片、硝酸异山梨酯片、氢氯噻嗪、螺内酯"等药物治疗，症状仍反复发作，活动耐力持续下降，门诊以

"心力衰竭"收入院。

（2）既往史：40年前曾患病毒性心肌炎。否认冠心病、高血压、糖尿病、高脂血症病史。母亲患心脏病，未诊治。

2. 体格检查　T 36.3℃，P 113次/分，R 20次/分，BP 104/79mmHg。神清语利，面色晦暗，眼睑无水肿，口唇发绀，颈静脉怒张，肝颈静脉回流征阳性。双肺呼吸音粗，可闻及湿啰音。心界向两侧扩大，心音低钝，HR 113次/分，律齐，二尖瓣听诊区可闻及4/6级舒张期吹风样杂音，向左腋下传导。腹软，无肌紧张，肝区叩击痛，肝肋下3cm，剑突下1cm可触及，脾肋下未触及。双下肢中度凹陷性水肿。

3. 辅助检查

（1）超声心动图：全心扩大，室壁运动弥漫性减低，主动脉增宽，肺动脉增宽，二、三尖瓣大量反流，肺动脉瓣少量至中量反流，主动脉瓣少量反流，肺动脉重度高压，左心室收缩及舒张功能减低，LVEF 30%。

（2）心电图：窦性心动过速，完全性右束支传导阻滞，$V_4 \sim V_6$导联可见小q波，T波低平。

（3）生化：总蛋白59.2g/L，白蛋白37.0g/L。

（4）其他：血、尿、便常规，血脂，血糖，肝肾功能，凝血功能均正常。

4. 诊断　扩张型心肌病，二、三尖瓣重度关闭不全，心力衰竭，心功能Ⅳ级（NYHA）。

5. 病情评估　中年男性，既往有病毒性心肌炎病史，疑似有家族史。结合症状、体征、超声心动图结果，明确诊断为扩张型心肌病。此病为以左心室或双心室扩大伴心室收缩功能障碍为特征的心肌病，病因多样。临床表现为心脏扩大、心力衰竭、心律失常、血栓栓塞及猝死。本病预后差，确诊后5年生存率约50%，10年生存率约25%。此患者已出现全心扩大，全心衰竭，心功能极差，随时可能出现急性心力衰竭、血栓栓塞、心源性休克、恶性心律失常、猝死等。患者为职员，子女尚未结婚，思想负担较重，存在社会心理压力。患者家庭和睦，经济条件尚可，治疗依从性良好。

6. 诊疗计划

（1）诊断计划

1）依据患者既往病毒性心肌炎病史及症状（喘憋、气促）、体征（心界向两侧扩大，二尖瓣听诊区可闻及舒张期杂音，颈静脉怒张，双下肢水肿），结合超声心动图结果，考虑扩张型心肌病诊断明确。

2）完善心电图、胸部X线片、血常规、肝肾功能、电解质、血糖、血脂、

BNP、肌钙蛋白、甲状腺功能等评估危险因素情况，并需定期监测肾功能、电解质及 BNP。

（2）治疗计划

1）病因及加重诱因的治疗：应积极寻找病因，给予针对性治疗，如控制感染，严格限酒或戒酒、治疗相应的内分泌疾病或自身免疫病，纠正液体负荷过重及电解质紊乱，改善营养失衡等。

2）针对心力衰竭的药物治疗：疾病早期，出现心脏扩大、心室收缩功能损害，但尚无心力衰竭。应积极进行早期药物干预治疗，包括应用 β 受体阻断药、ACEI 或 ARB，可减缓心室重构及心肌进一步损伤，延缓病变发展。

随着病程进展，心室收缩功能进一步减低，出现心力衰竭临床表现。应按慢性心力衰竭治疗指南进行规范化治疗，具体如下。①ACEI 或 ARB 的应用：所有 LVEF <40% 的心力衰竭患者若无禁忌证均应使用 ACEI，从小剂量开始，逐渐递增，直至达到目标剂量，滴定剂量和过程需个体化。对于部分 ACEI 不能耐受（如干咳）的患者可以考虑使用 ARB。②β 受体阻断药：所有 LVEF 为 40% 的患者若无禁忌都应使用 β 受体阻断药，包括卡维地洛、琥珀酸美托洛尔和比索洛尔。应在 ACEI 和利尿药的基础上加用，从小剂量开始，逐步加量，以达到目标剂量或最大耐受剂量。③醛固酮受体拮抗药：包括依普利酮和螺内酯，为保钾利尿药。对于在应用 ACEI 和 β 受体阻断药后仍有症状且无肾功能严重受损的患者均应尽早使用，但需严密监测电解质，以降低死亡率和心力衰竭再住院率。④肼屈嗪和二硝酸异山梨酯：此两种药物合用作为 ACEI 和 ARB 不能耐受患者的替代。⑤伊伐布雷定：窦房结 If 通道阻滞药，它能减慢心率的同时不影响心肌收缩力，但不能降低房颤时心室率。已服用足量 β 受体阻断药或不能耐受 β 受体阻断药或有使用禁忌者，且静息窦性心率≥70 次/分，应加用伊伐布雷定。⑥血管紧张素受体脑啡肽酶抑制剂（ARNI）：是脑啡肽酶抑制剂（acubitril）和血管紧张素 Ⅱ 受体拮抗药（缬沙坦）组成的一种复方制剂。若射血分数减低的心衰患者经过 ACEI、β 受体阻断药和醛固酮拮抗剂充分治疗后患者仍有症状，应使用 ARNI 替代 ACEI，以进一步降低心衰住院与死亡风险。⑦利尿药：可有效改善胸闷、气促、水肿等症状。小剂量开始，根据尿量及体重变化调整剂量。⑧洋地黄：主要用于 ACEI/ARB、β 受体阻断药、醛固酮治疗后仍有症状，或者不能耐受 β 受体阻断药的患者，能有效改善症状，尤其用于减慢心力衰竭伴房颤患者的心室率。

3）心力衰竭的心脏再同步化治疗（CRT）：CRT 是通过植入带有左心室电极的起搏器，同步起搏左、右心室而使心室的收缩同步化。对部分心力衰竭患者疗效显著。

4）心力衰竭的其他治疗：严重心力衰竭内科治疗无效的病例可考虑心脏移植。在等待期如有条件可行左心机械辅助循环，以改善循环。

5）抗凝治疗：血栓栓塞是常见的并发症，对于有心房颤动或已经有附壁血栓形成或有血栓栓塞病史的患者，须长期服用华法林或口服新型抗凝药物等抗凝治疗。

6）心律失常和心脏性猝死的防治：植入型心律转复除颤器（ICD）预防心脏猝死的适应证包括：有持续性室性心动过速（简称室速）病史；有室速、心室颤动（简称室颤）导致的心搏骤停史；LVEF≤35%，NYHA 心功能分级为 Ⅱ ～ Ⅲ 级，预期生存时间 >1 年，且有一定生活质量。

（二）案例分析

1. 流行病学　心肌病占住院心血管病患者的 0.6% ～ 4.3%，其中扩张型心肌病在我国发病率为 13/10 万 ～ 84/10 万，男性患病率高于女性，约为 2.5∶1，本病常伴有心律失常，病死率较高。

2. 诱因及危险因素　病因尚不明确，除特发性、家族遗传性外，近年来认为病毒感染可能是其重要原因，因持续病毒感染对心肌组织的损伤、自身免疫（包括细胞、自身抗体或细胞因子）介导的心肌损伤等可导致或诱发扩张型心肌病。此外，围生期、酒精中毒、应用抗癌药物、心肌能量代谢紊乱和神经激素受体异常等多因素也可引起本病。

3. 病例评估　患者平素身体健康，性格要强，工作一直很努力，目前仍未到退休年龄，此次患病，对自己的病情及预后不了解，担心能否完全治好，能否继续正常工作，是否会留下后遗症或导致死亡，顾虑重重，精神紧张、恐惧。应密切关注患者心理及情绪变化，注意改善患者的精神和心理状态，消除不必要的思想负担和精神压力，帮助患者及其家属了解扩张型心肌病的病因、危害，正确认识疾病的预后，给予必要的疾病管理知识讲解，掌握常用药物的使用方法、日常生活应该注意的事项及如何进行康复等，消除患者顾虑，减轻不必要的心理压力，积极配合制订的治疗方案，接受专科治疗。

（三）预防措施

因本病原因不明，尚无特殊的防治方法。在病毒感染时密切注意心脏情况并及时治疗，具有重要意义。

第五节　心搏骤停案例

（一）案例概要

患者，男，72 岁，农民。主因发作性胸痛 2 小时就诊。

1. 病史

（1）现病史：患者 2 小时前无明显诱因突发胸痛，呈胸骨后压榨样疼痛，伴咽喉部紧缩感，无左上肢及后背部放射痛，伴大汗，伴反酸、胃灼热，无恶心、呕吐，无头晕、黑矇、晕厥及眩晕，无发热及咳嗽、咳痰，到社区卫生服务中心就诊，迅速完善心电图提示：窦性心律，$V_1 \sim V_5$ 导联 ST 段抬高 $0.05 \sim 0.20$mV，T 波高尖，室性期前收缩。考虑为急性前壁心肌梗死，询问无药物过敏史后给予"硝酸甘油"静脉滴注，同时急呼"120"，患者突然出现意识丧失，呼之不应，四肢瘫软，无抽搐，无二便失禁。

（2）既往史：高血压病史 20 余年，血压最高达 172/95mmHg，间断口服"硝苯地平缓释片Ⅱ 20mg，每日 2 次"降压治疗，平素血压控制在 135/76mmHg 左右。无明确冠心病病史。吸烟 30 余年，约 20 支/日，饮酒 30 余年，约 100g/d。无明确药物、食物过敏史；否认脑血管病、血脂异常、慢性气管炎、慢性肾脏病病史；无手术、外伤、输血史，无传染病史。

2. 体格检查　神志不清，呼之不应，大动脉搏动消失，无自主呼吸，瞳孔散大，口唇发绀，对光反射消失，血压测不到。

3. 辅助检查　心电图示（意识丧志之前）：窦性心律，$V_1 \sim V_5$ 导联 ST 段抬高 $0.05 \sim 0.20$mV，T 波高尖，室性期前收缩。心电图示（意识丧志后）：心室颤动。

4. 诊断

（1）心搏骤停。

（2）冠心病，急性前壁心肌梗死 KillipⅠ级。

（3）高血压 2 级，很高危。

5. 病情评估

（1）依据老年男性，长期吸烟、饮酒，有明确高血压病史。以发作性胸痛就诊，结合患者症状及心电图表现，考虑急性心肌梗死诊断明确。心肌梗死急性期，病情极其不稳定，有较高的发生急性心力衰竭、心源性休克、恶性心律失常、心搏骤停甚至猝死的风险。应向患者及其家属充分交代病情，尽早给予必要的初步处理

（双联抗血小板聚集、低分子肝素抗凝、硝酸酯类药物扩血管）后，尽快转至能溶栓或行急诊冠状动脉介入治疗的医疗机构，进行规范的专科诊治，以降低心血管不良事件发生风险。

（2）急性心肌梗死患者一旦发生心搏骤停，有较高的死亡风险，尽快给予心肺复苏，条件具备者尽早除颤，可降低死亡率。

6. 诊疗计划

（1）诊断计划：快速判断患者的反应，快速检查是否没有呼吸或不能正常呼吸（停止、过缓或喘息）并同时判断有无脉搏（5～10秒完成）。

（2）治疗计划

1）确立心搏骤停诊断后，立即开始心肺复苏，持续心脏按压、人工呼吸，在不延缓实施心肺复苏的同时，应设法呼救，联系"120"，尽早启动急救医疗系统，尽可能寻找自动体外除颤仪，条件允许者及早除颤，5个循环后评价复苏效果。并给予肾上腺素、多巴胺、尼可刹米、洛贝林，记录抢救过程及用药。

2）复苏成功后密切关注患者的生命体征，联系"120"，生命体征平稳后立即转至上级医院积极治疗。

（二）案例分析

1. 流行病学　院外心搏骤停多见于急性心肌梗死患者，急性心肌梗死发病率及死亡率高，严重威胁人民健康。随着人口老龄化，急性心肌梗死发病率逐年上升，且呈年轻化趋势，与中青年精神压力大、饱餐、酗酒、过度疲劳、吸烟、睡眠不足、活动较少、肥胖、血脂异常等关系密切。急性心梗诊疗指南推荐，对于急性心肌梗死，早期诊断至关重要，对于可疑患者首次医疗接触10分钟内做好心电图检查，对于ST段抬高型心肌梗死最好在90分钟内进行急诊PCI，尽量不超过120分钟。

2. 诱因及危险因素

（1）年龄：多见于中老年人，50岁以后患病风险增加。近来有年轻化趋势。

（2）性别：男性发病率高于女性，女性绝经后发病风险增加。

（3）家族史：有冠心病家族史的患病风险增加2～4倍。

（4）吸烟：吸烟显著增加心血管死亡发生率。

（5）高血压：收缩压增加20mmHg或舒张压增加10mmHg，其心血管事件风险增加1倍，有效降压治疗可减少20%～25%的心肌梗死发生率。

（6）糖尿病：糖尿病患者冠心病死亡风险增加2～3倍，且血管病变更加弥漫。

（7）血脂异常：低密度胆固醇和脂蛋白导致动脉粥样硬化。

本例患者为老年男性，合并高血压，且控制不佳，有烟酒等不良嗜好，有心血管疾病危险因素。情绪激动、饱餐、劳累、大便用力等均可诱发急性心肌梗死，而急性心肌梗死是院外心搏骤停的主要原因。

3. 病例评估　患者平素身体健康，性格要强，一直务农，此次患病，对自己的病情未给予足够重视，不知道胸痛为心内科急症，需紧急呼叫"120"救治，一定程度上延误诊治。对于急性心肌梗死而言，时间就是生命，时间上的耽搁增加了心血管不良事件发生的风险，尤其是心搏骤停，可危及生命。加强冠心病，尤其急性心肌梗死的科普讲座及社会宣传，具有重要的社会意义。抢救成功后，患者往往精神紧张、恐惧。应密切关注患者心理及情绪变化，注重改善患者的精神和心理状态，消除不必要的思想负担和精神压力，帮助患者及其家属了解冠心病的病因、危害，正确认识疾病的预后，给予必要的疾病管理知识讲解，掌握常用药物的使用方法、日常生活应该注意的事项及如何进行康复等，消除患者顾虑，减轻不必要的心理压力，积极配合制订的治疗方案，接受专科治疗，规范化药物及康复治疗，降低不良心血管事件再次发生的风险。

（三）预防措施

参见本章第一节"（三）预防措施"。

第六节　感染性心内膜炎案例

（一）案例概要

患者，女，52岁，无业。间断发热6个月。

1. 病史

（1）现病史：患者于6个月前无明显诱因出现发热，体温为37.6℃，自诉伴背部发凉及肌肉关节痛，无流涕，无鼻塞，无咳嗽、咳痰，无腹痛、腹泻，无尿频、尿急，无皮疹，无关节红肿，自诉服用布洛芬缓释胶囊后体温可降至正常。6个月来上述症状间断发作，体温波动在37.6～39.0℃，发热多于午后和晚上出现，偶伴有夜间盗汗。现患者寻求进一步诊治，门诊以"发热待查"收入院。

（2）既往史：既往体健。否认冠心病、高血压、糖尿病、脑梗死病史。否认直系亲属中有类似病史。患者起居规律，无烟、酒等不良嗜好。

2. 体格检查　T 36.3℃，P 106次/分，R 18次/分，BP 115/75mmHg。左手示指垫可见紫红色结节，触痛。神清，双肺呼吸音清，未闻及干、湿啰音。HR 106次/分，律齐，二尖瓣听诊区可闻及3/6级收缩期吹风样杂音。腹软，无压痛及反跳痛，肝脾肋下未触及。双下肢无水肿。四肢肌力 5 级，肌张力正常，双侧 Babinski 征、Kernig 征阴性。

3. 辅助检查

（1）血常规：白细胞 14.95×10^9/L，中性粒细胞 13.31×10^9/L，中性粒细胞百分数 89%，红细胞 2.74×10^{12}/L，血红蛋白 78g/L，血细胞比容 23.7%。尿蛋白（++）。类风湿因子（+）。

（2）心电图：窦性心动过速。

（3）超声心动图：可见瓣膜赘生物。

（4）细菌培养：链球菌。

（5）其他：尿便常规、肝功能、肾功能、电解质、血脂、血糖、心肌酶、凝血功能、BNP、肌钙蛋白未见异常。

4. 诊断

（1）感染性心内膜炎。

（2）中度贫血。

5. 病情评估　感染性心内膜炎患者院内死亡率为 15%~30%，其中患者本身特征、是否存在心源性/非心源性并发症、感染的病原体及超声心动图表现是影响预后的主要因素。死亡原因为心力衰竭、肾衰竭、栓塞、细菌性动脉瘤破裂或严重感染，除耐药的革兰阴性杆菌和真菌所致者外，大多数患者可获得细菌血治愈。2%~6% 的患者治疗后可能复发，需警惕再次出现发热、寒战或其他感染征象。

本例患者系中年女性，慢性病程，不明原因发热，可见 Osler 结节，二尖瓣区可闻及杂音，考虑感染性心内膜炎。心力衰竭、肾衰竭、栓塞、细菌性动脉瘤破裂或严重感染，向患者及其家属交代病情，其表示知情理解。患者为无业人员，思想负担较重，存在社会心理压力。患者家庭关系较简单，经济条件一般，治疗依从性可，较易沟通，社会关系简单。

6. 诊疗计划

（1）诊断计划

1）依据患者不明原因发热病史及体征（Osler 结节，二尖瓣听诊区可闻及杂音），结合超声心动图提示心脏瓣膜赘生物，考虑感染性心内膜炎诊断明确。

2）完善心电图、胸部 X 线片、血常规、肝肾功能、电解质、血糖、血脂、BNP、肌钙蛋白、甲状腺功能等评估危险因素情况，并需定期监测肾功能、电解质及 BNP。

（2）治疗计划

1）平卧休息、心电监护、吸氧，建立静脉通道。

2）立即进行血培养，给予抗生素（耐酶青霉素）治疗。

3）建议转至心脏专科就诊，完善超声心动图检查，决定是否外科干预。

（二）案例分析

1. 流行病学　约 3/4 的感染性心内膜炎患者有基础心脏病，随着风湿性心脏病发病率下降，风湿性瓣膜病的心内膜炎发病率也随之下降。近年来，非风湿性瓣膜病的心内膜炎发病率有所升高。

2. 诱因及危险因素

（1）感染：感染性心内膜炎是由病原微生物通过血液循环，从其他感染部位迁移至心脏引起感染所致。几乎所有已知的致病微生物都可引起本病，甲型溶血性链球菌、金黄色葡萄球菌是主要致病菌。全身其他部位感染后，致病微生物可通过血液循环，到达心脏，引起感染，导致本病。

（2）器质性心脏疾病：患者往往存在器质性心脏疾病。60%～80% 的患者都有原发瓣膜病变，如二尖瓣脱垂、主动脉瓣与二尖瓣退行性变、先天性心脏病或风湿性心脏病。

3. 病例评估　患者平素身体健康，此次患病，对自己的病情及预后不了解，担心能否完全治好，是否会留下后遗症或猝死，疑虑重重，精神紧张、焦虑、恐惧。应密切关注患者心理及情绪变化，注重改善患者的精神和心理状态，消除不必要的思想负担和精神压力，帮助患者及其家属了解感染性心内膜炎的病因、危害，正确认识疾病的预后，给予必要的疾病管理知识讲解，掌握常用药物的使用方法、日常生活应该注意的事项及如何进行康复等，消除患者顾虑，减轻不必要的心理压力，积极配合制订的治疗方案，接受规范化的专科治疗。

（三）预防措施

有易患因素（人工瓣膜置换术后、感染性心内膜炎病史、体－肺循环分流术后、心脏瓣膜病和先天性心脏病）的患者，接受可因出血或明显创伤而致短暂性菌血症的手术和器械操作，应给予预防感染性心内膜炎的措施。

第七节　高血压案例

（一）案例概要

患者，男，68 岁。发现血压升高 26 年，头晕、头痛 5 天。

1. 病史

（1）现病史：患者 26 年前无明显诱因出现头晕，多次测量血压升高，最高达 150/95mmHg，无头痛、眩晕、视物模糊、胸闷、心悸、面色潮红、夜尿增多。间断服用依那普利，血压控制尚可。5 年前因头晕伴心悸，测血压 180/110mmHg，社区门诊观察，稳定后继续服用依那普利和吲达帕胺降压治疗，血压波动于（130～140）/（80～90）mmHg，不规律出现头晕、心悸、下肢水肿。5 天前患者因情绪激动、睡眠差，出现头晕、头痛、心悸，无喘憋、胸痛，四肢活动好，当时测量血压为 190/110mmHg，为进一步诊治入院。患者自发病以来，烦躁易怒，睡眠差，饮食可，大小便正常。

（2）既往史：2 型糖尿病 9 年，长期口服药物控制血糖，二甲双胍 0.25g，每日 3 次；格列喹酮 30mg，每日 1 次。监测空腹血糖 7～8mmol/L，餐后 2 小时血糖约 11mmol/L。无烟酒嗜好。

2. 体格检查　T 36.4℃，P 98次/分，R 16次/分，BP 180/100mmHg。神清，精神差、烦躁。颈静脉无充盈，双肺呼吸音清，未闻及干、湿啰音。心界不大，HR 98次/分，律齐，各瓣膜听诊区未闻及杂音。腹软，无压痛、反跳痛及肌紧张，肝脾肋下未触及，肠鸣音正常，腹部未闻及血管杂音。四肢肌力及肌张力正常，双下肢轻度凹陷性水肿。生理反射存在，病理反射未引出。

3. 辅助检查

（1）血常规：白细胞 6.54×10^9/L，中性粒细胞百分数 71%，红细胞 4.13×10^{12}/L，血红蛋白 130g/L，血小板 257×10^9/L。

（2）尿常规：葡萄糖（+），尿蛋白（++），尿酮体（−），红细胞（−），白细胞（−）。

（3）血糖 8.7mmol/L，B 型钠尿肽前体 174ng/L，肌钙蛋白 0.042μg/L。

（4）大便常规、凝血功能、血脂、肝肾功能、电解质、甲状腺功能正常。

（5）颈动脉超声：双侧颈动脉膨大处多发强回声斑块。

（6）心电图：窦性心律，电轴轻度左偏，大致正常心电图。

4. 诊断

（1）高血压 3 级，很高危，高血压肾损害：CKD 3 期。

（2）2 型糖尿病。

5. 病情评估　高血压分为原发性高血压和继发性高血压。原发性高血压又称高血压病，是重要的心脑血管疾病危险因素，可损伤重要脏器，如心、脑、肾的结构和功能，最终导致这些器官的功能衰竭。高血压分类及标准见表 6-1。

所有高血压患者均应进行心血管风险评估。高血压指南基于血压水平和其他危险因素等，将高血压患者分为低危、中危、高危、很高危（表6-2，表6-3）。

表6-1 高血压分类

分类	收缩压/mmHg	舒张压/mmHg
正常血压	<120	<80
正常高值	120~139	80~89
高血压	≥140	≥90
1级高血压（轻度）	140~159	90~99
2级高血压（中度）	160~179	100~109
3级高血压（重度）	≥180	≥110
单纯性收缩期高血压	≥140	<90

表6-2 高血压危险分层

其他心血管危险因素和疾病史	血压/mmHg		
	1级	2级	3级
无	低危	中危	高危
1~2个其他危险因素	中危	中危	很高危
≥3个其他危险因素或靶器官损害	高危	高危	很高危
临床合并并发症或合并糖尿病	很高危	很高危	很高危

表6-3 影响高血压患者心血管预后的重要因素

心血管危险因素	靶器官损害	伴随临床症状
• 高血压（1~3级） • 年龄>55岁（男性） 年龄>65岁（女性） • 吸烟 • 糖耐量受损和/或空腹血糖受损 • 血脂异常 TC≥5.7mmo/L或LDL-C>3.3mmo/L或HDL-C<1.0mmo/L • 早发心血管病家族史（一级亲属发病年龄男性<55岁，女性<65岁） • 腹型肥胖（腰围，男性≥90cm，女性≥85cm）或肥胖（BMI≥28kg/m²） • 血同型半胱氨酸升高（≥10μmol/L）	• 左心室肥厚 • 心电图：SoKolow（$S_{V_1} + R_{V_5}$）>38mm或Cornell（$R_{aVL} + S_{V_3}$）>2440mm·ms 超声心动图LVM1男性≥125g/m²，女性≥120g/m² • 颈动脉超声IMT≥0.9mm或动脉粥样硬化斑块 • 颈股动脉PWV≥12m/s • ABI<0.9 • eGFR<60ml/（min·1.73m²）或血肌酐轻度升高即115~133μmol/L（男性），107~124μmol/L（女性） • 尿微量白蛋白30~300mg/24h或白蛋白/肌酐≥30mg/g	• 脑血管病，如脑出血、缺血性脑卒中、短暂性脑缺血发作 • 心脏疾病，如心肌梗死、心绞痛、冠状动脉血运重建、慢性心力衰竭 • 肾脏疾病，如糖尿病肾病；肾功能受损 肌酐≥133μmol/L（男性），肌酐≥124μmol/L（女性） 尿蛋白≥300mg/24h • 周围血管病 • 视网膜病变 • 出血或渗出，视盘水肿 • 糖尿病

注：S_{V_1}，V_1导联S波；R_{V_5}，V_5导联R波；R_{aVL}，aVL导联R波；S_{V_3}，V_3导联S波。

该患者为老年男性，高血压病史长，依从性差，血压控制不满意，除外继发性高血压，目前肾脏已经受损，颈动脉斑块形成，同时还有糖尿病，病情不稳定，属高血压病3级，很高危，高血压肾损害：CKD 3期，易合并心、脑、肾严重并发症，甚至猝死。因此患者及其家属应学习一些高血压及糖尿病的科普知识，了解其利害，提高依从性，控制危险因素，规范饮食、锻炼和治疗，延缓疾病的进展，避免心、脑、肾严重并发症的发生。

6. 诊疗计划

（1）诊断计划

1）基本项目：血常规、尿常规、血液生化、心电图等。

2）推荐项目：24小时动态血压监测、超声心动图、颈动脉超声、尿蛋白定量、尿白蛋白定量、眼底检查等。

（2）治疗计划

1）血压控制目标和基本标准：尽可能在3个月内达到降压目标。基本标准：血压下降≥20/10mmHg，最好<140/90mmHg。理想标准：①年龄<65岁，目标血压<130/80mmHg，但应>120/70mmHg。②年龄≥65岁，目标血压<140/90mmHg，应根据患者个体情况设定个体化血压目标值。该患者目标血压值<140/90mmHg。

2）低脂低盐饮食、戒烟限酒、规律运动、减轻压力、控制体重。

3）雷米普利2.5mg，吲达帕胺2.5mg，每天早上1次，如控制不理想可加左旋氨氯地平。

（二）案例分析

1. 流行病学 高血压患病率、发病率及血压水平随年龄增长而升高。高血压在老年人中较为常见，尤以单纯收缩期高血压为多。

我国自20世纪50年代以来进行了3次（1959年、1979年、1991年）较大规模的成人血压普查，高血压患病率分别为5.11%、7.73%与11.88%，总体呈明显上升趋势。2002年卫生部组织的全国27万人群营养与健康状况调查显示：我国18岁以上成人高血压患病率已达18.80%。然而，我国人群高血压知晓率、治疗率和控制率分别为30.2%、24.7%和6.1%，依然很低。

我国高血压患病率和流行存在地区、城乡和民族差别。北方高于南方，华北和东北属于高发区，沿海高于内地，城市高于农村，高原少数民族地区患病率较高。

2. 诱因及危险因素

（1）遗传因素：高血压具有明显的家族聚集性。父母均有高血压，子女发病概率高达46%。约60%高血压患者有高血压家族史。

（2）环境因素

1）饮食：摄盐过多导致血压升高主要见于对盐敏感的人群。钾摄入量与血压呈负相关。饮食中饱和脂肪酸，或饱和脂肪酸/多不饱和脂肪酸比值较高也属于升压因素。饮酒量与血压水平呈线性相关，尤其与收缩压相关性更强。

2）精神应激：脑力劳动者高血压患病率超过体力劳动者，从事精神紧张度高的职业者发生高血压的可能性较大。

3）吸烟：可使交感神经末梢释放去甲肾上腺素增加而使血压增高，同时也可以通过氧化应激损害血管舒张引起血压增高。

（3）其他因素

1）体重：肥胖的类型与高血压发生关系密切，腹型肥胖者容易发生高血压。

2）药物：服避孕药妇女血压升高发生率及程度与服药时间长短有关。口服避孕药引起的高血压一般为轻度，并且可逆转。其他药物还包括麻黄碱、皮质激素、甘草等。

3）睡眠呼吸暂停低通气综合征：约50%有高血压，血压升高程度与此病病程和严重程度有关。

3. 病例评估　　患者烦躁易怒，依从性差；高血压病史长，血压控制不满意，目前肾脏已经受损，颈动脉斑块形成，同时还有糖尿病，病情不稳定，总是担心会合并心、脑、肾严重并发症，留下后遗症影响自己的生活。应及时给患者以心理疏导，调整好心理状态，消除不必要的思想负担和精神压力；帮助患者及其家属正确认识高血压的病因和危害；掌握常用药物的使用方法，积极配合治疗，明白日常生活应注意的问题，掌握如何进行康复治疗的知识。

（三）预防措施

去除危险因素，如精神因素、钠摄入量、肥胖等。针对以上因素进行预防，采取相应的预防措施和合适的生活方式。可以结合社区医疗保健网，在社区人群中实施以健康教育为主导的高血压防治，如提倡减轻体重、减少食盐摄入、控制饮酒及适量运动等健康生活方式，提高人民大众对高血压及其危害的认识，做到及早发现和有效治疗，提高对高血压的知晓率、治疗率、控制率。同时积极开展大规模人群普查，对高血压患者群进行长期监测、随访，掌握流行病学的动态变化对本病的预防具有十分重要的意义。

第八节 阵发性室上性心动过速案例

（一）案例概要

患者，男，52 岁，农民，反复发作性胸痛伴心悸 3 年，加重 1 小时。

1. 病史

（1）现病史：患者于 3 年前无明显诱因出现胸痛伴心悸，每次持续数分钟，可自行缓解，反复发作多次，症状突发突止，无出汗，无发热、咳嗽、咯血，无恶心、呕吐，无腹痛、腹泻，未规范治疗。1 小时前再次发作胸痛、心悸，症状持续不缓解，自行含服硝酸异山梨酯无效，胸痛绿色通道查心电图：室上性心动过速。为进一步诊治收入院。患者自发病以来，精神可，饮食、睡眠一般，大小便正常。

（2）既往史：无高血压、糖尿病、脑血管病及慢性支气管炎病史，否认肝炎、结核病等传染病病史及精神病病史，无手术、外伤及输血史，无药物及其他过敏史。

2. 体格检查 T 36.5℃，P 192 次/分，R 20 次/分，BP 132/76mmHg。发育正常，营养中等，神清语利，表情痛苦，自动体位，无颈静脉怒张及颈动脉异常搏动，甲状腺无肿大。胸廓对称无畸形，双侧呼吸动度一致，双侧语颤均等，叩清音，双肺呼吸音清，未闻及干、湿啰音。心前区无隆起，心界无扩大，HR 192 次/分，律齐，各瓣膜听诊区未闻及杂音。腹部正常，肝脾肋下未触及，双下肢无水肿。四肢肌力、肌张力正常。生理反射存在，病理反射未引出。

3. 辅助检查

（1）血常规、尿常规、大便常规正常。

（2）血糖 5.60mmol/L，B 型钠尿肽前体测定 164ng/L，D－二聚体测定 0.10mg/L，肌钙蛋白 0.043μg/L。

（3）凝血功能、血脂、肝功能、肾功能、电解质、甲状腺功能、超声心动图正常。

（4）心电图：阵发性室上性心动过速，心室率 193 次/分，RP 间期≥70 毫秒，顺向型房室折返性心动过速。

4. 诊断 阵发性室上性心动过速。

5. 病情评估 阵发性心动过速根据其起搏点部位不同可分为房性、房室交界性及室性三种。在体表心电图上，前两种不易鉴别时可统称为阵发性室上性心动过速，远比阵发性室性心动过速常见。阵发性室上性心动过速大部分由折返机制引起，折返可发生在房室结与心房、心室，分别称为房室结折返性心动过速、房室折返性心动过速。利用隐匿性房室旁路逆传的房室折返性心动过速，折返回路并不局限于房室交界区。

在全部室上性心动过速病例中，房室结内折返性心动过速与利用隐匿性房室旁路逆传的房室折返性心动过速占 90% 以上，其中房室结内折返性心动过速最常见。

室上性心动过速发作突然开始与终止，持续时间长短不一。症状包括心悸、胸闷、焦虑不安、头晕，少见晕厥、心绞痛、心力衰竭与休克等。症状轻重取决于发作时心室率的快速程度及持续时间，亦与原发病的严重程度有关。若发作时心室率过快，使心排血量与脑血流量锐减或心动过速猝然终止，窦房结未能及时恢复自律性导致心搏骤停，可发生晕厥。

该患者反复发作性胸痛伴心悸 3 年，1 小时前再次发作，持续不缓解，心电图提示顺向型房室折返性心动过速，易合并晕厥、心绞痛等。心脏电生理检查为隐匿性房室旁路逆传的房室折返性心动过速，已做射频消融手术根治。

6. 诊疗计划

（1）诊断计划：血常规、尿常规、肝肾功能、电解质、血脂、血糖、凝血功能、心电图、24 小时动态心电图、超声心动图和心脏电生理检查。

（2）治疗计划：急性发作期处理如下。

1）给予心电、血压、血氧饱和度监测，吸氧。

2）如患者心功能与血压正常，可先尝试刺激迷走神经的方法。颈动脉窦按摩、做 Valsalva 动作。

3）腺苷与钙通道阻滞药：首选治疗药物为腺苷，起效迅速。腺苷 10mg 弹丸式静脉推注；无效可改静脉注射维拉帕米或地尔硫䓬。疗效达 90% 以上。

4）洋地黄与 β 受体阻断药：静脉注射洋地黄可终止发作。目前洋地黄已较少应用，但对伴有心功能不全患者仍作首选。

5）普罗帕酮：1～2mg/kg 静脉注射，器质性心脏病患者慎用。

6）直流电复律：如患者出现严重心绞痛、低血压、充血性心力衰竭表现，应立即电复律。但应注意，已应用洋地黄者不应接受电复律治疗。

7）该患者心脏电生理检查为隐匿性房室旁路逆传的房室折返性心动过速，已做射频消融手术根治，定期随访。

（二）案例分析

1. 流行病学　美国的流行病学资料表明，阵发性室上性心动过速在人群中的患病率是 2.25/1000 人，而发病率为 35/（10 万人·年）。性别亦起一定的作用，女性发病的风险是男性的 2 倍。发作的平均年龄为 57 岁，与有基础心脏病的人群相比，无基础心脏病的阵发性室上性心动过速患者年龄轻（37 岁 vs 69 岁），心率更快（186 次/分 vs 155 次/分）。

2. 诱因及危险因素

（1）功能性：常见于无器质性心脏病的年轻人，其发作常与情绪激动、过度疲劳、吸烟、饮酒、喝茶、体位改变、吞咽运动等有关。

（2）器质性：常见于风湿性心脏病、冠心病、心肌病、慢性肺源性心脏病、甲亢性心脏病及预激综合征等。

（3）其他：洋地黄中毒、肾上腺素过量、低钾血症等。

3. 病例评估　患者对阵发性室上性心动过速及自身病情有充分的认识后，一般不会对心理健康造成影响。但个别患者，由于其自身的性格特点问题，可能出现过分的焦虑，反复就医，对其日常生活工作造成困扰。此时需要医生对患者进行耐心的心理疏导，并充分解释本病的特点、预后等，以减轻其焦虑。同时详细评估该患者的病情，必要时行射频消融术根治。

（三）预防措施

1. 稳定的情绪。放松心情，避免过喜、过悲、过怒；不看紧张刺激的电视、球赛等。

2. 定期检查心电图、电解质、肝功能等，因为抗心律失常药可影响电解质及脏器功能。用药后定期复诊及观察用药效果和调整用药剂量。

3. 合理安排休息，保证充足的睡眠。不宜做剧烈运动，若有胸闷、气促、疲劳等不适，则应立即停止运动。

4. 是否需要长期药物预防，取决于发作频繁程度及发作的严重程度。药物选择可依据临床经验或心脏电生理检查结果。洋地黄、长效钙通道阻滞药或 β 受体阻断药可选用。射频消融术已十分成熟、安全、有效且能根治心动过速，应优先考虑。

第九节　心房颤动案例

（一）案例概要

患者，女，65 岁。间断心悸 4 年，加重半年。

1. 病史

（1）现病史：患者 4 年前开始无明显诱因出现心悸，每次持续 1 分钟至数分钟，休息后好转，平均 2 个月左右发作 1 次，未诊治。2 年前心悸症状加重，约 10 天发作 1 次，每次持续时间约 1 小时，当地医院做 24 小时动态心电图提示心房颤动，药物转复窦性心律后，服用美托洛尔和稳心颗粒治疗后，心房颤动发作减少。

但近半年多次复查心电图均为心房颤动，考虑为"持续性心房颤动"，口服达比加群110mg，每日2次抗凝；美托洛尔控制心室率。患者自发病以来，一般状况好，饮食可，大小便正常。

（2）既往史：既往高血压病史2年，最高170/90mmHg，现服用左旋氨氯地平，血压控制在125/80mmHg左右；否认药物、食物过敏，否认冠心病、糖尿病、传染病病史，无烟酒嗜好。

2. 体格检查　T 36.2℃，P 65次/分，R 14次/分，BP 110/74mmHg。无颈静脉怒张及颈动脉异常搏动，甲状腺无肿大。双肺呼吸音清，未闻及干、湿啰音；心浊音界正常，HR 78次/分，心律绝对不齐，第一心音强弱不等，未闻及明显杂音；腹部查体（－），双下肢无水肿。四肢肌力、肌张力正常。生理反射存在，病理反射未引出。

3. 辅助检查

（1）血常规、尿常规、大便常规正常。

（2）血糖、凝血功能、血脂、肝功能、肾功能、甲状腺功能、电解质、B型钠尿肽前体、D－二聚体、肌钙蛋白正常，超声心动图正常。

（3）心电图：心房颤动。

4. 诊断

（1）持续性心房颤动。

（2）高血压2级，高危。

5. 病情评估　心房颤动（atrial fibrilation，AF）简称"房颤"，是最常见的心律失常之一，指规则有序的心房电活动丧失，代之以快速无序的颤动波，是严重的心房电活动紊乱。心房无序地颤动即失去了有效的收缩与舒张，心房泵血功能恶化或丧失，加之房室结对快速心房激动的递减传导，引起心室极不规则的反应。因此，心室律（率）紊乱、心功能受损和心房附壁血栓形成是房颤患者的主要病理生理特点。

分类：一般将房颤分为首诊房颤（first diagmosed AF）、阵发性房颤（paroxysmal AF）、持续性房颤（persistent AF）、长期持续性房颤（long－standing persistent AF）及永久性房颤（permanent AF）（表6－4）。

表6－4　房颤的临床分类

房颤分类	临床特点
首诊房颤	首次确诊（首次发作或首次发现）
阵发性房颤	持续时间≤7天（常≤48时），能自行终止
持续性房颤	持续时间＞7天，非自限性

续表

房颤分类	临床特点
长期持续性房颤	持续时间≥1年，患者有转复愿望
永久性房颤	持续时间 >1年，不能终止或终止后又复发

房颤症状的轻重受心室率快慢的影响。心室率超过150次/分，患者可发生心绞痛与充血性心力衰竭。心室率不快时，患者可无症状。房颤时心房有效收缩消失，心排血量比窦性心律时减少达25%或更多。

房颤并发血栓栓塞的危险性甚大，尤以脑栓塞危害最大，常可危及生命并严重影响患者的生存质量。栓子来自左心房，多在左心耳部。非瓣膜性心脏病合并房颤者发生脑卒中的机会较无房颤者高出5~7倍，二尖瓣狭窄或二尖瓣脱垂合并房颤时，脑栓塞的发生率更高。

该患者符合持续性房颤，持续时间已半年，同时有高血压，心房的电结构和解剖结构均可能会发生改变，易合并栓塞或心力衰竭等并发症，甚至猝死。因此患者及其家属应学习一些房颤和高血压的科普知识，了解其危害，提高依从性，控制危险因素，避免心、脑、肾严重并发症的发生。

6. 诊疗计划

（1）诊断计划

1）监测心率、心律，定期复查心电图。

2）监测血糖、血脂、肝肾功能、B型钠尿肽（BNP）、超声心动图、颈动脉超声等指标。

（2）治疗计划

1）基本原则：心房颤动治疗强调长期综合管理，即在治疗原发疾病和诱发因素基础上，积极预防血栓栓塞、转复并维持窦性心律及控制心室率。

2）抗凝治疗：是房颤治疗的重要内容。合并瓣膜病患者，应用华法林抗凝。非瓣膜病患者，使用 CHA_2DS_2 – VASc 评分系统进行血栓栓塞的危险分层（表6–5）。CHA_2DS_2 – VASc 评分 =2 分者，需抗凝治疗。评分1分者，根据获益与风险权衡，优选抗凝治疗。评分0分者，无须抗凝治疗。

房颤患者抗凝治疗前需同时进行出血风险评估，临床上常用 HAS – BLED 评分系统（表6–6）。HAS – BLED 评分≥3分为高出血风险。

表6–5　非瓣膜病性心房颤动脑卒中危险 CHA_2DS_2 – VASc 评分

危险因素	CHA_2DS_2 – VASc 评分
充血性心力衰竭/左心室功能障碍（C）	1
高血压（H）	1

危险因素	$CHA_2DS_2 - VASc$ 评分
年龄 = 75 岁（A）	2
糖尿病（D）	1
脑卒中/TIA/血栓栓塞病史（S）	2
血管疾病（V）	1
年龄 65 ~ 74 岁（A）	1
性别（女性，Sc）	1

注：TIA 为短暂性脑缺血发作；血管疾病包括既往心肌梗死、外周动脉疾病、主动脉斑块。

表 6 - 6　出血风险评估 HAS - BLED 评分

临床特点	计分
高血压（H）	1
肝、肾功能异常（各 1 分，A）	1 或 2
脑卒中（S）	1
出血（B）	1
INR 值易波动（L）	1
老年（年龄 > 65 岁，E）	1
药物或嗜酒（各 1 分，D）	1 或 2
最高值	9

注：高血压定义为收缩压 > 160mmHg；肝功能异常定义为慢性肝病（如肝纤维化）或胆红素 > 2 倍正常值上限，丙氨酸氨基转移酶 > 3 倍正常值上限；肾功能异常定义为慢性透析或肾移植或血清肌酐 ≥ 200μmol/L；出血指既往出血史和/或出血倾向；国际标准化比值（INR）易波动指 INR 不稳定，在治疗窗内的时间 < 60%；药物指合并应用抗血小板药物或非甾体抗炎药。

但应当注意，对于高出血风险患者应积极纠正可逆的出血因素，不应将 HAS - BLED 评分增高视为抗凝治疗的禁忌证。

房颤持续不超过 24 小时，复律前无须抗凝治疗。否则应在复律前有效抗凝治疗 3 周，待成功复律后继续治疗 3 ~ 4 周；或行食管超声心动图除外心房血栓后再行复律，复律成功后仍需有效抗凝治疗 4 周。紧急复律治疗可选用静脉注射肝素或皮下注射低分子肝素抗凝。

3）转复并维持窦性心律：包括药物复律、电复律及导管消融术治疗。①药物复律：ⅠC 类（普罗帕酮）或Ⅲ类（胺碘酮、伊布利特）抗心律失常药物均可能转复房颤，成功率 60% 左右。ⅠC 类可致室性心律失常，严重器质性心脏病患者不宜应用。胺碘酮导致心律失常发生率低，是目前常用的维持窦性心律药物，特别适用于合并器质性心脏病的患者。②电复律：如患者发作开始时已呈现急性心力衰竭或血压下降明显，宜紧急施行电复律。复律治疗成功与否与房颤持续时间的长短、左心房大小和年龄有关。③导管消融术：对于症状明显、药物治疗无效的阵发性房颤，导管消融术可以作为一线治疗。

4）控制心室率：临床研究表明，持续性房颤患者选择控制心室率加抗凝治疗，预后与经复律后维持窦性心律者并无显著差异，且更简便易行，尤其适用于老年患者。控制心室率的药物包括 β 受体阻断药、钙通道阻滞药、洋地黄制剂和某些抗心律失常药物（如胺碘酮、决奈达隆），可单用或者联合应用，但应注意这些药物的禁忌证。对于无症状的房颤，且左心室收缩功能正常，控制静息心室率＜110 次/分。对于症状明显或出现心动过速心肌病时，应控制静息心室率＜80 次/分且中等运动时心室率＜110 次/分。

该患者持续性房颤半年余，同时有高血压 2 级（高危），依从性差，CHA_2DS_2 － $VASc$ 评分 3 分，出血风险评估 HAS － BLED 评分 2 分。合理饮食、规律适量运动，达比加群 110mg，每日 2 次，抗凝；美托洛尔 25mg，每日 2 次，控制心室率；左旋氨氯地平 2.5mg，每日 1 次，稳定血压。定期复诊。

（二）案例分析

1. 流行病学　房颤是一个增龄性疾病，即其发生率随着年龄的增长而逐渐增高。在整体人群中，房颤发生率为 1%，是临床最常见的心律失常；在 40 ～ 50 岁人群中，发生率约 0.5%，而在 80 岁以上的老年人中，发生率可达 8% ～ 10%。所有房颤患者中瓣膜型、非瓣膜型及孤立性房颤所占的比例分别为 12.9%、65.2% 和 21.9%。房颤最严重的并发症是血栓栓塞，特别是脑卒中。美国每年有 7.5 万 ～ 10 万例脑卒中与房颤有关。我国在平均 70 岁的非瓣膜病房颤患者中，缺血性脑卒中的发生率为 5.3%，与欧美国家（4% ～ 6%）相似。住院房颤患者的脑卒中患病率为 24.8%，且呈明显年龄增加趋势，80 岁以上患者的患病率达 32.9%。

2. 诱发及危险因素

（1）不可改变的危险因素：房颤的患病率随年龄的增长而增加，＜60 岁的人群患病率较低，而 80 岁以上的人群可高达 8%。

（2）可控的危险因素

1）甲状腺功能亢进症、瓣膜性心脏病、阻塞性睡眠呼吸暂停综合征、心力衰竭等疾病，应积极治疗原发病，避免房颤的发生。

2）高血压、2 型糖尿病、血脂异常、冠心病、代谢综合征患者通过积极有效的治疗，使各项指标达标，并做好相关疾病的二级预防，从而减少房颤的发生。

3）肥胖、长期熬夜、经常处于焦虑和紧张状态、大量饮酒、喝浓茶和咖啡、过度体力活动等因素，通过改善生活方式可达到控制房颤危险因素的目的。

本患者为老年人，既往有高血压病史，需控制血压和维持血压稳定。

3. 病例评估 患者没有认识到房颤的危害性，依从性差，抗凝治疗过程中易出现风险，需要医生对其进行耐心的劝导，反复交代治疗的目的、意义及按时服药的重要性，并充分解释本病的特点、预后，以增强其依从性，积极配合治疗，明白日常生活应注意的问题，掌握如何进行康复治疗的知识。同时详细评估该患者的病情，必要时行射频消融术根治。

（三）预防措施

1. 防止诱发和危险因素的发生。避免紧张，注意休息，少喝浓茶和咖啡。

2. 定期检查心电图、电解质、肝功能、凝血功能、B 型钠尿肽等；用药后定期复诊及观察用药效果和调整用药剂量。

3. 定期评估患者病情，必要时行射频消融术根治。

第十节 心力衰竭案例

（一）案例概要

患者，男，57 岁。间断出现胸闷、气促伴心悸 11 年，加重 5 天。

1. 病史

（1）现病史：患者 11 年前开始劳累时出现胸闷、气促，伴心悸，休息后缓解。2 年前上述症状明显加重，一般活动也出现胸闷、心悸、呼吸困难，曾就诊于当地医院，行冠状动脉造影未见明显异常。5 天前患者胸闷、呼吸困难加重，不能平卧，无出汗，无发热、咳嗽、咯血，无恶心、呕吐，为求进一步诊治入院。自发病以来饮食可，睡眠差，精神差，大小便正常。

（2）既往史：既往无高血压、糖尿病、脑血管病及慢性支气管炎病史，否认肝炎、结核病等传染病病史，无长期大量饮酒史。无手术、外伤及输血史，无药物及其他过敏史。

2. 体格检查 T 36.6℃，R 21 次/分，P 98 次/分，BP 125/80mmHg。神清，精神差、烦躁，发绀，半卧位。颈静脉充盈，双下肺可闻及小水泡音，散在干啰音。心界向左下扩大，HR 98 次/分，律齐，各瓣膜听诊区未闻及杂音。腹软，无压痛、反跳痛及肌紧张，肝肋下 2cm，质中等，脾未触及，肠鸣音正常。四肢肌力及肌张力正常，双下肢轻度凹陷性水肿。生理反射存在，病理反射未引出。

3. 辅助检查

（1）血常规：白细胞 $7.20 \times 10^9/L$，中性粒细胞百分比 70%，红细胞 $4.23 \times 10^{12}/L$，血红蛋白 120g/L，血小板 $239 \times 10^9/L$。

（2）血气分析（乳酸测定）：pH 7.41，二氧化碳分压 29.6mmHg，氧分压 85mmHg，动脉氧饱和度 92%。

（3）血糖 6.7mmol/L；B 型钠尿肽前体 2879ng/L；肌钙蛋白 0.043μg/L。D - 二聚体 0.10mg/L。

（4）尿常规、大便常规、凝血功能、血脂、肝功能、肾功能、电解质均正常。

（5）心电图：窦性心律，完全性左束支传导阻滞（QRS = 150ms），$V_1 \sim V_4$ 导联呈 rS 型。

（6）超声心动图：左心房、左心室明显增大。左心室室壁运动弥漫性减低。LVEF 26%，FS 19%。二尖瓣中量反流。三尖瓣少量反流。余各瓣膜回声及活动未见异常。左心室收缩及舒张功能减低。

（7）胸部 X 线片：两肺纹理增重，心影明显增大，膈面光滑，两侧肋膈角锐利清晰。

4. 诊断

（1）扩张型心肌病。

（2）心律失常，完全性左束支传导阻滞。

（3）全心衰竭，心功能Ⅳ级（NYHA 分级）。

5. 病情评估　心力衰竭（heart failure，HF）简称"心衰"，是各种心脏结构或功能性疾病导致心室充盈和/或射血功能受损，心排血量不能满足机体组织代谢需要，以肺循环和/或体循环淤血，器官、组织血液灌注不足为临床表现的一组综合征，主要表现为呼吸困难、体力活动受限和体液潴留。

（1）类型

1）左心衰、右心衰和全心衰：左心衰由左心室代偿功能不全所致，以肺循环淤血为特征，临床较为常见。单纯的右心衰主要见于肺源性心脏病及某些先天性心脏病，以体循环淤血为主要表现。左心衰后肺动脉压力增高，使右心负荷加重，右心衰继之出现，即为全心衰。心肌炎、心肌病患者左、右心同时受损，左、右心衰可同时出现而表现为全心衰。

2）急性和慢性心衰：根据心衰发生的时间、速度、严重程度可分为慢性心衰和急性心衰。急性心衰系因急性的严重心肌损害、心律失常或突然加重的心脏负荷，使心功能正常或处于代偿期的心脏在短时间内发生衰竭或慢性心衰急剧恶化。临床上以急性左心衰常见，表现为急性肺水肿或心源性休克。慢性心衰有一个缓慢的发展过程，一般均有代偿性心脏扩大或肥厚及其他代偿机制的参与。

2018 中国心衰诊治指南根据左心室射血分数（LVEF），将心衰分为射血分数降低的心衰（HFrEF）、射血分数保留的心衰（HFpEF）和射血分数中间值的心衰（HFmrEF）。

（2）急性心衰的分型和分级：根据是否存在淤血（分为"湿"和"干"）和外周组织低灌注情况（分为"暖"和"冷"）的临床表现，可将急性心衰患者分为 4 型："干暖""干冷""湿暖"和"湿冷"，其中"湿暖"型最常见。

大多数急性心衰患者表现为收缩压正常或升高（>140mmHg，高血压性急性心衰），只有少数（5%~8%）表现为收缩压低（<90mmHg，低血压性急性心衰）。低血压性急性心衰患者预后差，尤其是同时存在低灌注时。

（3）心衰的诊断和评估：心衰的诊断和评估依赖于病史、体格检查、实验室检查、心脏影像学检查和功能检查。慢性心衰诊断流程：首先，根据病史、体格检查、心电图、胸部 X 线片判断有无心衰的可能性；然后，通过 BNP 检测和超声心动图明确是否存在心衰（诊断标准见表 6-7），再进一步确定心衰的病因和诱因；最后，还需评估病情的严重程度及预后，以及是否存在并发症及合并症。全面准确的诊断是心衰患者有效治疗的前提和基础。

表 6-7 心衰的诊断标准

诊断标准	射血分数降低的心衰（HFrEF）	射血分数中间值的心衰（HFmrEF）	射血分数保留的心衰（HFpEF）
1	具有心衰的症状和/或体征		
2	LVEF <40%	LVEF 40%~49%	LVEF≥50%
3	利钠肽升高，并符合以下至少 1 条： （1）左心室肥厚和/或左心房扩大 （2）心脏舒张功能异常		

注：利钠肽升高为 B 型钠尿肽（BNP）>35ng/L 和/或 N 末端 B 型钠尿肽前体（NT-pro BNP）>125ng/L；心脏舒张功能异常指标包括 E/e′≥13、e′平均值（室间隔和游离壁）<9cm/s。

本患者为中年男性，间断出现胸闷、气促伴心悸 11 年，加重 5 天。结合查体、超声心动图、B 型钠尿肽前体测定及胸部 X 线片等检查应属于扩张型心肌病；完全性左束支传导阻滞；慢性全心衰竭急剧恶化，C 阶段（临床心力衰竭阶段），湿冷型，心功能Ⅳ级（NYHA 分级）。目前病情危重，患者精神紧张，易发生恶性心律失常或进入 D 阶段（难治性终末期心力衰竭阶段），因此需向患者家属详细交代病情，征得家属及患者的配合，积极主动对症处理，使病情迅速稳定下来。

6. 诊疗计划

（1）诊断计划

1）基本项目：血常规、尿常规、血液生化、BNP 或 NT-proBNP 测定、超声心动图、心电图等。

2）推荐项目：24 小时动态血压监测、X 线胸片、肌钙蛋白、6 分钟步行试验、心脏磁共振（CMR）、冠状动脉造影、心脏 CT 血管造影（CTA）等。

（2）治疗计划

1）治疗原则：减轻心脏前后负荷、改善心脏收缩和舒张功能、积极治疗诱因和病因。

2）一般治疗：调整体位、吸氧、心电监护，低盐低脂饮食，记录液体出入量。

3）药物治疗：沙曲巴库缬沙坦 50mg，每日 2 次；美托洛尔 6.25mg，每日 2 次；螺内酯 20mg，每日 1 次；伊伐布雷定 2.5mg，每日 2 次；呋塞米 20mg 静脉注射，每日 2 次；毛花苷 C 0.4mg 静脉注射，每日 1 次；硝普钠 50mg + 生理盐水 50ml 避光泵入，速度 $1ml/h = 16.7\mu g/min$，根据血压调整剂量，常用量为 $3\mu g/(kg \cdot min)$；也可用左西孟旦。

本患者病程长、病情重，药物规范治疗可改善预后。心电图：窦性心律，完全性左束支传导阻滞（QRS = 150 毫秒），是心脏再同步化治疗（CRT）的适应证。

（二）案例分析

1. 流行病学 慢性心衰是心血管疾病的终末期表现和最主要的死因，是 21 世纪心血管领域的两大挑战之一。根据我国 2003 年的抽样调查，成人心衰患病率为 0.9%；发达国家患病率为 1%～2%，每年发病率约 0.5%。随着年龄增长，心衰患病率迅速增加，70 岁以上人群患病率达 10% 以上。心衰患者 4 年死亡率达 50%，严重心衰患者 1 年死亡率高达 50%，而年龄校正的心衰死亡率亦呈上升趋势。尽管目前心衰治疗有了很大进展，但心衰患者死亡人数仍在不断增加。冠心病、高血压已成为慢性心衰的最主要病因，根据 2005 年对我国 17 个地区的慢性心衰病因调查，冠心病居首位，其次为高血压，风湿性心脏病比例则趋下降，但瓣膜性心脏病仍不可忽视。同时慢性肺心病和高原性心脏病在我国也具有一定的地域高发性。

2. 诱因及危险因素

（1）基本病因：主要由原发性心肌损害和心脏长期容量和/或压力负荷过重导致心肌功能由代偿最终发展为失代偿两大类。

1）原发性心肌损害：缺血性心肌损害，以冠心病心肌缺血、心肌梗死最常见；心肌炎和心肌病，以病毒性心肌炎及原发性扩张型心肌病最为常见；心肌代谢障碍性疾病，以糖尿病心肌病最为常见。

2）心脏负荷过重：后负荷过重，常见于高血压、主动脉瓣狭窄、肺动脉高压、肺动脉瓣狭窄等左、右心室收缩期射血阻力增加的疾病；前负荷过重，常见于心脏瓣膜关闭不全及左、右心或动、静脉分流性先天性心血管病。

（2）诱因：有基础心脏病的患者，其心衰症状往往由一些增加心脏负荷的因素所诱发。如感染、心律失常、血容量增加、情绪激动等。

本患者属于扩张型心肌病，全心衰竭，不堪重负，任何一项诱发及危险因素均可致其发生恶性心律失常或进入 D 阶段（难治性终末期心力衰竭阶段）。

3. 病例评估　目前患者心情抑郁，感觉自己生活质量差，同时对自身身体状况及预后感到担心，内心忧虑过重，经常失眠。医生及护士要向患者及其家属讲解心力衰竭的病因、危害性、日常生活应该注意的事项、规律服药及如何进行康复等知识，稳定患者情绪；督促患者及其家属积极配合制订的治疗方案，接受专科治疗。同时，应注意对患者家属进行疾病相关知识的健康教育，给予患者精神上的鼓励与支持。

（三）预防措施

1. 防止初始心肌损伤，消除心血管疾病病因。鉴于冠状动脉疾病和高血压已逐渐上升为心衰的主要病因，因此，应积极控制血压、血糖、调脂治疗和戒烟等。感染性心内膜炎和心包炎应及时应用抗生素治疗。贫血性心脏病患者应寻找病因及时纠正贫血。积极防治上呼吸道感染及治疗风湿热，可减少风湿性心脏病的发生。

2. 防止心肌进一步损伤。急性心肌梗死期间，成功的溶栓治疗或经皮冠状动脉介入（PCI）治疗，可有效防止心肌损伤，从而降低心衰的发生率和死亡率。心肌梗死恢复期，应用血管紧张素转换酶抑制药（ACEI）或 β 受体阻断药，可降低再梗死或死亡的危险性。

3. 防止心肌损伤后的恶化。凡已有左心室功能不全者，不论是否出现症状，均应给予 ACEI 治疗，以降低发展成严重心衰的危险性。

4. 定期复诊，及时调整治疗方案。

第十一节　主动脉夹层案例

（一）案例概要

患者，男，67 岁。胸骨后疼痛 1 天。

1. 病史

（1）现病史：患者入院前 1 天在搬运重物时突发胸骨后疼痛，程度剧烈，伴出汗、气促，症状持续不缓解。无头痛、头晕、咳嗽、咳痰、咯血、恶心、呕吐、腹痛、腹泻、反酸、胃灼热等症状，就诊于当地医院，给予静脉镇痛对症治疗，约 4 小时后症状稍缓解。多次行心电图检查示窦性心律，大致正常心电图，无动态演变；心肌酶各项指标正常。为进一步诊治，以"胸痛待查"收住院。发病以来患者饮食可，睡眠差，精神紧张，大小便正常。

（2）既往史：既往高血压病史 10 余年，最高达 180/120mmHg，平素口服硝苯地平缓释片和依那普利控制血压，药物治疗不规律，血压控制欠佳；吸烟 35 年，约 10 支/日，偶尔饮酒。

2. 体格检查 T 36.5℃，P 91 次/分，R 23 次/分，BP 150/65mmHg（左上肢）、150/70mmHg（右上肢）。急性痛苦面容，颈静脉无充盈，双肺呼吸音清，未闻及干、湿啰音。心界不大，HR 91 次/分，律齐，心音低，各瓣膜听诊区未闻及杂音。腹部查体未见异常体征，四肢肌力及肌张力正常。生理反射存在，病理反射未引出。双侧足背动脉波动尚可。

3. 辅助检查

（1）血常规：白细胞 7.74×10^9/L，中性粒细胞百分数 79%，红细胞 4.73×10^{12}/L，血红蛋白 140g/L，血小板 287×10^9/L。

（2）血糖 6.40mmol/L，B 型钠尿肽前体 194ng/L，D－二聚体 7.10mg/L，肌钙蛋白 0.043μg/L。

（3）血气分析（乳酸测定）：pH 7.41，二氧化碳分压 29.6mmHg，氧分压 85mmHg，动脉氧饱和度 92%。

（4）尿常规、大便常规＋潜血，凝血功能、血脂、肝功能、电解质、甲状腺功能正常，院感阴性。

（5）心电图：窦性心律，大致正常心电图。

（6）主动脉 CTA：①主动脉夹层（De Bakey Ⅲ 型），增强扫描于降主动脉至腹主动脉，管腔内可见迂曲走行的低密度影，将管腔分成真、假两个腔隙，其内可见内膜片，假腔较真腔大。腹支、双侧肾动脉、肠系膜上下动脉显影尚可（图 6－2）。②鸟嘴征，即夹层内膜与外膜之间的锐角区域（箭头指示），增强扫描后其内可见高密度造影剂或低密度血栓，它只见于假腔，与内膜方向改变有关。

4. 诊断

（1）急性主动脉夹层。

（2）高血压病 3 级，很高危。

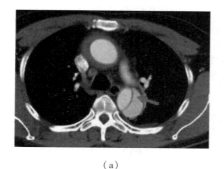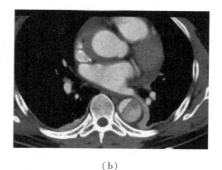

（a）　　　　　　　　　　　　　（b）

图 6 – 2　主动脉 CTA

5. 病情评估　主动脉夹层（aortic dissection，AD）是指血液通过主动脉内膜的破口进入主动脉壁中层而形成的血肿。

AD 的分类：①根据起源和累及的主动脉范围主要有 De Bakey 法和 Stanford 法。De Bakey 法：Ⅰ型起源于升主动脉，扩展至主动脉弓或其远端；Ⅱ型起源并局限于升主动脉；Ⅲ型起源于降主动脉沿主动脉向远端扩展，罕见情况下逆行扩展至主动脉弓和升主动脉。Stanford 法：A 型为无论起源部位，所有累及升主动脉的夹层分离；B 型为所有不累及升主动脉的夹层分离。②按持续时间分：夹层分离出现在 2 周内的定义为急性，2 周或 2 周以上为慢性。

主动脉夹层是心血管疾病中的灾难性重危症，如不及时诊治，48 小时内死亡率可高达 50%，主要致死原因为主动脉夹层动脉瘤破裂至胸、腹腔或心包腔，进行性纵隔、腹膜后出血，以及急性心力衰竭或肾衰竭。该患者为老年男性，有高血压病史，且血压控制不理想；目前病情不稳定，患者精神紧张，易致夹层进展，合并严重并发症。因此需向患者家属详细交代病情，积极主动对症处理，使病情迅速稳定下来。

6. 诊疗计划

（1）必需的检查项目：血常规、尿常规、大便常规＋潜血；肝肾功能、电解质、血脂、血糖、血型、凝血功能、D – 二聚体、心肌损伤标志物、血气分析、C 反应蛋白；心电图、床旁 X 线胸片、超声心动图，主动脉 CTA 或 MRA；四肢血压（ABI）。

根据患者情况可选择感染性疾病筛查（乙型肝炎、丙型肝炎、艾滋病、梅毒等）、红细胞沉降率等。

（2）处理原则：一旦确诊，应当立即开始内科处理。根据影像学结果，对 De Bakey Ⅰ 型和 Ⅱ 型夹层患者，为防止夹层恶化和破裂，应当尽早行外科手术治疗。对 De Bakey Ⅲ 型患者，如病情稳定，不伴有并发症，可选择内科综合治疗。该患者属于 De bakey Ⅲ 型，采取介入治疗，在主动脉内置入带膜支架后，病情稳定。

（3）药物选择

1）急性期早期用药：①控制疼痛，对持续剧烈的疼痛，可选用吗啡、哌替啶和镇静药等，镇痛有助于控制血压和心率。根据疼痛控制情况，可每 6～8 小时重复使用 1 次。缺点是有可能出现药物依赖。疼痛剧烈的患者，可采用镇痛泵。②尽快控制血压和心率至可耐受的低限，二者同步进行，可选用 β₁ 受体阻断药和血管扩张药联合应用。首选静脉给药路径，如选用硝普钠加美托洛尔和/或乌拉地尔或艾司洛尔等，快速（10 分钟内）将血压降至 140/90mmHg 以下，心率降至 70 次/分以下；若病情允许，患者能耐受，逐渐调整剂量，将血压和心率分别降至 100/70mmHg 和 50 次/分左右。

2）急性期症状缓解后用药：症状缓解后，可逐步改用口服降压药物，如在 β 受体阻断药和或非二氢吡啶类钙通道阻滞药的基础上，加用二氢吡啶类钙通道阻滞药、ARB、ACEI、利尿药等，继续将血压和心率控制在理想水平。

（二）案例分析

1. 流行病学　主动脉夹层以其高死亡率成为威胁人类健康和生命的主要疾病之一。美国本病年发病率为（25～30）/100 万，国内无详细统计资料，但近年来临床病例数有明显增加趋势。临床特点为急性起病，突发剧烈疼痛、休克和血肿压迫相应的主动脉分支血管时出现的脏器缺血症状。发病率与年龄呈正相关，50～70 岁为高发年龄，男性较女性多发。主要死亡原因为合并严重并发症。

2. 诱因及危险因素　AD 的病因至今未明确，80% AD 分离有高血压，系高血压的严重并发症之一，任何破坏中层弹性或肌肉成分完整性的疾病进程都使主动脉易患夹层分离，高血压可促进囊性中层坏死。动脉粥样硬化患者夹层多出现在降主动脉，可能与形成粥样溃疡有关。囊性中层退行性病变是数种遗传性结缔组织缺陷的内在特点，如马方综合征。40 岁以下妇女有半数夹层分离发生于妊娠期，而妊娠期间伴有马方综合征和主动脉扩张的妇女患夹层分离的风险更大。医源性主动脉损伤，如动脉内导管术及主动脉球囊反搏都可能引起 AD 分离。还有梅毒性主动脉炎、巨细胞性主动脉炎、贝赫切特综合征、多发性大动脉炎也可引起 AD 分离。另外，一些内分泌疾病，如甲状腺功能减退、肾上腺皮质功能亢进，造成主动脉壁薄弱而易剥离。一些先天性血管畸形，如主动脉单瓣畸形和可能的主动脉缩窄，常易患 AD 分离。

3. 病例评估　患者现存在焦虑、紧张情绪，对自己的病情及预后不了解，总是担心是否能完全治愈，是否会复发、破裂或留下后遗症，是否会影响自己的生活，疑虑重重，内心忧郁过重。应及时给予患者心理疏导，调整患者的精神与心理状态，消除不必要的思想负担和精神压力，帮助患者及其家属正确认识 AD，积极配合制订的治疗方案，接受专科治疗，了解日常生活中应注意的事项，掌握如何进行康复治疗的知识。

（三）预防措施

1. 一级预防　在正常人群中预防主动脉夹层属于一级预防。早期发现和积极治疗高血压、动脉粥样硬化、马方综合征、医源性主动脉损伤、梅毒性主动脉炎、巨细胞性主动脉炎、贝赫切特综合征、多发性大动脉炎、甲状腺功能减退症、肾上腺皮质功能亢进症等相关疾病。

2. 二级预防　随访时应该将血压控制在正常范围内，终身服用 β 受体阻断药并进行影像学检查，MRI 比较常用，因为 MRI 无创伤且能帮助了解解剖细节，评价随访期间病变情况，患者出院 2 年内复发危险度最高，而后逐步降低，因此强调早期经常随访的重要性。该患者主动脉夹层已经分离，应积极主动控制相关因素，定期随访，规范治疗，以防复发。

第七章　全科医生规范化培训的
消化系统案例解析

本章通过案例概要（病史、体格检查、辅助检查、诊断、病情评估和诊疗计划）、案例分析（流行病学、诱因及危险因素和病例评估）和预防措施等对消化系统的 12 个病例进行案例解析，树立规范的病案格式，解决医学生理论与实践相结合的问题。

第一节　胃食管反流病案例

（一）案例概要

患者，男，49 岁，已婚，司机。间断胸骨后烧灼感 2 月余，加重 3 天。

1. 病史

（1）现病史：患者于 2 月前无明显诱因出现胸骨后烧灼感，进食后加重，尤以进食甜品及进食过多后明显，每次发作持续 1~2 小时，晨起症状可减轻，夜间平卧后加重，无肩背部放射，伴恶心，无呕吐，伴嗳气，无胸闷、气促，无心悸、大汗，偶有咳嗽、咳痰，间断就诊于当地诊所，给予口服"奥美拉唑、多潘立酮"等药物，症状可稍缓解，未行进一步检查及治疗。3 天前情绪激动后上述症状加重，症状持续时间延长，影响进食及睡眠，遂于当地行胃镜检查示反流性食管炎、食管溃疡，今日为行进一步诊治来院。

（2）既往史：既往无高血压、糖尿病、冠心病病史，无肝炎、结核病、伤寒等传染病病史，平素饮食不规律，日常缺乏体育锻炼，吸烟 20 余年，10~20 支/日，饮酒 10 余年，平均每周饮酒 1 次，每次量约 500ml，家庭收入稳定，家庭关系紧密，患者心理健康。

2. 体格检查　T 36.5℃，P 90 次/分，R 19 次/分，BP 128/105mmHg。发育正常，营养中等，体形肥胖。自主体位，神志清楚，表情自然，查体合作，浅表淋巴结未触及肿大，皮肤巩膜无黄染，未见肝掌及蜘蛛痣。双肺呼吸音清，未闻及干、湿啰音。HR 90 次/分，律齐，各瓣膜听诊区未闻及病理性杂音。腹平坦，软，全腹无肌紧张、压痛及反跳痛，腹叩鼓音，移动性浊音阴性，肠鸣音正常存在。

3. 辅助检查

（1）血常规、肝肾功能、电解质、凝血功能、肿瘤五项、输血前检查均未见明显异常，便潜血阳性，尿常规未见异常。

（2）腹部彩超：肝、胆、胰、脾、肾未见异常。

（3）心电图：大致正常心电图。

（4）胃镜：食管下段可见多条条索状糜烂带，部分融合（图7-1）。镜下诊断反流性食管炎（LA-C）。

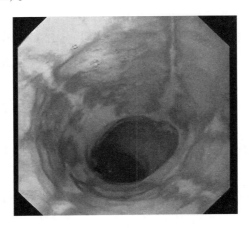

图7-1　胃食管反流病胃镜下表现

4. 诊断　胃食管反流病。

5. 病情评估　胃食管反流病（gastroesophageal reflux disease，GERD）由胃十二指肠内容物反流入食管引起不适症状和/或并发症的疾病。根据是否导致食管黏膜糜烂、溃疡，分为反流性食管炎（RE）及非糜烂性反流瘤（NERD）。临床表现多样：①食管症状。典型症状为反流和胃烧灼；非典型症状为胸痛、吞咽困难、胸骨后异物感。②食管外症状。轻者：咽喉炎、慢性咳嗽、哮喘和牙蚀症；重者：吸入性肺炎、肺间质纤维化。③并发症。上消化道出血，食管狭窄，巴雷特（Barrett）食管。反流性食管炎内镜下损害程度采用洛杉矶（Los Angeles，LA）分级（表7-1）。

表7-1　内镜下反流性食管炎的洛杉矶分级

分级	内镜描述
A	1个或1个以上食管黏膜破损，长径<5mm
B	1个或1个以上黏膜破损，长径>5mm，但没有融合性病变
C	黏膜破损有融合，但<75%的食管周径
D	黏膜破损融合，至少达到75%的食管周径

该患者为中年男性，慢性起病，本次因情绪激动诱发。有吸烟、饮酒、喜爱甜食及过饱等不良饮食及生活习惯，缺乏体育锻炼，肥胖。内镜下病损分级为 LA－C，药物治疗停药后有极高的复发率，需要维持治疗。患者经济收入稳定，文化水平一般，能够听从医护人员指导，家庭支持条件可。

6. 诊疗计划

（1）诊断计划：

1）胃镜检查是诊断 GERD 最准确的检查手段。

2）食管测压，检测食管是否存在过度酸反流。

3）24 小时食管 pH 监测：测定食管下括约肌（LES）的压力，评估反流与症状之间的关系。可用于：考虑内镜或手术治疗前，评估 PPI 疗效，对 GERD 的诊断存有疑问时。

4）质子泵抑制剂试验（PPI test）：是临床诊断 GERD 的有效方法，诊断的同时启动了治疗。

（2）治疗计划：治疗目标为缓解症状，治愈食管炎，提高生活质量，预防复发和并发症。

1）一般治疗：①改变不良生活方式。适当运动或体力劳动，减轻体重，尽量将 BMI 控制在 <25kg/m²，改变睡眠习惯，抬高床头 15°～20°，睡前 3 小时不再进食。戒烟、限制饮酒。②去除病因。避免喝浓茶、咖啡、可乐、巧克力等。避免服用硝酸甘油、抗胆碱能药物、茶碱、钙通道阻滞药等。减少引起腹压增高的因素，如肥胖、便秘、避免穿紧身衣、长时间弯腰劳作等。

2）药物治疗：①抑酸。重症，质子泵抑制剂（PPI），标准剂量，4～8 周；轻、中症，组胺 2 受体拮抗药（H₂RA）标准剂量，4～8 周。②抗酸。轻症、间歇发作时短期缓解症状。③促胃肠动力。多潘立酮、莫沙必利、依托必利，辅助抑酸药。④黏膜保护剂。磷酸铝凝胶，铝镁混悬液。⑤治疗并发症。食管狭窄：可行胃镜下食管扩张术，术后长程 PPI 维持治疗，年轻患者可考虑行抗反流手术。Barrett 食管：PPI 长程维持治疗，定期随访，可内镜下切除不典型增生病灶，或手术治疗。

（二）案例分析

1. 流行病学 胃食管反流病在西方国家十分常见，人群中 7%～15% 有胃食管反流症状，发病随年龄增长而增加，40～60 岁为高峰发病年龄，男女发病无差异，但有反流性食管炎者，男性多于女性（男：女为 2：1～3：1）。与西方国家比较，胃食管反流病在我国发病率较低，病情亦较轻。

2. 诱因及危险因素

（1）中老年人：目前普遍认为，胃食管反流病的发病随年龄增长而增加，40～

60 岁为发病高峰年龄。

（2）男性：多数报道认为，反流性食管炎患者中，男性患者显著多于女性。调查显示其男女发病率之比为 2.4：1。

（3）肥胖：肥胖是反流性食管炎主要症状发生的中度危险因素。超重是胃食管反流病患者中普遍存在的现象。

（4）吸烟：经常吸烟是胃食管反流病的危险因素。

（5）饮酒：很多研究发现，饮酒与胃食管反流病呈显著相关。

（6）食管裂孔疝：食管裂孔疝和反流性食管炎的关系令人注目。

（7）精神因素：研究显示，离异和有沉重生活压力的人易患本病。而另一项研究也发现，劳累、精神紧张、生气都与症状性胃食管反流病的患病关系较大，提示心理压力可能是其危险因素。

3. 病例评估 胃食管反流病患者常有明显的抑郁和焦虑，应消除患者的紧张心理，使患者积极接受和配合治疗，在抑酸治疗的基础上进行必要的心理疏导，有利于疾病的康复。

（三）预防措施

1. 过度肥胖者会增大腹压而促成反流，所以应避免摄入促进反流的高脂食物，减轻体重。

2. 少食多餐，睡前 4 小时内不宜进食，以使夜间胃内容物和胃压减到最低程度，必要时将床头抬高 10～20cm。这对减轻夜间平卧时的反流甚为重要，利用重力来清除食管内的有害物质。

3. 避免在生活中做长久增加腹压的各种动作和姿势，包括穿紧身衣及束紧腰带，有助于防止反流。

4. 戒烟、限酒，少食巧克力和咖啡等。

第二节 食管癌案例

（一）案例概要

患者，男，71 岁，已婚，农民。进食哽噎感 1 月余，恶心、呕吐 2 天。

1. 病史

（1）现病史：患者 1 月余前无明显诱因出现进食哽噎感，进食馒头等干性食物时症状明显，伴胸骨后疼痛不适，伴间断反酸、胃灼热（烧心）、恶心、呕吐，呕吐物为白色黏液，未混有食物残渣及咖啡色样物质，呕吐后再进食症状可稍好转，无腹痛、腹胀，无胸闷、气促，无咳嗽、咳痰，无发热，自行服用艾司奥美拉唑肠溶片，症状可稍缓解。2天前进食硬质食物后哽噎症状较前加重，呃逆明显，伴恶心、呕吐，呕吐物为胃内容物，伴胸闷，伴反酸、胃灼热，无气促、心悸，无发热，为进一步诊治入院。自发病以来，患者精神、睡眠、饮食欠佳，大便每日1次，为黄褐色成形便，量少，小便量可，体重下降约4kg。

（2）既往史：既往体健，无高血压、糖尿病、冠心病病史，无肝炎、结核、伤寒等传染病病史，无烟酒等不良嗜好，无手术、外伤、输血史，无药物及食物过敏史。

2. 体格检查 T 36.4℃，P 68次/分，R 18次/分，BP 160/68mmHg。神清，精神欠佳，浅表淋巴结未触及肿大，结膜稍苍白，巩膜无黄染，双肺呼吸音粗，未闻及干、湿啰音，HR 68次/分，律齐，各瓣膜听诊区未闻及器质性杂音，腹软，无压痛、反跳痛、肌紧张，墨菲（Murphy）征阴性，肝脾未触及，肠鸣音正常，双下肢无水肿，四肢肌力正常，肌张力适中，生理反射正常存在，双侧Babinski征阴性。

3. 辅助检查

（1）实验室检查：血常规示红细胞 3.5×10^{12}/L，血红蛋白92g/L。肝、肾功能未见明显异常。

（2）胸部+全腹CT：①右肺上叶索条。②纵隔内大血管及冠状动脉管壁钙化。③食管中段管壁增厚，管腔狭窄，结合病史，考虑食管癌。④甲状腺右侧叶多发结节状钙化灶。⑤左下肾盏点状高密度，考虑小结石。⑥盆腔少量积液。

（3）心电图：窦性心律，大致正常心电图。

（4）彩超：肝、胆、胰、脾彩超未见明显异常。

（5）胃镜：距门齿30～35cm管腔内见不规则黏膜隆起，表面粗糙，凹凸不平，占管腔1/2，边界不清，质脆，触之易出血，取活检4块。考虑食管癌。

（6）病理：（食管）中分化鳞状细胞癌（图7-2）。

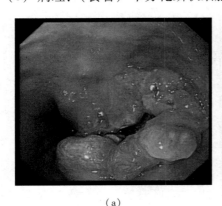 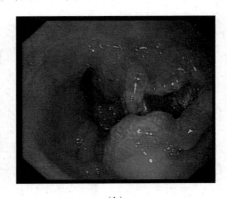

（a）　　　　　　　　　　　　　　　（b）

图7-2　食管鳞状细胞癌胃镜下表现

4. 诊断 食管中分化鳞状细胞癌。

5. 病情评估 食管癌（esophageal cancer）是原发于食管黏膜上皮的恶性肿瘤，主要为鳞癌和腺癌，临床上以进行性吞咽困难为进展期典型症状，预后取决于肿瘤分期。早期症状多不典型，包括胸骨后不适、烧灼感、针刺或牵拉样痛，可有食物通过缓慢、滞留或轻度哽噎感；中晚期可出现进行性吞咽困难，食物反流，吞咽疼痛或其他症状。早期体征可缺如；晚期可出现消瘦、贫血、营养不良、脱水或恶病质等。当癌转移时，可触及肿大而质坚的浅表淋巴结或肿大而有结节的肝脏。

该男性患者71岁，经济条件可，易沟通，主因进食哽噎感1月余，恶心、呕吐2天入院。已行电子胃镜检查及病理，明确诊断为食管癌，可行手术或放、化疗等治疗，已向患者家属交代病情，家属表示知情理解，患者有跌倒、坠床高危，嘱患者慢起慢坐。

6. 诊疗计划

（1）诊断计划：患者经胃镜及病理活检，诊断明确，主要需进行可切除性评估，必要时可行食管造影检查，TNM分期需手术后确定。

（2）治疗计划：暂禁食水，内科补液支持治疗，进行可切除性评估。病灶可切除者，采取以手术为主的综合治疗；不可切除者采取以放、化疗为主的综合治疗。安排胸外科、肿瘤科会诊，协助制订下一步诊疗方案。

如患者失去手术机会，出现吞咽梗阻严重、食管呼吸道瘘时，可通过内镜置入食管支架，解除吞咽困难，封堵瘘口，改善生活质量。

（二）案例分析

1. 流行病学 食管癌是常见的消化道肿瘤，其发病率在全球恶性肿瘤中排第七位，死亡率排第六位。中国是食管癌高发国家，每年新发病例约占全球的一半。在中国男性中，食管癌的发病率和死亡率分别位于第五位和第四位。

2. 诱因及危险因素 食管癌的发生与BMI、肿瘤家族史、吸烟、饮水温度、饮用水源、白天休息时间、饮食（是否规律，是否食用、油炸食物、腌腊食物、谷类及其制品、蔬菜类、水果类、坚果类和豆类及其制品）有关，临床应加强膳食合理和多样化，帮助患者养成良好的饮食习惯，有效控制食管癌的发生。

3. 病例评估 患者为老年男性，小学文化，对食管癌认识较少，发现时已是食管癌晚期，预后较差，心理素质较差，对自己确诊食管癌感到焦虑、恐惧不安。应积极给予其心理安慰，根据患者需要和接受能力，提供疾病相关信息，帮助其分析疾病诊治中的有利因素，发动家庭成员及周围亲友，帮助患者渡过难关，使患者看到希望，消除患者的顾虑和消极心理，增强其对治疗的信心。

（三）预防措施

1. 一级预防　主要是避免一些高危因素，如改变不良饮食生活习惯（如戒烟、避免重度饮酒、防霉、避免亚硝酸摄入）和改良水质、改善营养卫生。

2. 二级预防　对高发区高危人群进行食管癌筛查可以早期发现食管癌或癌前病变，起到早诊早治和预防的作用。对高危人群的筛查是防治食管癌的重点，食管癌的高危人群：居住生活在食管癌高发地区、年龄在 40 岁以上、有直系亲属食管癌或消化道恶性肿瘤病史或其他恶性肿瘤病史、有食管癌的癌前疾病或癌前病变。

3. 三级预防　对食管癌患者进行积极有效的治疗，以改善生存质量，延长生存期。

第三节　胃癌案例

患者，女，67 岁，汉族，已婚，农民。间断腹部不适 2 月余。

（一）案例概要

1. 病史

（1）现病史：患者于 2 月前无诱因出现腹部不适，进食后加重，性质描述不清，以腹部胀满为主，无肩背部放射，与体位无关，伴食欲缺乏，进食量少，无恶心、呕吐，无反酸、胃灼热，无咳嗽、咳痰，无胸闷、气促，无发热，无头晕、头痛，无心悸、大汗，体重进行性下降约 5kg。为行进一步诊治来院，行胃镜检查提示贲门胃底癌，已取病理，结果待回报，门诊以"贲门胃底癌"收入院。

（2）既往史：既往因"脑梗死"入院治疗，目前四肢活动可，未遗留明显后遗症，无高血压、糖尿病、冠心病病史，无肝炎、结核病、伤寒等传染病病史，无手术、外伤史，无输血史。

2. 体格检查　T 36.0℃，P 119 次/分，R 20 次/分，BP 122/98mmHg，发育正常，营养中等，体形消瘦，自主体位，神志清楚，表情自然，查体合作，左侧颈部可触及多发肿大淋巴结。双肺呼吸音清，未闻及干、湿啰音，心律齐，各瓣膜听诊区未闻及杂音，腹平坦，软，无压痛、反跳痛及肌紧张，肝脾未触及，叩鼓音，肠鸣音正常，双下肢无水肿。直肠指检未扪及包块。

3. 辅助检查

（1）白蛋白 32.5g/L。血常规、输血前检查、肾功能、电解质均未见明显异常。

（2）凝血功能：纤维蛋白原 4.42g/L、D-二聚体 17.37mg/L。

（3）肿瘤标志物：癌胚抗原 15.09ng/ml↑、CA19-9 74.97U/ml↑、CA125 117.2 U/ml↑。

（4）肺部+全腹 CT：①左侧颈部、锁骨上下区及左侧胸廓入口处多发肿大淋巴结。②左侧第 5 前肋骨痂形成。③双肺背侧坠积效应。④纵隔内多稍大淋巴结。⑤纵隔内大血管及冠状动脉钙化。⑥胃壁增厚，请结合胃镜。⑦肝胃间隙腹膜后多发肿大淋巴结。⑧胆囊增大，胆囊结石。⑨双侧肾上腺增粗，以左侧为著。

（5）胃镜：距门齿 39～43cm，贲门、胃体前壁、小弯侧黏膜见不规则隆起，表面凹凸不平、糜烂，边界不清，质脆，触之易出血，咬检 6 块（图 7-3）。

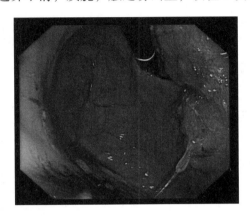

图 7-3　胃腺癌胃镜下表现

（6）病理：（胃）腺癌。

4. 诊断　①贲门胃底腺癌。②脑梗死个人史。

5. 病情评估　胃癌的临床表现为非特异性，如上腹部饱胀不适、上腹痛、早饱、食欲缺乏、体重减轻、恶心、呕吐、呕血、黑便、吞咽困难，或原因不明的消瘦、乏力、贫血等。出现明显症状时，一般病情已是中晚期。该患者为老年女性，慢性病程，反复发作，平素进食腌制食品及烧烤食物较多，目前考虑胃腺癌进展期。预后欠佳。患者经济收入稳定，文化水平一般，能够听从医护人员指导，对自身健康重视不足。

6. 诊疗计划

（1）诊断计划：患者经胃镜及病理已确诊胃腺癌。胸腹 CT 提示有淋巴结转移，未见远处转移，必要时可行超声内镜了解病变在胃壁的浸润深度，TNM 分期需手术后确定。

（2）治疗计划：治疗目的为缓解症状、改善生存质量、延长生存期。嘱患者流食，暂给予积极抑酸、保护胃黏膜及营养支持等治疗；建议外科手术+放、化疗，请普外科会诊协助制订下一步治疗方案。对于进展期胃癌伴有远处转移或伴有梗阻者可考虑姑息性手术或扩张、放置内支架解除梗阻，以保持消化道通畅，暂时改善生活质量。

（二）案例分析

1. 流行病学　胃癌是我国最常见的恶性肿瘤之一，在我国其发病率居各类肿瘤的首位，每年约有 17 万人死于胃癌，接近全部恶性肿瘤死亡人数的 1/4，且每年还有 2 万以上新发的胃癌患者。胃癌确实是一种严重威胁人民身体健康的疾病。胃癌可发生于任何年龄，但以 40～60 岁多见，男性多于女性，男女比例约为 2∶1。

2. 诱因及危险因素

（1）HP 感染。

（2）食用霉变或腐烂变质的食物。

（3）高盐饮食。

（4）食用过度有刺激性的食物，如辣椒、花椒等。

（5）嗜烟酒，食用熏烤的食品及过度腌制的蔬菜。

3. 病例评估　胃癌患者常对疾病有恐惧、焦虑情绪，我们应给予患者耐心、细致的照顾，关心体贴患者，取得患者的信赖。经常与患者交谈，并提供一个安全、舒适的环境。在患者情绪低落时，应表示理解，并维护患者的自尊。树立患者的信心，鼓励患者或家属参与治疗和护理计划的制订。帮助患者寻求合适的支持系统，鼓励家属成员进行安慰，必要时陪伴患者。保持心情舒畅，适量活动，增强对治疗的信心。

（三）预防措施

1. 避免食用粗糙、浓烈、高盐、过热、烟熏、腌制食品，不吸烟、酗酒，鼓励进食新鲜蔬菜、水果，饮绿茶。

2. 以乐观的心态对待工作和生活，减轻压力。

3. 对于具有胃癌高危因素的患者，根除幽门螺杆菌。

4. 胃癌预防的关键问题在于早期发现。普查是早期发现胃癌的一个重要措施，凡年龄在 40 岁以上，有较长时间胃病病史者，或近几个月出现明显胃部症状者，应列为普查对象。

5. 对于中重度异型增生、萎缩性胃炎、胃溃疡、残胃、胃息肉（腺瘤）、胃黏膜巨大皱襞症的患者，定期胃镜随访，规范药物及内镜治疗，都具有一定的预防意义。

第四节　消化性溃疡案例

（一）案例概要

患者，男，60 岁，汉族，已婚，农民。间断反酸、胃灼热 30 余年，加重伴腹胀 3 个月。

1. 病史

（1）现病史：患者于 30 余年前无诱因出现反酸、胃灼热，进食后加重，每次持续约半小时，晨起可减轻，午后、凌晨时症状较重，反复发作，间断口服药物（具体不详），症状可缓解，因未影响日常生活，未行进一步检查及治疗。3 个月前上述症状加重，反酸、胃灼热明显，且持续时间较前延长，1～2 小时，发作频率增多，重时伴恶心、呕吐，呕吐物为黄绿色胆汁，无咖啡样物及血凝块，无呕血，伴腹胀，为全腹胀，排气、排便后稍减轻，影响进食及睡眠。为进一步诊治来院，行胃镜检查过程中呕吐大量胃内容物，遂以"腹胀待查，胃潴留"收入院。

（2）既往史：既往体健，无高血压、糖尿病、冠心病病史，无肝炎、结核病、伤寒等传染病病史，无外伤、输血史，无药物及食物过敏史。

2. 体格检查　T 36.5℃，P 96 次/分，R 18 次/分，BP 109/81mmHg。神志清，精神可，双侧瞳孔正大等圆，对光反射灵敏，两肺呼吸音清，未闻及明显啰音，HR 96 次/分，律齐，各瓣膜听诊区未闻及器质性杂音。腹软，剑突下压痛，无反跳痛、肌紧张，肝脾未触及，肠鸣音可，双下肢无水肿。四肢肌力正常，肌张力适中，生理反射正常存在，双侧 Babinski 征阴性。

3. 辅助检查

（1）实验室检查：血常规、尿常规、便常规、凝血功能、肿瘤五项、肝肾功能、电解质均未见明显异常。

（2）腹部 CT：①肝右前叶上段有一钙化灶；②肝右叶有一小囊肿；③考虑胃潴留可能性大；④左侧肾盂有一小结石。

（3）胃镜：胃腔内见大量宿食，幽门狭窄，幽门管前壁见大小约 0.8cm × 0.6cm 溃疡，周围黏膜充血，水肿。十二指肠球部变形，前壁黏膜缺损，深凹溃疡，大小约 1.5cm×0.5cm，基底处可见白苔覆着。镜下诊断：幽门管溃疡，十二指肠球部溃疡 A1 伴不全性梗阻（图 7 - 4）。

4. 诊断

（1）幽门管溃疡，十二指肠球部溃疡（A1）伴不全性梗阻。

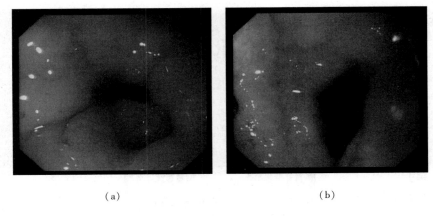

（a）　　　　　　　　　　　　　　（b）

图7-4　消化性溃疡胃镜下表现

（2）胃潴留。

5. 病情评估　消化性溃疡（peptic ulcer，PU）是胃黏膜发生的炎性缺损，通常与胃液的胃酸和消化作用有关，病变可穿透黏膜肌层或达更深层次。慢性病程，病程可达数年或10余年，症状反复或周期性发作，多在秋冬和冬春之交发病，腹痛具有节律性，可为饥饿痛或餐后痛，可被抑酸或抗酸药缓解。常见并发症有出血、穿孔、幽门梗阻和癌变。内镜下溃疡多呈圆形或椭圆形，底部平整，覆盖有白色或灰白色苔膜，边缘整齐，周围黏膜充血，水肿，分活动期（A1、A2）、愈合期（H1、H2）和瘢痕期（S1、S2）。

该患者为老年男性，因反酸、胃灼热、腹胀入院，目前腹胀原因考虑与溃疡所致幽门不全梗阻有关，需进一步完善相关检查，并积极内科治疗，如症状不缓解，病情加重，有可能需要进一步手术治疗。患者心理健康，经济可，可配合治疗。

6. 诊疗计划

（1）诊断计划：胃镜检查可明确诊断，由于幽门螺杆菌与消化性溃疡的发病密切相关，病情允许后需行幽门螺杆菌检测：^{13}C 或^{14}C 尿素呼气试验，明确有无幽门螺杆菌感染，监测电解质，注意有无电解质紊乱。

（2）治疗计划：治疗目标为去除病因，控制症状，促进溃疡愈合、预防复发和避免并发症。

1）稳定情绪，解除焦虑，暂禁食。

2）补液支持，维持水、电解质平衡。

3）抑制胃酸分泌：常用的有艾司奥美拉唑或奥美拉唑。

4）保护胃黏膜：常用铝镁混悬液。

5）中医药：康复新液。

6）抗幽门螺杆菌治疗：明确存在幽门螺杆菌感染时，给予规范四联抗 HP 治疗。

7）手术治疗：内科治疗不能奏效时可考虑手术治疗。

（二）案例分析

1. 流行病学 本病的总发病率占人口的 5% ~ 10%，十二指肠球部溃疡较胃溃疡多见，以青壮年多发，男多于女，儿童亦可发病，老年患者所占比例亦逐年有所增加。胃溃疡患者的平均年龄高于十二指肠球部溃疡患者约 10 年。

2. 诱因及危险因素

（1）遗传：在胃溃疡中，尤其是男性亲属中，其发病率高于一般人，有时可见到一些家族中的几代人都有消化性溃疡，分居两地的双生子同患本病的事例也偶有发现，揭示本病可能与遗传有关。

（2）地理环境和气候季节的变化：本病的发病率具有显著的地理环境差异，如在美、英等国，十二指肠球部溃疡比胃溃疡多见，而在日本则相反，胃溃疡的发生率比十二指肠球部溃疡的发生率高。气候季节的变化也与胃溃疡的发病明显相关，好发于秋末春初。

（3）饮食：食物对胃黏膜可产生物理性或化学性损害。据文献报道，在日本有一种泡菜能引起严重的胃窦炎，可能是胃溃疡的一个致病因素。酒精在本病病因上有无作用尚无定论，但多数人认为酒癖者易患本病。

（4）情绪：持续强烈的精神紧张和忧虑、沮丧等情绪，长期过度的脑力劳动，缺乏应有的调节与休息，对胃溃疡的发病和病情加重有一定影响。

（5）吸烟：是胃溃疡形成的一个条件，可使已有的溃疡加重。

（6）药物：一些药物，如阿司匹林、吲哚美辛、保泰松、糖皮质激素已被列为致溃疡的药物。其中阿司匹林是最主要的致溃疡药物。

（7）某些疾病：如胃泌素瘤、原发性甲状旁腺功能亢进症、肺气肿、肝硬化、肾功能不全及小肠切除过多的患者易患溃疡病。

3. 病例评估 消化性溃疡患者常有长期、反复、周期性发作的上腹部疼痛。对于疼痛患者，要及时了解其疼痛的性质、部位和时间等，积极帮助患者去除加重或诱发疼痛的各种因素，减轻患者的痛苦。患者常精神紧张、情绪激动或过分忧虑，可引起自主神经功能紊乱，不利于食物消化和溃疡愈合。要及时与患者沟通，解除患者的思想顾虑，使患者保持乐观、愉悦的心情，树立战胜疾病的信心，从而减轻患者的心理负担，促进溃疡的愈合。

（三）预防措施

去除和避免诱发消化性溃疡发病的因素甚为重要，如精神刺激、过度劳累、生活无规律、饮食不调、吸烟与酗酒等。消化性溃疡经药物治疗后达到症状缓解、溃疡愈合，仍需要继续给予维持量的药物治疗 1～2 年，对预防溃疡复发有积极意义。HP 相关性胃十二指肠溃疡，在应用降低胃酸药物的同时，给予有效的抗菌药物，根除 HP 感染也是预防溃疡复发的重要环节。此外，胃泌素瘤或多发性内分泌腺瘤、甲状旁腺功能亢进症、迈克尔（Meckel）憩室、Barrett 食管等疾病常可伴发消化性溃疡，应予以及时治疗。

第五节　结直肠癌案例

（一）案例概要

患者，女，81 岁，汉族，已婚，农民。间断大便带血半年，加重半个月。

1. 病史

（1）现病史：患者半年前无明显诱因出现大便带血，为暗红色鲜血，与大便混合，大便不成形，无黏液，无脓样物质，无腹痛、腹胀，无反酸、胃灼热，无恶心、呕吐，无发热。于当地诊所给予注射"止血药"治疗后好转。半个月前患者无明显诱因出现心悸、胸闷、头痛、恶心，无呕吐，无发热，无反酸、胃灼热，无咳嗽、咳痰，无胸痛，于当地县医院以"贫血"收入院治疗，当时查血红蛋白 41g/L，给予输血 1200ml 治疗后好转出院。4 天前患者再次出现便血，量大，伴腹痛，无明显腹胀，再次出现心悸、胸闷、头晕，于当地医院查血常规提示血红蛋白 58g/L，并给予输血 400ml 治疗。今日为求进一步诊治，门诊以"①便血；②2 型糖尿病；③高血压"收入院。自发病以来，患者精神、睡眠、饮食欠佳，大便如上述，小便量可，体重下降约 5kg。

（2）既往史：2 型糖尿病病史 10 余年，长期口服二甲双胍 0.5g，每日 3 次降糖治疗，自诉血糖控制可。高血压病史 10 余年，血压最高达 160/90mmHg，平素长期口服硝苯地平缓释片 10mg，每日 2 次降压治疗，自诉血压控制在 120/80mmHg 左右。

2. 体格检查
T 36.4℃，P 65 次/分，R 18 次/分，BP 135/87mmHg。神清，精神差，贫血貌，结膜苍白。浅表淋巴结未触及肿大，咽部充血，扁桃体不大，双肺可闻及散在干啰音，双中下肺可闻及少量湿啰音。HR 65 次/分，律齐，未闻及病理性杂音，腹软，全腹压痛，右侧为著，无反跳痛及肌紧张，肠鸣音正常。双下肢轻度凹陷性水肿。

3. 辅助检查

（1）血常规（当地）：白细胞 $4.5 \times 10^9/L$，红细胞 $2.5 \times 10^{12}/L$，血红蛋白 58g/L，血小板 $90 \times 10^9/L$。

（2）胸部及上腹 CT（当地）：①双侧甲状腺多发钙化。②双肺支气管炎性改变。③双侧背侧胸膜增厚。④心影形态增大，请结合临床。⑤所见右侧升结肠管壁毛糙增厚，请结合临床。

（3）心电图：（我院）窦性心律，大致正常心电图。

（4）心脏彩超（当地）：左室射血分数58%，左室舒张功能减低。

（5）结肠镜：升结肠近肝曲见不规则肿物，近 3/4 周，表面凹凸不平、溃烂覆白苔，边界不清，质脆、触之易出血，活检 4 块（图 7 - 5）。诊断：结肠癌。

（6）病理：（升结肠）中分化腺癌。

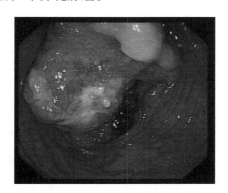

图 7 - 5　结肠癌结肠镜下表现

4. 诊断

（1）升结肠中分化腺癌，下消化道出血。

（2）支气管炎。

（3）2 型糖尿病。

（4）高血压 2 级，很高危。

5. 病情评估　结肠癌是一种较为常见的消化道恶性肿瘤，多发生于直肠与结肠的交界处，因此经常与直肠癌被统称为结直肠癌。结肠癌会向多个内脏器官、组织侵犯，对患者身体造成较严重的损伤。结肠癌致死概率较高，如果能够在早期进行科学合理的治疗，可以有效提高患者的生存率。

该患者为老年女性，精神欠佳，心理状态可，间断大便带血半年，加重半个月入院，完善检查后，便血原因考虑为结肠中分化腺癌，积极给予治疗仍可能因严重贫血而出现头晕、乏力、心动过速和血压偏低等表现，严重者可影响心、脑、肾等重要脏器供血，致脏器功能障碍、失血性休克。患者高龄，有心脏病、高血压病史，合并肺部感染，总体预后差。以上情况已向患者家属交代，家属表示知情理解。患者静脉血栓栓塞风险评分 1 分，低危，嘱床上活动四肢，注意预防血栓形成。出血高危。跌倒坠床风险评分 7 分，嘱家属 24 小时严格陪护，加强床档，避免跌倒坠床。

6. 诊疗计划

（1）诊断计划：结肠镜及病理活检已明确诊断，必要时行超声内镜了解病灶浸润深度，结合腹部超声、CT、MRI、PET－CT 了解肿瘤有无肠外转移及病灶波及范围，查肿瘤标志物协助病情评估。

（2）治疗计划：给予患者一级护理，禁食，吸氧，心电、血压、血氧、呼吸监测，通知病重。药物给予 PPI 抑酸、生长抑素减少内脏供血、止血并补液支持对症等治疗。外科手术仍然是治疗结直肠癌的主要方法，旨在切除足够长度的肿瘤受累肠段、清扫区域淋巴结及消化道重建。安排普外科、肿瘤科会诊，协助制订下一步的诊疗方案。

（二）案例分析

1. 流行病学 结直肠癌是常见的消化道肿瘤，其发病率在全球恶性肿瘤中排第五位，占胃肠道肿瘤的第三位。好发部位为直肠及直肠与乙状结肠交界处。结肠癌的发病与年龄、性别、地区等因素有关。①年龄：结直肠癌主要发生在 40 岁以上。②性别：结肠癌男女发病比例较接近，直肠癌以男性多见。③地区：我国结肠癌以直肠癌为主，而欧美国家以结肠癌为主。④趋势：近年来，我国结直肠癌的发病率和死亡率呈明显上升趋势，应该引起足够重视。

2. 诱因及危险因素 结直肠癌是环境、饮食、生活习惯、遗传等多因素协同作用的结果。尤其是与饮食因素有关。

3. 病例评估 患者高龄，基础疾病多，生活质量不高，诊断结肠癌后，治疗风险高，预后差，会进一步降低生活质量，加重患者焦虑情绪。我们应为患者疏导焦虑情绪、放松心情，根据患者的需要和接受能力，提供疾病相关信息，帮助分析疾病诊治中的有利因素，发动家庭成员及周围亲友，帮助患者渡过难关，使患者看到希望，消除顾虑和消极心理，增强对治疗的信心。

（三）预防措施

1. 避免过多摄入动物性脂肪及动物蛋白饮食，经常进食新鲜蔬菜及含纤维素食品，营养均衡。

2. 避免进食经过高温处理的食物，如烧烤及油炸食品。

3. 减少腌制食品的摄入，如腌咸肉、咸鱼及泡菜等。

4. 进行适当的体育锻炼，可以提高机体免疫力。

5. 定期进行肠镜检查。有家族性腺瘤性息肉病、家族性结肠癌史者、结肠腺瘤、溃疡性结肠炎及结肠血吸虫病的患者，定期进行结肠镜检查，早期发现、早期治疗，效果较好。

6. 对结直肠癌早期症状保持警觉。报警症状有排便习惯改变，便次增多、大便不成形、便不尽感，或近期出现的便秘，原因不明的贫血、乏力、消瘦、骶尾部疼痛，便血、黏液血便或大便潜血阳性，结肠部位隐痛及压痛不适，结肠部位出现包块。

第六节　病毒性肝炎案例

（一）案例概要

患者，男，56岁，汉族，已婚，农民。食欲缺乏2个月。

1. 病史

（1）现病史：患者于2个月前无明显诱因出现食欲缺乏，厌油腻，伴恶心、呕吐，呕吐物为胃内容物，伴乏力，时有胃灼热、反酸，无腹痛、腹胀，无呕血、黑便，无心悸、气促，后就诊于医院门诊，行胃镜检查示慢性非萎缩性胃炎，上腹部CT示肝内多发稍低密度病灶，建议CT增强扫描进一步检查。甲胎蛋白（AFP）25.6ng/ml；血常规：白细胞 5.25×10^9/L，红细胞 4.05×10^{12}/L，血红蛋白135g/L，血小板 147×10^9/L；肝功能：丙氨酸转氨酶（ALT）380U/L，天冬氨酸转氨酶（AST）373U/L，清蛋白（ALB）32.6g/L，总胆红素（TBIL）25.30μmol/L，直接胆红素（DBIL）10.60μmol/L，间接胆红素（IB）14.7μmol/L，总胆汁酸（TBA）44.8μmol/L，胆碱酯酶（CHE）4967μ/L，为求进一步治疗收入院。自发病以来，精神、睡眠、饮食欠佳，大小便正常，近期体重无明显下降。

（2）既往史：慢性乙型病毒性肝炎病史10余年，长期口服恩替卡韦分散片0.5mg，每日1次，自行停药1年；慢性支气管炎、慢性阻塞性肺气肿病史2年，间断发作喘憋。

2. 体格检查　T 36.3℃，P 92次/分，R 19次/分，BP 153/100mmHg。神清，巩膜无黄染，结膜无苍白，双肺呼吸音粗，可闻及哮鸣音。HR 92次/分，律齐，各瓣膜听诊区未闻及器质性杂音，腹软，无压痛、反跳痛、肌紧张，Murphy征阴性，肝脾未触及，肠鸣音正常存在，双下肢无水肿，四肢肌力正常，肌张力适中，生理反射正常存在，双侧 Babinski 征阴性。

3. 辅助检查

（1）实验室检查：①血常规见白细胞 5.25×10^9/L，红细胞 4.05×10^{12}/L，血红蛋白 135g/L，血小板 147×10^9/L。②肝功能见 ALT 380U/L，AST 373U/L，ALB 32.6g/L，TBIL 25.30μmol/L，DBIL 10.60μmol/L，IB 14.7μmol/L，TBA 44.8μmol/L，CHE 4967U/L，$β_2$微球蛋白 3.75mg/L。③AFP 25.6ng/ml。④乙肝五项见乙型肝炎表面抗原（HBsAg）100IU/ml，乙型肝炎 e 抗体（HBeAg）22.64PEIU/ml，乙型肝炎核心抗体（HBcAg）>60 PEIU/ml（小三阳）。⑤HBV DNA 5.58×10^4IU/ml。

（2）上腹部 CT：肝内多发稍低密度病灶，建议 CT 增强扫描进一步检查，

（3）胃镜：慢性非萎缩性胃炎。

4. 诊断

（1）慢性乙型肝炎。

（2）慢性非萎缩性胃炎。

（3）慢性支气管炎。

（4）慢性阻塞性肺气肿。

5. 病情评估 病毒性肝炎是由几种不同的嗜肝病毒引起的以肝损害为主的传染性疾病，常见有 5 种病因：甲、乙、丙、丁、戊型肝炎病毒感染。多慢性起病，可有乏力、食欲缺乏、厌油腻、黄疸等症状，母亲或其他密切接触者患乙型肝炎或丙型肝炎或为携带者，有输血史、修牙史、修眉史等，无饮酒史、服用损伤肝脏药物史。诊断需除外急性病毒性肝炎，酒精、药物、非酒精性脂肪性肝病，肝脏占位性病变。

该患者为中年男性，目前诊断为慢性乙型肝炎，需终身用药，如病情进一步加重，可出现肝硬化、肝癌、急性肝衰竭及多器官功能衰竭的可能，考虑总体预后一般。患者生理心理状况可，营养状况可，家庭经济可，依从性可，沟通可，自理能力可。

6. 诊疗计划

（1）诊断计划：完成尿便常规，便潜血，血糖、血脂等常规及生化检查；行上腹部增强 CT 检查，协助明确肝内多发稍低密度病灶性质；查肝纤四项、Fibrotouch 肝脏检测跟踪评估患者的治疗效果及肝纤维化程度。

（2）治疗计划：治疗目的为持续抑制肝炎病毒复制，改善肝组织学，防止肝硬化、肝癌，提高患者的生活质量，延长生存期。治疗计划如下。

1）患者教育：禁酒、根据自身消化功能正常进食；避免劳累，不提倡体育锻炼；急性肝炎早期多卧床休息，慢性肝炎应注意休息，避免过度劳累，可适当散步；慎用药，在医生指导下用药，不随便乱用药；合并其他疾病时，应向医生告知肝病

病史。

2）药物治疗：①抗病毒治疗，恩替卡韦 0.5mg，每日 1 次。②保肝降酶治疗，异甘草酸镁，还原型谷胱甘肽。③抑酸保护胃黏膜，奥美拉唑。

3）其他：配合营养支持等综合治疗。监测肝功能、乙肝病毒 DNA、AFP、肝脏影像学等相关指标变化。

（二）案例分析

1. 流行病学　我国是病毒性肝炎高发区，根据导致肝炎的病毒不同，甲型肝炎人群流行率约为 80.9%。我国乙型肝炎表面抗原阳性率约 6%，丙型肝炎患者约 1000 万人，此外丁型肝炎和戊型肝炎的人群流行率分别为 1% 和 20%。病毒性肝炎的好发人群视不同类型的肝炎病毒而定，人群普遍易感或对病毒无免疫力者易感。

2. 诱因及危险因素　病毒性肝炎的诱因包括密切接触肝炎患者、食用被肝炎病毒污染的食物、共用注射器、免疫力下降等。肝炎病毒感染人体后，引起病毒血症，肝炎病毒进入肝脏并复制和释放病毒，导致机体免疫活化，杀伤病毒感染的肝细胞，诱导细胞死亡或凋亡，从而引起肝脏炎症、坏死，进一步导致肝纤维化、肝硬化和肝癌。

3. 病例评估　乙型肝炎确诊后需长期用药，确诊患者对疾病的恐惧、与一些朋友失去联系及对自己事业的担忧，导致患者存在一定的焦虑情绪。应帮助患者疏导焦虑情绪、放松心情，根据患者需要和接受能力，提供疾病相关信息，发动家庭成员及周围亲友，帮助患者渡过难关，使患者看到希望，消除顾虑和消极心理，增强对治疗的信心。

（三）预防措施

1. 管理传染源　由于甲型和戊型肝炎经消化道传播，因此，对急性期患者需要进行隔离，降低传播风险。护理人员要注意个人卫生，防止病从口入。对乙型、丁型和丙型肝炎患者不需要隔离，但要及时抗病毒治疗以降低病毒水平，减少传播风险。严格筛选献血者，避免经血液传播。

2. 切断传播途径　使用一次性注射器，对医疗器械严格消毒，杜绝医源性传播途径；对患者排泄物、血液和体液进行消毒处理。搞好个人卫生，加强粪便、水源管理等可预防甲型、戊型肝炎。

3. 保护易感人群　避免接触急性期肝炎患者。新生儿和儿童进行乙肝疫苗和甲肝疫苗计划免疫接种；鼓励成年人尤其是高危人群接种乙肝疫苗和甲肝疫苗；我国已经研发出戊肝疫苗并已经上市，建议有肝病患者、孕妇和老年人有条件接种。

第七节 肝硬化案例

（一）案例概要

患者，女，79岁，丧偶，汉族，农民。间断腹胀10年，加重1个月。

1. 病史

（1）现病史：患者于10年前因腹胀就诊，诊断为乙型肝炎肝硬化、腹水，予以输液治疗后好转出院。出院后规律口服恩替卡韦分散片0.5mg，每日1次；呋塞米20mg，每日1次；螺内酯40mg，每日1次治疗。病情相对平稳。1个月前患者无明显诱因出现腹胀，进食后明显，伴喘憋、呼吸困难，无腹痛，无恶心、呕吐，无反酸、胃灼热，无咳嗽、咳痰及发热，患者为求进一步治疗就诊于外院，查腹部彩超示：肝硬化，脾大，腹水，胆囊壁水肿；肝功能：AST 35.3U/L，总蛋白56.9g/L，白蛋白34g/L，总胆红素41.2μmmol/L，直接胆红素15μmmol/L，间接胆红素26.2μmmol/L。为求进一步治疗，门诊以肝硬化收入我科。患者自发病以来，精神可，饮食、睡眠欠佳，大小便正常，近期体重无明显下降。

（2）既往史：既往体健。无高血压、糖尿病、冠心病病史，无结核病、伤寒等传统病史，无烟酒嗜好，无手术、外伤史，无输血史。

2. 体格检查 T 36.2℃，P 90次/分，R 20次/分，BP 142/78mmHg。结膜无苍白，双肺呼吸音粗，未闻及干、湿啰音。HR 90次/分，律齐，各瓣膜听诊区未闻及杂音。腹部膨隆，腹软，无压痛、反跳痛及肌紧张，肝脾肋下未触及，移动性浊音阳性，肠鸣音正常存在，双下肢轻度凹陷性水肿。四肢肌力正常，肌张力适中，生理反射正常存在，双侧Babinski征阴性。

3. 辅助检查

（1）肝功能：AST 35.3U/L，总蛋白56.9g/L，白蛋白34g/L，总胆红素41.2μmmol/L，直接胆红素15μmmol/L，间接胆红素26.2μmmol/L。

（2）乙肝五项：乙型肝炎表面抗原测定0.05IU/ml，乙型肝炎e抗体测定30.64PEIU/ml，乙型肝炎核心抗体测定>60PEIU/ml。

（3）腹部CT：肝硬化，脾大，胆囊壁增厚，腹水。

（4）腹部彩超：肝硬化，脾大，腹水，胆囊壁水肿。

4. 诊断 乙型肝炎肝硬化失代偿期，腹水，脾大。

5. 病情评估 肝硬化是各种慢性肝病进展导致肝脏慢性炎症、弥漫性纤维化、假小叶、再生结节和肝内外血管增殖为特征的病理阶段。代偿期无明显症状，失代偿期以门静脉高压和肝功能减退为临床特征，患者常因并发食管 – 胃底静脉曲张破裂出血、肝性脑病、感染、肝肾综合征、门静脉血栓等慢性多器官功能衰竭而死亡。

该患者为老年女性，乙肝后肝硬化失代偿期诊断明确，目前患者合并腹水、脾大，病情进展可出现感染性休克、消化道出血、肝性脑病等，严重时可危及患者生命，考虑患者总体预后欠佳。患者生理心理状况可，营养状况可，家庭经济可，依从性可，沟通可，自理能力可，血栓风险评估低危，出血风险高危。

6. 诊疗计划

（1）诊断计划：完善基本检查，血常规、肝肾功能、血糖、电解质、凝血功能、甲胎蛋白、血胆碱酯酶、血氨、乙肝 DNA 等。行电子胃镜了解食管 – 胃底静脉曲张情况。必要时查腹水常规、生化，血清腹水清蛋白梯度、细胞学等。病情需要可行肝穿刺活检。

（2）治疗计划

1）患者教育：多卧床休息，不宜进行重体力活动及高强度体育锻炼，保持情绪稳定，减轻心理压力；严格禁酒；以易消化、产气少的食物为主，小荤可以不断，常吃蔬菜水果，调味不宜过于辛辣；进食不宜过快、过多，忌坚硬粗糙食物，在进食带骨的肉类时，应注意避免吞下刺或骨。保持大便通畅，不宜用力排大便；居室应通风，养成良好的个人卫生习惯，避免着凉及不洁饮食，避免感染。

2）病因治疗：恩替卡韦抗病毒。

3）基础对症治疗：异甘草酸镁、还原型谷胱甘肽保肝降黄，配合营养支持治疗。

4）腹水治疗：①限盐与水，记出入量。②利尿。初始为螺内酯 60mg/d + 呋塞米 20mg/d，渐增至螺内酯 120mg/d + 呋塞米 40mg/d，利尿效果不满意时，应酌情配合静脉输注白蛋白。③经颈静脉肝内门腔静脉内支架分流术（TIPSS）。④排放腹水加输注白蛋白，用于顽固性腹水的姑息治疗，排放腹水 1000ml，输注白蛋白 8g。该方法缓解症状时间短，易诱发肝肾综合征、肝性脑病等并发症。

（二）案例分析

1. 流行病学　在我国，肝硬化是消化系统的常见病，年发病率为 17/10 万，且多见于 20 ～ 50 岁的男性，其中城市男性 50 ～ 60 岁患者的病死率高达 112/10 万。我国的肝硬化患者多由乙肝病毒感染所致。

2. 诱因及危险因素　肝硬化由多种慢性肝病进展而来，因此，任何对肝脏正常功能有影响的不良因素，均可视作肝硬化的诱发因素，如嗜酒、肥胖、糖尿病、高甘油三脂血症，服用化学药物、保健品，过度劳累等。

3. 病例评估　肝硬化是一种慢性病，目前尚无特殊治疗方法。临床上肝硬化患者常因事业、家庭、社会及经济等方面的压力，不能保持心情舒畅，未做到合理休息、饮食、服药而导致并发症的出现。因此，我们在进行医学宣教时，要把健康知识与疾病的密切关系作为宣教的重要内容之一，并且呼吁全社会都来关心和理解肝硬化患者。

（三）预防措施

病毒性肝炎是肝硬化最常见的原因。研究表明，乙型和丙型肝炎病毒是导致肝硬化的独立危险因素。通过注射疫苗、避免病毒传播的高危行为和早期筛查可预防肝炎病毒感染，而早期发现肝炎病毒感染则可以有效预防病毒性肝炎性肝硬化。另外，酒精滥用也是引发肝硬化的重要原因，应该避免过度饮酒。最后，应平衡饮食、控制体重、保持良好的生活习惯，以此降低肝硬化风险。

第八节　原发性肝癌案例

（一）案例概要

患者，男，55岁，汉族，已婚，农民。右上腹痛伴腹胀2月余入院。

1. 病史

（1）现病史：患者2月余前无明显诱因出现右上腹疼痛，呈持续性钝痛，以夜间为明显，疼痛不向肩背部放射，与进食无关，伴腹部胀满不适，不愿进食，周身无力，不伴发热，无恶心、呕吐，无胸闷、胸痛，无黄疸，无腹泻，无呕血、黑便。当地行腹部彩超提示肝脏占位性病变；为进一步诊治入院。自发病以来患者精神欠佳，饮食差，睡眠欠佳，大小便正常，体重减轻约4kg。

（2）既往史：乙型肝炎病史20余年，未规范治疗；高血压病史3年，血压最高150/110mmHg，口服硝苯地平缓释片，目前血压控制正常。

2. 体格检查　T 36.9℃，P 70次/分，R 20次/分，BP 149/107mmHg。神清，精神欠佳，全身皮肤及巩膜无黄染，浅表淋巴结未触及肿大，双肺呼吸音清，未闻及干、湿啰音，HR 70次/分，律齐，各瓣膜听诊区未闻及病理性杂音。腹部饱满，右上腹轻压痛，无肌紧张、反跳痛，肝肋下3cm可触及，质硬，脾未触及，腹部叩鼓音，移动性浊音阴性，肠鸣音正常存在，双下肢无水肿，病理征阴性。

3. 辅助检查

（1）实验室检查

1）肝功能：AST 290U/L，ALT 331U/L，总蛋白60.8g/L，清蛋白36.4g/L，总胆红素31.7μmmol/L，直接胆红素18μmmol/L，间接胆红素13.7μmmol/L。

2）男性肿瘤五项：甲胎蛋白 460ng/ml。

3）输血前检查（院感八项）：乙型肝炎表面抗原＞225IU/ml、乙型肝炎 e 抗体＞40PEIUml，乙型肝炎核心抗体＞60PEIU/ml。

4）凝血：纤维蛋白原 1.67g/L。

5）HBV DNA：3.14×10^2IU/ml。

（2）影像学检查

1）上腹部 CT：①考虑右肝肝癌。②肝内多发囊肿。③肝 S6 段多发异常强化灶，考虑转移。④下腔静脉肝段管腔变细，显示欠佳，请结合临床。⑤胆囊体积增大。

2）心电图：窦性心律，大致正常心电图。

3）超声心动图：二、三尖瓣轻度关闭不全，主动脉瓣轻度关闭不全，左室射血分数 66.9%。

4. 诊断

（1）原发性肝癌，肝内转移。

（2）高血压 3 级，高危。

（3）肝囊肿。

5. 病情评估　肝癌是我国常见的恶性肿瘤之一。早期缺乏典型的临床表现，中晚期可出现肝区疼痛、肝大、黄疸、肝硬化征象、进行性消瘦、副癌综合征等，常见并发症有肝性脑病、上消化道出血、肝癌结节破裂出血、继发感染等。预后差。

该患者中年男性，目前考虑：①原发性肝癌，肝内转移。②高血压 3 级，高危。③肝囊肿。患者为肝脏恶性肿瘤，肝内转移，预后差，虽经积极治疗仍可能出现肝性脑病、肝衰竭、出血、感染、多发转移等，且恶性肿瘤患者血液呈高凝状态，有出现脑梗死、心肌梗死等突发情况，严重时可危及患者生命，预后不佳。患者静脉血栓栓塞风险高危。出血低危。无跌倒坠床风险。

6. 诊疗计划

（1）诊断计划：完善血尿便常规、便潜血、肾功能、血糖、电解质等基本检查，进一步行肝脏增强 CT 或 MRI 协助病情评估，必要时可行肝穿刺活检，或者手术后病理协助明确病理类型，指导靶向药物治疗。

（2）治疗计划：一般治疗包括抗病毒、保肝、营养支持等对症治疗。根据患者巴塞罗那临床肝癌分期采取合理的临床治疗策略，如外科手术、消融、肝动脉介入栓塞、靶向药物治疗及肝移植等，安排普外科、肿瘤科、介入科会诊共同商讨制订下一步诊疗计划。

（二）案例分析

1. 流行病学　肝癌是我国最常见的恶性肿瘤之一，根据国家癌症中心发布的

2015 年我国恶性肿瘤数据显示，肝癌新发病例 37 万，位居恶性肿瘤第四位，死亡病例 32.6 万，位居恶性肿瘤第二位。肝癌好发于中年男性，男女比例约为 3.5∶1。2015 年肝癌发病率位居男性第三位，女性第七位；死亡率位居男性第二位，女性第三位。

2. 诱因及危险因素　根据相关调查研究发现，原发性肝癌是多因素协同作用的结果，与饮酒、病毒性肝炎、食物及饮水、毒物及寄生虫、遗传因素等多种易感因素有关。

（1）HBV 或 HCV 慢性感染：乙型肝炎病毒（HBV）和丙型肝炎病毒（HCV）感染是我国肝癌的常见危险因素，特别是慢性 HBV 感染，我国约 90% 的肝细胞癌患者中有 HBV 感染病史。HBV 感染导致慢性肝炎，逐步发展为肝硬化，再发展至肝癌。

（2）肝硬化：肝硬化会增加肝癌风险，我国大部分肝癌患者都伴有肝硬化。除了上面所述病毒性肝炎导致肝硬化、非酒精性脂肪性肝炎可能会发展为肝硬化，还有原发性胆汁性肝硬化，这些都有非常大的可能发展为肝癌。

（3）遗传因素：肝癌的家庭聚集现象既与遗传易感性有关，也与家族饮食习惯及生活环境有关。

（4）2 型糖尿病：2 型糖尿病与肝癌风险增加相关，尤其是同时伴有重度饮酒和/或慢性病毒性肝炎者。

（5）非酒精性脂肪肝病：肝脏中脂肪的积累增加了肝癌的风险。

（6）食物及饮水：长期进食霉变食物（黄曲霉毒素）、含亚硝胺食物、缺乏微量元素的食物或饮用藻类毒素污染的水等，都与肝癌发生有密切关系。

（7）重度饮酒：重度饮酒也会增加肝癌风险。有肝炎的患者过多饮酒会进一步增加肝癌风险。

（8）吸烟：吸烟会增加肝癌风险，如果戒烟，其肝癌风险会降低，但相比从不吸烟者仍有所升高。

3. 病例评估　该患者为中年男性，对自己健康要求较高，因为自己患肝癌而感到抑郁、紧张和焦虑，医务人员及家人应给予其正确的引导和支持。患者应进行定期监测、复查、随访，早期发现复发、转移可以让患者更及时地接受治疗，从而有可能改善预后。

（三）预防措施

接种乙肝疫苗，从预防慢性乙型肝炎开始预防肝癌；慢性乙型肝炎和慢性丙型肝炎患者应接受规范的抗病毒治疗；避免吃发霉的食物，减少黄曲霉毒素暴露；避免饮用含有微囊藻毒素的水；戒烟，限酒，保持健康体重；预防糖尿病，如果已患糖尿病，应重视慢性病控制，并加强体检筛查；肝癌高危人群应进行定期筛查，血清甲胎蛋白（AFP）和肝脏超声检查是早期筛查的主要手段，建议高危人群每隔6个月至少进行1次检查。

第九节　酒精性肝病案例

（一）案例概要

患者，男，40岁，汉族，已婚，农民。间断出现呕血、黑便两年余，上腹不适3天。

1. 病史

（1）现病史：患者两年以来先后两次因呕血住院治疗，当时诊断：①上消化道出血；②酒精性肝病，肝硬化；③2型糖尿病，糖尿病肾病。查（彩超）肝胆脾门静脉＋腹部血管：肝实质回声增粗，考虑肝硬化，胆囊壁增厚，脾大。上腹部增强CT扫描：①肝脏形态饱满，密度欠均匀；②脾大；③少量腹水。间断口服思美泰保肝。患者饮食不注意，常进食硬质食物，间断出现黑便，反复感到头晕，乏力明显，血红蛋白最低59g/L，输血后好转，白细胞反复偏低，予升白细胞对症治疗。3天前进食不适后感上腹不适明显，间断上腹隐痛，伴反酸、胃灼热、乏力，无恶心、呕吐，进食差，为行进一步诊治来院，门诊以"酒精性肝病，肝硬化"收入我科。患者自发病以来精神、饮食、睡眠一般，小便正常，大便如上述，体重无明显变化。

（2）既往史：饮酒史17年，平均每日饮白酒500～700ml。2型糖尿病病史4年，现应用重组甘精胰岛素、天冬胰岛素、阿卡波糖降血糖，血糖控制欠佳。

2. 体格检查　T 36℃，P 112次/分，R 18次/分，BP 113/78mmHg。神志清楚，精神欠佳，双侧瞳孔正大等圆，对光反射灵敏，皮肤、巩膜黄染，两肺呼吸音粗，未闻及干、湿啰音，HR 112次/分，律齐，心音有力，未闻及杂音，腹部饱满，质软，上腹压痛，无反跳痛及肌紧张，肝脾未触及，肠鸣音正常，移动性浊音阴性，双下肢无水肿，四肢肌力、肌张力正常，双侧Babinski征阴性。

3. 辅助检查

（1）实验室检查

1）血常规：白细胞2.93×10^9/L，红细胞3.71×10^{12}/L，血红蛋白124g/L，血小板55×10^9/L，中性粒细胞百分数40.8%，血细胞比容37.6%。

2）血生化：葡萄糖12.46mmol/L，总胆固醇5.48mmol/L，甘油三酯1.82mmol/L，

钾 3.50mmol/L，钠 142mmol/L，镁 0.69mmol/L，总胆红素 45μmol/L，直接胆红素 19.6μmol/L，间接胆红素 25.4μmol/L，总胆汁酸 36.8μmol/L，丙氨酸转氨酶 34U/L，天冬氨酸转氨酶 118U/L，γ - 谷氨酰基转移酶 636U/L，碱性磷酸酶 160U/L，磷酸肌酸激酶 150U/L，肌酸激酶同工酶 16U/L，尿素 3.30mmol/L，肌酐 37μmol/L。

3）院感八项：乙型肝炎表面抗体 472.30mIU/ml，乙型肝炎 e 抗体 4.84PEIU/ml↑，乙型肝炎核心抗体 >60PEIU/ml↑。余阴性。

4）凝血：活化的部分凝血活酶时间 29.20 秒，D - 二聚体 0.19mg/L。

5）男性肿瘤：甲胎蛋白 9.30ng/ml。

6）糖化血红蛋白 7.20%。

7）肌钙蛋白无异常。

（2）影像学检查

1）上腹部增强 CT：①肝硬化、肝内多发再生结节；②肝 S7 段异常强化结节，不典型增生结节 DN？③动脉期肝左叶异常强化，考虑异常灌注；④脾大；⑤食管 - 胃底静脉曲张；⑥考虑胆囊炎；⑦腹膜后多发稍大淋巴结。

2）心电图：窦性心律，$V_1 \sim V_3$ 导联轻度 ST - T 改变。

4. 诊断

（1）酒精性肝病。

（2）肝硬化失代偿期，门静脉高压症，食管 - 胃底静脉曲张，脾功能亢进。

（3）2 型糖尿病。

5. 病情评估 患者为男性，40 岁，经济条件可，易沟通。两年余来反复出现贫血，曾多次输血，目前诊断：①酒精性肝病；②肝硬化失代偿期，门静脉高压症，食管 - 胃底静脉曲张，脾功能亢进；③2 型糖尿病。病情进展可能出现急性消化道大出血、腹水、肝性脑病、电解质紊乱、严重感染，病情进一步加重，可致多器官功能衰竭，危及生命，总体预后差。

6. 诊疗计划

（1）诊断计划：完善一般检查，如血常规、尿常规、便常规、便潜血、肾功能等；行胃镜了解食管 - 胃底静脉曲张程度，协助病情评估。

（2）治疗计划：戒酒，保肝、促进胆汁排泄、抑酸保护胃黏膜、降血糖等综合治疗，联合内镜、介入科共同制订下一步治疗方案。

（二）案例分析

1. 流行病学 近年来我国酒类产量不断增加，1984 年为 711.3 万吨，1993 年为 1846 万吨，2001 年达到了 3069.87 万吨，此后仍在快速增长。我国一般人群的饮酒率为59.5%，其中男性为84.6%，女性为29.4%，人均年饮酒量为3.6L纯酒精。饮酒相关问题已成为我国面临的一大医学和社会问题。酒精对肝脏有明显的毒性作用，在重度饮酒者中，80%以上有一定程度的脂肪肝，其中10%～35%可发展为酒精性肝炎，10%～20%可发展为肝硬化。在美国12岁以上的人群中，约1.11亿人有饮酒的习惯，其中青年人所占比例最大；18岁以上的人群中酒精依赖者占5%（1000万人），高危饮酒者占20%（4000万人）。在美国，酒精性肝病在死因中居第十位，每年有1.5万～2.0万人死于酒精性肝病。

2. 诱因及危险因素　酒精性肝病是由酗酒所致，长期过量饮酒可导致肝脏结构和功能发生永久性的损伤。促使酒精性肝病风险上升的主要危险因素包括肥胖、女性、既往肝病病史、遗传易感因素。①女性：女性的酒精代谢能力低于男性，更容易受到酒精的有害影响。②既往肝病病史：例如慢性乙型肝炎、慢性丙型肝炎。③遗传因素：酒精性肝病与家族史具有密切关系。

3. 病例评估　酒精性肝病患者应及时戒酒，至少应逐渐减少饮酒量并防治戒断综合征；治疗期间或治疗后依然应该定期到医院复查，以便及时发现各种并发症。家人应给予患者心理支持或监督，帮助患者减少饮酒量和早日戒酒，并防止戒酒后再饮。患者在戒酒初期可能出现酒精戒断症状，此时家人应该给予患者特别的照顾，可以酌情应用安定类药物镇静治疗，甚至送医院救治。

（三）预防措施

预防酒精性肝病的唯一有效途径就是限制酒精摄入。有饮酒习惯的人，应严格限制每天的饮酒量。长期酗酒者，最好逐步戒酒，有利于肝脏恢复健康。家人日常应督促酒精性肝病患者坚持戒酒，改善饮食方式。戒酒初期，患者可能出现不同程度的戒断症状，例如全身不适，无法入睡。此时，需要有家人的照顾和监护，如果发生异常情况可及时就医，改善酗酒期间的营养不良状况，确保饮食的营养均衡，多食水果、蔬菜、酸奶、全谷物食品。

第十节　急性胰腺炎案例

（一）案例概要

患者，女，44岁，汉族，已婚，工人。持续性腹痛伴恶心、呕吐2天。

1. 病史

（1）现病史：患者于2天前大量进食后出现腹痛，以上腹部为著，呈持续性钝痛，身体前倾或膝胸卧位可减轻，进食或饮水后腹痛加重，伴恶心、呕吐，呕吐物为胃内容物，无发热，无咳嗽、咳痰，无腹胀，有排便、排气。就诊于当地诊所，予"山莨菪碱"（654－2）解痉镇痛治疗后，症状较前无明显好转。行相关检查：血常规：白细胞 15.0×10^9/L，中性粒细胞 12.20×10^9/L，中性粒细胞百分数 81%；右下腹彩超：未见明显异常；心电图：窦性心律，广泛导联 T 波低平倒置，aVL 导联 qr 形；腹部平片：未见明确异常。于当地诊所诊断为"急性肠炎"，予"头孢他啶、甲硝唑、维生素"等液体静脉滴注，患者症状无减轻，疼痛剧烈，难以耐受。今日入院就诊，行上腹＋下腹＋盆腔 CT 示：①脂肪肝；②肝内多发结节状高密度，肝岛？必要时进一步检查；③考虑急性胰腺炎，建议进一步行实验室检查；④腹腔脂肪间隙渗出性改变、少量腹水；⑤盆腔积液，为进一步诊治，以"急性胰腺炎"收入院。

（2）既往史：既往体健；否认高血压病史，否认糖尿病病史；否认肝炎、结核病、伤寒等传染病病史；否认外伤及输血史；否认食物及药物过敏史。

2. 体格检查　T 36.6℃，P 97 次/分，R 18 次/分，BP 102/78mmHg。神志清楚，精神可，查体合作，巩膜无黄染，双肺呼吸音清，未闻及干、湿啰音，HR 97 次/分，律齐，各瓣膜听诊区未闻及杂音，腹部平坦，腹软，上腹部压痛，以左上腹为著，伴反跳痛，无肌紧张，肝脾肋下未触及，腹部叩鼓音，肠鸣音减弱，双下肢无水肿。

3. 辅助检查

（1）血常规：白细胞 15.00×10^9/L，中性粒细胞 12.20×10^9/L，中性粒细胞百分数 81%。

（2）胰腺炎两项：血清淀粉酶 404.00μ/L、血清脂肪酶 1010μ/L。

（3）女性肿瘤五项右下腹彩超、腹部平片均未见明确异常。

（4）心电图：窦性心律，广泛导联 T 波地平倒置，aVL 导联 qr 形。

（5）胸部＋上腹＋下腹＋盆腔 CT：①右肺多发微小结节；②右肺下叶慢性炎性改变；③肝内多发结节状高密度，肝岛？必要时进一步检查；④考虑急性胰腺炎，建议进一步行实验室检查；⑤腹腔脂肪间隙渗出性改变、少量腹水；⑥盆腔积液。

4. 诊断

急性胰腺炎。

5. 病情评估　急性胰腺炎（acute pancreatitis，AP）是多种病因导致胰腺组织自身消化所致的胰腺水肿、出血及坏死等炎性损伤。临床特点为急性上腹痛，血清淀粉酶或脂肪酶升高，病情程度多数较轻，预后好，少数可伴发多器官功能障碍，出现胰腺局部并发症、胰腺感染等，患者较痛苦，死亡率高。

该患者为中年女性，急性病程，目前诊断为急性胰腺炎，入院后需监测血常规、凝血功能、肝功能、胰腺炎两项、红细胞沉降率、CRP、降钙素原等相关检查评估患者病情。同时，向患者家属交代病情，急性胰腺炎是一种急腹症，积极治疗，患者仍可能出现病情进一步加重，严重者出现呼吸衰竭、肾衰竭，心力衰竭等多脏器功能衰竭、全身炎症反应综合征（SIRS）、腹腔间室综合征、胰性脑病等严重并发症，甚至心搏呼吸骤停等危及生命情况，患者家属表示知情理解。患者生理心理状况尚可，营养状况可，家庭经济一般，依从性可，沟通可，自理能力可。

6. 诊疗计划

（1）诊断计划：监测血尿便常规、凝血功能、肝肾功能、胰腺炎两项、红细胞沉降率、CRP、降钙素原等实验室指标，寻找病因，分级诊断（表7-2）。

表7-2　AP程度诊断表

	器官衰竭		胰腺坏死
MAP	无	和	无
MSAP	<48小时内恢复	和/或	无菌性
SAP	>48小时	或	感染性
CAP	>48小时	和	感染性

注：MAP，轻症急性胰腺炎；MSAP，中度重症急性胰腺炎；SAP，重症急性胰腺炎；CAP，危重急性胰腺炎。

（2）治疗计划

1）患者教育：诊断一旦确定，及时告知患者：①病情程度及可能的预后，以及患者是否为SAP高危患者。MAP约1周康复，SAP发生率约25%，死亡率约15%，急性期后可能发生胰腺假性囊肿、胰腺感染等并发症。②告知患者寻找及治疗急性胰腺炎病因的重要性：未去除病因的部分患者可复发AP，复发性AP可进展为慢性胰腺炎。③治疗性内镜逆行胰胆管造影术（ERCP）在AP诊疗中的作用。④建议胆囊切除的时机。⑤戒酒，忌摄入过多高蛋白、高脂饮食；肥胖患者应改变生活方式，控制体重。

2）综合心电、血氧、血压、呼吸功能监测，持续吸氧；禁食水，必要时胃肠减压；液体复苏、生长抑素抑制胰液分泌、PPI抑酸、合理规范抗感染、呼吸功能支持，胃肠功能维护，镇痛等综合治疗。

3）密切监测相关实验室指标及影像学变化。

（二）案例分析

1. 流行病学　急性胰腺炎（acute pancreatitis，AP）是比较常见的消化系统急腹症，其发病率占急腹症的第三到第五位。近年来发病率逐年升高。AP 的总体病死率约为 5%，重症急性胰腺炎（severe acute pancreatitis，SAP）患者病死率仍较高，已成为严重危及我国人民健康和生命的重大疾病之一。

2. 诱因及危险因素 引起急性胰腺炎的病因甚多，存在地区差异。在我国，半数以上由胆道疾病引起；在西方国家，除胆石症外，酗酒亦为主要原因。

胆石症仍是我国 AP 的主要病因，其次是酒精性 AP。随着我国人民生活水平的提高和饮食结构的改变，高甘油三酯血症性急性胰腺炎日渐增多，且呈年轻化、重症化态势，有超越酒精性 AP 成为第二大病因的趋势，需引起重视。其他病因包括奥迪括约肌功能障碍、胰腺肿瘤、药物和毒物、胰腺外伤、高钙血症、血管炎性、遗传性、病毒或细菌感染、自身免疫性疾病、α_1 - 抗胰蛋白酶缺乏症等。ERCP、小肠镜操作术、外科手术等医源性因素也可诱发 AP。

3. 病例评估 患者由于发病突然，病情重，疼痛剧烈，难以耐受，又多在重症监护治疗病房（ICU）治疗，常常出现恐惧和痛苦，甚至感到死亡的威胁。由于急性胰腺炎病程长，自觉症状明显，患者往往害怕疾病恶化，情绪不稳定，易冲动，部分患者甚至发展为悲观、消沉、抑郁。对反复检查及治疗缺乏耐心，对疾病的发生、发展及预后不了解，往往对疾病恢复缺乏信心。

（三）预防措施

急性胰腺炎有反复发作的趋势，预防措施包括去除病因和避免诱因，例如戒酒、不暴饮暴食、治疗高脂血症等。胆石症在急性胰腺炎的发病中起重要作用，因此有急性胰腺炎病史的胆石症患者应择期行胆囊切除和胆总管探查术。

第十一节　便秘案例

（一）案例概要

患者，女，62 岁，汉族，已婚，农民。排便不畅 3 年余。

1. 病史

（1）现病史：患者于 3 年前无明显诱因出现排便不畅，排便费力，排便时间延长，每次排便需半小时至 1 小时，偶尔需 2 小时，每 1~2 周排便 1 次，需使用药物辅助排便，粪便呈羊粪球样，伴腹胀，自服中药治疗（具体不详）后每周排便 1 次，停药后再次出现上述症状。今为行进一步诊疗就诊，门诊以"便秘"收入院。

（2）既往史：否认高血压、糖尿病、冠心病病史，否认病毒性肝炎、疟疾、结核病、伤寒等病史，否认输血史，否认手术及外伤史，否认食物及药物过敏史，预防接种史不详，系统回顾无特殊。

2. 体格检查　T 36.3℃，P 78次/分，R 18次/分，BP 144/87mmHg。神清，精神可，结膜无苍白，巩膜无黄染，双侧瞳孔正大等圆，对光反射灵敏。双肺呼吸音粗，未闻及干、湿啰音。HR 78次/分，律齐，各瓣膜听诊区未闻及病理性杂音。腹平软，全腹无压痛、反跳痛及肌紧张，肝脾肋下未触及，腹部叩鼓音，移动性浊音阴性，肠鸣音正常存在。双下肢无水肿。四肢肌力正常，肌张力适中，生理反射正常存在，双侧 Babinski 征阴性。

3. 辅助检查

（1）上消化道造影：①胃炎；②胃下垂。

（2）腹部超声：肠管少量积气。

（3）电子结肠镜：结肠黑变病。

4. 诊断

（1）便秘。

（2）结肠黑变病。

（3）胃炎、胃下垂。

5. 病情评估　便秘指排便次数减少、粪便干硬和排便困难。排便次数减少指每周排便少于3次。排便困难包括排便费力、排出困难、排便不尽感、排便费时，需手法辅助排便。我国老年人有便秘症状者高达15%～20%，女性多于男性，随着年龄的增长，患病率明显增高。便秘病因复杂。

该患者为老年女性，便秘可能与多因素相关。积极治疗仍可能效果不佳，出现症状反复、加重等情况。总体预后一般。患者经济条件可，易沟通，可配合治疗。患者跌倒坠床风险较高，需加强陪护。

6. 诊疗计划

（1）诊断计划：完善血常规、尿常规、便常规、便潜血试验、肝功能、肾功能、电解质、血脂、血糖、CEA 等一般项目检查，必要时行腹部及盆腔超声或 CT 协助病情评估。可行胃肠传输试验、肛门直肠测压、球囊逼出试验协助诊断。

（2）治疗计划

1）生活方式指导：饮食习惯上，嘱多饮水，多进食膳食纤维，培养规律良好的排便习惯，不抑制便意，适当运动，不滥用通便药。

2）给予调节肠道菌群、促进胃肠蠕动、保护肠黏膜等处理。

3）合理给予促动力药，渗透性泻剂，容积性泻剂，润滑剂。

4）可考虑给予便秘生物反馈治疗。

（二）案例分析

1. 流行病学 由于便秘病因复杂，临床症状的个体差异性大，各研究单位对诊断标准程度的把握不同，以及调查内容缺乏统一性，流行病学方面的报道结果各不相同。一项系统评价资料显示，世界各地报道的成年人慢性便秘的患病率在 2.5%~7.9%。

2. 诱因及危险因素

（1）进食量少或食物缺乏纤维素或水分不足，对结肠运动的刺激减少。

（2）因工作紧张、生活节奏过快、工作性质和时间变化、精神因素等打乱了正常的排便习惯。

（3）结肠运动功能紊乱：常见于肠易激综合征，系由结肠及乙状结肠痉挛引起，部分患者可表现为便秘与腹泻交替。

（4）腹肌及盆腔肌张力不足，排便推动力不足，难于将粪便排出体外。

（5）滥用泻药，形成药物依赖，造成便秘；老年体弱，活动过少，肠痉挛致排便困难；结肠冗长。

（6）全身性疾病使肠肌松弛、排便无力，如尿毒症、糖尿病、甲状腺功能减退症、脑血管意外、截瘫、多发性硬化、皮肌炎等。此外，血卟啉病及铅中毒引起肠肌痉挛，亦可导致便秘。

（7）应用吗啡类药、抗胆碱能药、钙通道阻滞药、神经阻滞药、镇静药、抗抑郁药以及含钙、铝的制酸剂等使肠肌松弛引起便秘。

3. 病例评估 便秘患者通常对排便存在害怕甚至恐惧心理，所以一旦有便意，患者就莫名地紧张，甚至害怕去排便，害怕排便过程中引起的疼痛刺激。另外便秘患者可能经常性地处于紧张、焦虑状态，所以引起自主神经功能紊乱，影响胃肠道的正常蠕动，导致胃肠动力不足，排便困难甚至出现顽固性便秘。患者一方面需要积极的药物干预，另一方面要调整自己的心理状态，让心情处于一种舒适状态，不要过度紧张、焦虑甚至恐慌，以利于疾病恢复。

（三）预防措施

（1）减轻患者的心理不安和恐惧，予以安慰和鼓励，使其树立康复的信心。

（2）要多饮开水，每日晨起可饮一杯温开水，以湿滑肠道。如无禁忌，每天至少摄入 2000ml 液体。多吃富含纤维素的食物，如麦类、豆类、蔬菜、水果等。

（3）观察患者的排便状况、粪便的性质及量，积极寻找引起便秘的原因。

（4）指导患者适当活动，如腹部按摩，练腹肌和肛提肌的仰卧起坐运动等。

（5）培养定时排便的习惯，即使无便意，也应坚持定时去厕所蹲 10~20 分钟，日久即可建立定时排便习惯。

（6）其他对症处理：如局部（腹部）热敷、应用缓泻剂、灌肠、栓剂及徒手掏便等手段可协助通便。

第十二节　消化道出血案例

（一）案例概要

患者，男，54岁，汉族，已婚，农民。间断呕血3小时。

1. 病史

（1）现病史：患者于3小时前无明显诱因呕暗红色血液约500ml，不含食物残渣，伴恶心，伴反酸、胃灼热，无腹痛、腹胀，无便血、黑便，伴头晕、心悸，无明显胸闷、气促，无黑矇。急呼"120"，来院途中再次呕血300ml，含血凝块，急给予抑酸、降低门静脉压治疗，患者后再次呕血1次，量约500ml，伴心悸、气促，伴口干、精神萎靡。为行进一步诊治，急诊以"消化道出血"收入院。

（2）既往史：3个月前曾有类似症状，给予对症治疗后好转出院，未行胃镜及腹部CT检查，未明确出血原因，既往长期大量饮酒史30余年，每日饮酒约500ml，折合酒精约160g，高血压病史7年余，血压最高达160/110mmHg，间断口服药物治疗（具体不详），血压控制不详。

2. 体格检查　T 36.3℃，P 76次/分，R 18次/分，BP 115/58mmHg。慢性肝病面容，贫血貌，结膜苍白。双肺呼吸音清，未闻及干、湿啰音。HR 76次/分，律齐，各瓣膜听诊区未闻及器质性杂音。腹平坦，软，全腹无肌紧张、压痛及反跳痛，肝脾未触及，腹部叩鼓音，移动性浊音阴性，肠鸣音活跃。双下肢无水肿。

3. 辅助检查

（1）血常规：红细胞2.79×10^{12}/L，血红蛋白59g/L，血小板70×10^9/L，血细胞比容20.3%。

（2）凝血功能：PT 15.8秒，APTT 27.3秒，D-二聚体0.29mg/L。

（3）生化：BUN 9.3mmol/L，CHE 2868U/L。肝功能：白蛋白32.2g/L，总胆红素22.20μmol/L，直接胆红素10.40μmol/L，γ-谷氨酰基转移酶121U/L，胆碱酯酶2865U/L。

（4）输血前检查未见异常。

（5）上、下腹部CT示：①考虑肝硬化；②门静脉主干增粗；③脾大；④胃底及脾静脉迂曲、肝外侧支血管形成；⑤胆囊炎；⑥右侧肾盂多发结石；⑦双侧胸膜增厚；建议结合临床。

4. 诊断

（1）上消化道出血：食管－胃底静脉曲张破裂出血？消化性溃疡？

（2）肝硬化类代偿期，脾功能亢进。

（3）胆囊炎。

（4）右肾结石。

（5）高血压2级，高危。

5. 病情评估　消化道出血是指从食管到肛门之间的消化道出血，按照出血部位可分为上、中、下消化道出血，其中，60%～70%的消化道出血源于上消化道。临床表现为呕血、黑粪、便血、失血性周围循环衰竭、贫血、发热及氮质血症等，轻者可无症状，重者危及生命。

该患者为中年男性，主因呕血3小时入院，目前诊断上消化道出血，食管－胃底静脉曲张破裂出血？消化性溃疡？待病情稳定，需进一步行胃镜检查明确诊断。向患者及其家属交代病情，若为食管－胃底静脉曲张破裂出血，需行内镜下治疗，内镜下止血治疗有出血、穿孔、窒息、异位栓塞、心脑血管意外导致死亡等风险，可引起失血性休克，心脑肾等重要脏器功能障碍加重，危及生命；可诱发肝性脑病、肝肾综合征、肝肺综合征、腹水等；或需介入等手术治疗，花费高。患者病情危重，住院期间可能出现心脑血管意外、恶性心律失常、心搏呼吸骤停、治疗失败及其他一切不可预知风险可能。患者一般情况差，生理及心理状况一般，经济及家庭状况一般，社会关系比较简单，依从性可。静脉血栓栓塞风险评分1分，低危。出血高危。

6. 诊疗计划

（1）诊断计划：完善一般检查项目。血常规、尿常规、便常规、便潜血、肾功能、电解质、血糖、血气分析；病情许可情况下，尽早行电子胃镜检查。

（2）治疗计划

1）急救措施：①卧位，保持呼吸道通畅，避免呕血时吸入窒息。②活动性出血期间禁食。③导管、面罩给氧，力争使动脉血氧饱和度>95%；监测心率、呼吸、血压、尿量、血气分析及血尿素氮、肌酐等。④液体复苏，输液量以维持组织灌注为目标，注意补充乳酸林格氏平衡液，避免氯离子堆积；积极补充碳酸氢钠。⑤补充白蛋白。⑥输注悬浮红细胞、血浆纠正低血容量及凝血功能异常。

2）采取抑酸、止血、保护胃黏膜、降低门静脉压力，以及营养支持等综合治疗。

3）综合评估病情后选择内镜治疗、血管介入治疗或手术治疗。

（二）案例分析

1. 流行病学　国外资料显示，上消化道出血的患者约占年均总住院人数的 0.1%，其病死率接近 10%。国内目前尚无相关资料。临床实践中下消化道出血比上消化道出血少见，约占所有消化道出血的 30%。国外资料显示，下消化道出血的患者约占年均总住院人数的 0.02%，病死率约为 3.6%。下消化道出血多见于老年患者，80岁老年人下消化道出血的发生率是 20 岁青年人的 200 倍以上。

2. 诱因及危险因素　消化道出血是内科常见急症，与多种危险因素相关。

（1）胃肠道疾病

1）食管疾病：食管炎、食管癌、食管消化性溃疡、食管损伤等。

2）胃十二指肠疾病：消化性溃疡、急性胃炎、慢性胃炎、胃黏膜脱垂、胃癌、急性胃扩张、十二指肠炎、卓 – 艾综合征、胃手术后病变等。

3）空肠疾病：空肠克隆病、胃肠吻合术后空肠溃疡。

4）小肠憩室、肿瘤、血管畸形、息肉、克罗恩病。

5）痔、肛裂、息肉、结直肠肿瘤、溃疡性结肠炎、缺血性肠病、憩室、血管畸形、细菌性痢疾、阿米巴痢疾等。

（2）门静脉高压

1）各种肝硬化失代偿期。

2）门静脉阻塞、门静脉炎、门静脉血栓形成、门静脉受邻近肿块压迫。

3）肝静脉阻塞综合征。

（3）胃肠道邻近器官或组织的疾病

1）胆道出血、胆管或胆囊结石、胆囊或胆管癌、术后胆总管引流管造成的胆道受压坏死、肝癌或肝动脉瘤破入胆道。

2）胰腺疾病：累及十二指肠胰腺癌、急性胰腺炎并发脓肿溃破。

3）动脉瘤破入食管、胃或十二指肠、主动脉瘤、肝或脾动脉瘤破裂。

4）纵膈肿瘤或脓肿破入食管。

（4）全身性疾病

1）血液病：白血病、血小板减少性紫癜、血友病、弥散性血管内凝血及其他凝血机制障碍。

2）尿毒症。

3）血管性疾病：动脉粥样硬化、过敏性紫癜、遗传性出血性毛细血管扩张、弹性假黄瘤等。

4）结节性多动脉炎、系统性红斑性狼疮或其他血管炎。

5）应激性溃疡败血症：创伤、烧伤或大手术后、休克、肾上腺糖皮质激素治疗后、脑血管意外或其他颅脑病变、肺气肿与肺源性心脏病等引起的应激状态。

3. 病例评估 消化道出血患者通常对疾病有一定恐惧感，我们应耐心向患者介绍疾病的相关知识、治疗状况、治疗措施及治疗过程，缓解患者紧张、焦虑、恐惧等不良情绪，使患者建立治疗的信心，增加治疗及护理依从性，使患者看到希望，消除顾虑和消极心理，增强对治疗的信心。

（三）预防措施

1. 应在医生指导下积极治疗原发病，如消化性溃疡及肝硬化等。

2. 生活要有规律，饮食要定时有节，切忌暴饮暴食，忌酒忌烟，不要饮浓茶和咖啡。

3. 注意药物的使用，应尽量少用或不用对胃有刺激性的药物，如必须使用时，应加用保护胃黏膜药物。

4. 要定期体检，以期发现早期病变，及时治疗，在出现乏力、头晕等贫血症状时，应尽早去医院检查。

第八章 全科医生规范化培训的泌尿系统案例解析

本章通过案例概要（病史、体格检查、辅助检查、诊断、病情评估和诊疗计划）、案例分析（流行病学、诱因及危险因素和病例评估）和预防措施等对泌尿系统的5个病例进行案例解析，树立规范的病案格式，解决医学生理论与实践相结合的问题。

第一节 慢性肾衰竭案例

（一）案例概要

患者，女，69岁。血肌酐升高3年，恶心、呕吐半月余。

1. 病史

（1）现病史：患者3年前体检发现左肾萎缩，进一步查肾功能提示血肌酐升高，约130μmol/L，患者无少尿、无尿，无恶心、呕吐，无腰痛、乏力，无腹痛、腹泻，无胸闷、胸痛等不适症状，未引起重视，未予特殊处理。病程中复查肾功能示血肌酐进一步升高至155μmol/L，为进一步诊治就诊于当地医院，查"肾动态、肾小球滤过率（GFR）：左2ml/min，右38ml/min，总40ml/min"。诊断考虑"慢性肾功能不全，左肾萎缩"，予慢性肾衰竭一体化治疗，病情好转出院，院外定期复查。半个月前无明显诱因出现恶心、呕吐，呕吐物为胃内容物，再次就诊于当地医院，查"血常规：红细胞99g/L，肾功能：肌酐308μmol/L，尿素18.82mmol/L，尿酸546μmol/L"，患者为进一步治疗就诊，门诊以"慢性肾衰竭"收入院。自发病以来，患者神志清楚，精神、睡眠可，饮食差，大便正常，自诉小便量少，具体量不详。体重较前无明显变化。

（2）既往史：体健。否认冠心病、高血压、糖尿病、脑梗死病史。否认直系亲属中有类似病史。起居规律，无烟、酒等不良嗜好。

2. 体格检查 T 36℃，P 120次/分，R 20次/分，BP 207/122mmHg。发育正常，营养中等，正力体型，结膜苍白，无充血，巩膜无黄染，口唇无发绀、苍白，颈部两侧对称，颈动脉搏动正常，无颈静脉怒张，肝颈静脉反流征阴性。双肺呼吸音粗，未闻及干、湿啰音。心尖搏动正常，未触及震颤，未触及心包摩擦感；叩诊心界不大；HR 120 次/分，心律规整，心音有力，各瓣膜听诊区未闻及病理性杂音，未闻及心包摩擦音及心包叩击音。腹部平坦，未见陈旧手术瘢痕，无腹壁静脉曲张，未见胃肠型及蠕动波。柔软，无有压痛及肌紧张，无有反跳痛，肝肋下未触及，脾肋下未触及，墨菲征阴性。腹部呈鼓音，移动性浊音阴性，肝、脾区无叩击痛，双肾区无叩击痛。四肢活动自如，无红肿，双下肢无水肿。四肢肌力Ⅴ级，肌张力正常，双侧肱二、肱三头肌腱、跟、膝腱反射正常存在，Kernig 征、双侧霍夫曼（Hoffmann）征、Babinski 征均阴性。

3. 辅助检查

（1）血生化：尿素 16.60mmol/L，肌酐 368μmol/L，磷测定 1.76mmol/L。

（2）血常规：红细胞 3.21×10^{12}/L，血红蛋白 94g/L。

（3）甲状旁腺激素：194.8 pg/ml。

（4）肾动态显像：总肾小球滤过率 10.3ml/min。

（5）泌尿系统超声：左肾萎缩，右肾体积稍小；右肾大小 8.4cm×4.0cm，形态正常，轮廓清楚，皮质部回声均匀，集合系统排列整齐，上极可见大小约 0.4cm×0.4cm 强回声光团，后方伴弱声影。左肾大小 5.8cm×3.2cm，轮廓尚清楚，皮质变薄，集合系统结构稍乱。

4. 诊断 慢性肾脏病（chronic kidney disease，CKD），尿毒症期，肾性贫血，肾性高血压，继发性甲状旁腺功能亢进，高磷血症，左肾萎缩。

5. 病情评估 病史询问要点如下。

（1）有原发或继发肾病病史：如慢性肾小球肾炎、糖尿病、高血压、肾小管间质性疾病、肾血管性疾病、代谢性疾病和结缔组织疾病性肾损害、感染性肾损害以及先天性和遗传性疾病等多种肾疾病。

（2）有多器官系统性损害

1）胃肠道：食欲缺乏和晨起恶心、呕吐是尿毒症常见的早期表现。尿毒症晚期，因唾液中的尿素被分解成为氨，而呼出气体中有尿味和金属味。晚期患者胃肠道的任何部位都可出现黏膜糜烂、溃疡，而发生胃肠道出血。

2）心血管系统：①高血压和左心室肥大。高血压是慢性肾衰竭最常见的并发症。约95%慢性肾病患者进展到终末期肾衰竭时常合并高血压，对于没有合并高血压的患者，应注意是否患有失盐性肾病（如髓质囊性肾病、慢性肾小管－间质疾病或肾乳头硬化）或血容量不足。高血压的主要原因是钠水潴留、肾素升高、交感神经反射增强等，慢性肾衰竭合并的高血压比原发性高血压更可能发展为恶性高血压。

许多慢性肾疾病患者合并左心室肥厚或扩张型心肌病，是慢性肾衰竭患者最危险的心血管并发症，是最常见的死亡病因。②冠状动脉粥样硬化和周围血管病。高血压、高同型半胱氨酸血症和脂质代谢紊乱促进动脉粥样硬化的发生，而患者合并的高凝状态也促进了血栓性疾病的发生。此外钙磷代谢紊乱引起的血管转移性钙化，也明显增加冠状血管、脑血管和周围血管闭塞性血管疾病的发生。③充血性心力衰竭。病因主要与水钠潴留有关，高血压、贫血、酸中毒、电解质紊乱以及心肌缺氧、心肌病变和心肌钙化也参与了充血性心力衰竭的发生。④心包炎。尿毒症性心包炎发生率 >50%，但仅 6%～17% 有明显症状。

3）血液系统：①贫血。大多数慢性肾病患者 GFR <30ml/min 后，出现正细胞、正色素性贫血，并随肾功能的减退而加重。其主要原因是促红细胞生成素生成不足、慢性失血、红细胞寿命缩短、铁和叶酸不足。②出血倾向。临床表现为鼻出血、月经量增多，胃肠道出血及皮肤瘀斑。

4）呼吸系统：X 线以双侧肺门毛细血管周围充血形成"蝶翼"样改变为特征，称之为"尿毒症肺其发生主要是由于肺泡毛细血管膜通透性增高、肺间质水肿所致，低蛋白血症和心力衰竭可加重其发展。临床表现为弥散功能障碍和肺活量减少。15%～20% 患者可发生尿毒症性胸膜炎，单侧、双侧均可发生。

5）神经肌肉改变：发生与尿毒症毒素、水电解质酸碱平衡紊乱、感染、药物及精神刺激有关。可表现为中枢神经系统功能紊乱（尿毒症性脑病）和周围神经病变。尿毒症性脑病早期表现为注意力不集中、嗜睡、失眠，晚期表现为抑郁或躁狂、幻觉、精神错乱等。

6）皮肤表现：瘙痒是尿毒症常见的难治性并发症，其发生原因部分是继发性甲状旁腺功能亢进症和皮下组织钙化所致。晚期尿毒症患者是由于血中尿素含量高所致。

7）骨骼系统：慢性肾病引起的骨骼病变称为肾性骨病或肾性骨营养不良。临床上尽管只有 10% 的慢性肾衰竭患者在透析前出现骨病症状，但应用放射线和骨组织活检则 35% 的患者可发现骨骼异常。①高转化性骨病：临床表现为纤维囊性骨炎，可伴有骨质疏松和骨硬化。甲状旁腺素（PTH）水平的升高是其特点。②低转化性骨病：早期表现为骨软化症，逐渐发展为无力型骨病。骨软化症的发生除维生素 D 缺乏所致外，与铝中毒的关系更为密切。②其临床特点是 PTH 水平相对较低，无力型骨病往往是甲状旁腺功能亢进症治疗过度的结果。

8）内分泌代谢紊乱：晚期肾衰竭患者经常合并甲状腺功能减退。肾促红细胞生成素和活性维生素 D 的生成减少，但肾素分泌增加。

9）感染：慢性肾衰竭患者常合并淋巴组织萎缩和淋巴细胞减少，并且由于酸中毒、高血糖、营养不良以及血浆和组织高渗透压，导致白细胞功能障碍，从而引起患者对急性感染反应性低下。临床上可表现为呼吸系统、泌尿系统及皮肤等部位异常。并且尿毒症下丘脑体温调节中枢失常，感染时体温的升高常不明显，有时仅表现为肾功能的急剧衰退，感染是慢性肾衰竭患者重要的死亡原因。

10）代谢性酸中毒：长期代谢性酸中毒能加重慢性肾衰竭患者的营养不良、肾性骨病及心血管并发症，严重代谢性酸中毒是慢性肾衰竭患者死亡的重要原因。

11）水、电解质平衡失调：脱水或水肿、低钠血症和钠潴留、低钾血症和高钾血症、低钙血症和高磷血症、高镁血症。

该患者为老年女性，目前肾小球滤过率 10.3ml/min，达终末期肾病，需行肾脏替代治疗，且目前合并肾性贫血、肾性高血压、继发性甲状旁腺功能亢进症、高磷血症，病情不稳定，控制危险因素，延缓疾病的进展，避免心、脑、肾严重并发症的发生。

6. 诊疗计划

（1）诊断计划

1）基本项目：血常规、尿常规、血生化、心电图等。

2）推荐项目：24 小时动态血压监测、超声心动图、颈动脉超声、尿蛋白定量、眼底检查等。

（2）治疗计划：CKD 分期及治疗原则见表 8－1。

表 8－1　CKD 分期及治疗原则

分期	GFR[ml/(min·1.73m²)]	治疗原则
1	≥90	病因的诊断治疗
		治疗并发症
		延缓疾病进展
		减少心血管疾患危险因素
2	60～89	估计疾病是否会进展和进展速度
3	30～59	评价和治疗并发症
4	15～29	准备肾脏替代治疗
5	<15 或透析	肾脏替代治疗

1）营养治疗。

2）降压治疗：良好的血压控制不仅可以延缓肾衰竭的进展，而且可以减少心脑血管并发症的发生，降低患者死亡率。降压目标：世界卫生组织和国际高血压学会联合推荐的高血压患者血压控制目标为尿蛋白 > 1.0g/d 者，血压 < 125/75mmHg；尿蛋白 < 1.0g/d 者，血压 < 130/80mmHg。

降压药物的选择：①血管紧张素转换酶抑制药（ACEI）和血管紧张素受体阻断药（ARB）。对于有肾功能不全的患者应考虑这一类药物有肾功能进一步损伤、高钾血症的不良反应，应慎用。②钙通道阻滞药（CCB），联合药物治疗。

3）肾性贫血治疗：慢性肾衰竭患者均合并不同程度的贫血。有效治疗贫血，具有：①增强机体活动能力，改善脏器的功能。②改善脑代谢，提高认知能力。③改善性功能。④提高生活质量。⑤减轻左心室肥厚。⑥减少心血管事件死亡率。⑦延缓糖尿病肾病患者肾衰竭的进展。贫血治疗的目标值：Hb 110～120g/L（Hct 33%～36%）。

主要治疗措施：①重组人促红细胞生成素。②补充铁剂，接受重组人促红细胞生成素治疗的肾性贫血患者，应补充铁剂。由于尿毒症患者对口服铁剂吸收很差，静脉补铁是最佳的补铁途径。③补充叶酸。

4）继发性甲状旁腺功能亢进症治疗：控制血磷，维持正常血钙水平，合理使用维生素D，使用钙敏感受体促进剂，进行甲状旁腺次全切除术及甲状旁腺全切术加自体移植，纠正酸中毒。

5）纠正水、电解质和酸碱平衡紊乱：当出现明显水钠潴留、水肿、高血压时应给予利尿药。多数慢性肾衰竭患者饮食中盐摄入量应控制在3～5g/d，对于合并高血压，且ACEI和CCB疗效欠佳的患者，适当的利尿药可促进钠排泄，增强ACEI和CCB降压疗效。尿毒症患者出现高钾血症时应积极处理，需限制饮食中钾摄入，予聚磺苯乙烯保留灌肠治疗。对于血清钾＞6.5mmol/L者，可给予5%碳酸氢钠250ml静脉滴注后，呋塞米静脉注射。

6）防治心血管并发症：有效控制血压、纠正贫血和代谢性酸中毒、保持水电解质平衡是防止左心室肥厚、心力衰竭的基础。对于急性肺水肿、充血性心力衰竭的患者，如无明显透析禁忌证，应尽早实施血液净化治疗。尿毒症性心包炎是实施血液净化治疗的绝对适应证，对已经开始透析的患者则应强化透析治疗。

7）控制感染：原则上应采取细菌敏感、肾毒性小的抗生素，并应根据肾小球滤过率的状况，考虑药物体内代谢过程的改变，调整药物的剂量和给药间隔时间。

8）促进尿毒症性毒物的肠道排泄：可采取刺激肠蠕动、增加肠内渗透压及结合肠道内毒性物质等方式，达到促进尿毒症性毒物经肠道排泄的目的。可给予氧化淀粉、甘露醇、大黄制剂等。

9）肾脏替代治疗：适应证为限制蛋白摄入不能缓解的食欲缺乏、恶心等尿毒症症状；难以纠正的高钾血症；难以控制的进展性代谢性酸中毒；保守治疗难以控制的水钠潴留，引起充血性心力衰竭、急性肺水肿；尿毒症性心包炎；尿毒症性脑病和进展性神经病变。

肾脏替代治疗前的准备：对肾脏替代治疗及其方式和时机的选择需要社会、心理学及医疗上的准备。

肾脏替代治疗方式的选择：透析或肾移植的选择应根据患者原发疾病、生活状况、患者及其家属的意愿、当地的医疗条件等综合考虑。通常情况下，肾移植应在透析一段时间之后进行。当患者在肾脏病变稳定，或遇到抗原配型合适的供体时，可以在不经过透析的情况下直接实施肾移植。

（二）案例分析

1. 流行病学　慢性肾脏病导致的肾衰竭已成为全球性的公共卫生问题，美国肾脏病数据登记系统的数据显示，2011 年美国成人慢性肾脏病患病率已高达 15.1%，终末期（ESRD）患病率为 1738/百万人口。根据 2012 年的数据，我国目前慢性肾脏病患病率为 10.8%。所以造成慢性肾衰竭患者发病率猛增，主要原因是对早期慢性肾脏病的不重视，其中包括诊断和治疗。近年来慢性肾衰竭的原发病发生变化，继发性因素已占主要地位，如发达国家，高血压、糖尿病已占主要因素，约占 50%，我国虽然仍以慢性肾小球肾炎为主，但继发性因素，如高血压、糖尿病等引起的慢性肾衰竭逐年增多，在我国有些经济发达城市已超过慢性肾小球肾炎，需引起特别注意。

2. 诱因及危险因素　慢性肾衰竭通常进展缓慢，呈渐进性发展，但在某些诱因下短期内可急剧加重、恶化。因此，临床上一方面需要积极控制使疾病渐进性发展的危险因素，延缓病情进展；另一方面需注意短期内是否存在使疾病急性加重、恶化的诱因，以消除可逆性诱因，争取肾功能有一定程度的好转。

（1）慢性肾衰竭渐进性发展的危险因素：包括高血糖、高血压、蛋白尿（包括微量白蛋白尿）、低蛋白血症、吸烟等。此外，贫血、高脂血症、高同型半胱氨酸血症、老年人、营养不良、尿毒症毒素（如甲基胍、甲状旁腺激素、酚类）蓄积等，在慢性肾衰竭病程进展中也起一定作用。

（2）慢性肾衰竭急性加重、恶化的危险因素主要有以下方面。①累及肾脏的疾病（原发性或继发性肾小球肾炎、高血压、糖尿病、缺血性肾病等）复发或加重。②有效血容量不足（低血压、脱水、大出血或休克等）。③肾脏局部血供急剧减少（如肾动脉狭窄患者应用 ACEI、ARB 等药物）。④严重高血压未能控制。⑤肾毒性药物。⑥泌尿道梗阻。⑦其他：严重感染、高钙血症、肝衰竭、心力衰竭等。在上述因素中，因有效血容量不足或肾脏局部血供急剧减少致残余肾单位低灌注、低滤过状态，是导致肾功能急剧恶化的主要原因之一；肾毒性药物特别是非甾体抗炎药、氨基糖苷类抗生素、对比剂、含有马兜铃酸的中草药等的不当使用，也是导致肾功能恶化的常见原因。在慢性肾衰竭病程中出现的肾功能急剧恶化，如处理及时得当，可使病情有一定程度的逆转；但如诊治延误，或这种急剧恶化极为严重，则病情呈不可逆性进展。

3. 病例评估　慢性肾衰竭是严重危害人类健康的重大疾病，有高发病率、高致残率、高心血管事件风险及高医疗费用等特点。

（三）预防措施

积极治疗原发病，控制危险因素，如严格控制血糖、血压，避免感染，控制蛋白尿，延缓肾功能恶化，推迟肾脏替代治疗，提高患者的生活质量及生存时间。

第二节　尿路感染案例

（一）案例概要

患者，女，28 岁。尿频、尿急、尿痛伴发热 3 天。

1. 病史

（1）现病史：患者自述于 3 天前无明显诱因出现尿频、尿急、尿痛、排尿不适，伴下腹部酸胀痛，伴发热，体温最高为 38.6℃，每次尿量不多，尿时呈烧灼感，肉眼血尿，呈洗肉样，无咳嗽、咳痰，无胸闷、气促，无水肿等其他不适，1 天前于医院门诊行尿常规检查：白细胞（＋＋＋），蛋白（＋＋＋），隐血（＋＋＋），建议住院治疗，遂以"尿路感染"收住入院。患者自发病以来，无头晕、头痛，无腹泻、腹痛，饮食可，睡眠欠佳，大便正常，小便如上述，近期体重无明显增减。

（2）既往史：既往体健。否认冠心病、高血压、糖尿病、脑梗死病史。否认直系亲属中于类似病史。起居规律，无烟、酒等不良嗜好，饮食荤素搭配。

2. 体格检查　T 38.5℃，P 106 次/分，R 19 次/分，BP 116/72mmHg。双眼结膜无充血、水肿、巩膜无黄染，口唇红润，无发绀，咽部无充血水肿，无异常分泌物，双侧扁桃体无肿大，未见颈静脉怒张，肝颈静脉反流征阴性。肺叩诊呈清音，双肺呼吸音清，未闻及湿啰音，无胸膜摩擦音。心前区无隆起，HR 106 次/分，律齐，心音正常，各瓣膜听诊区未形，外周血管无异常。腹部形态正常，下腹部略压痛，肝、脾、胆囊肋下未触及，未触及包块及肿块，移动性浊音阴性，双肾区叩击痛。全腹肠鸣音正常，3~4 次/分，未闻及气过水声。双下肢活动无受限，无红、肿、热、痛。四肢无畸形、水肿、肌肉萎缩。生理反射存在，病理反射未引出。

3. 辅助检查

（1）血常规：中性粒细胞 $10.6 \times 10^9/L$，中性粒细胞百分数 86.2%，白细胞

$12.3 \times 10^9/L$，血红蛋白 $123g/L$。

（2）尿常规：白细胞（＋＋＋），蛋白（＋＋＋），隐血（＋＋＋）。

4. 诊断 尿路感染。

5. 病情评估 青年女性，急性病程，既往体健，尿路刺激征合并发热、腰痛，尿常规提示白细胞（＋＋＋），血常规示白细胞、中性粒细胞、中性粒细胞百分数升高，考虑尿路感染，要尽快规范化抗感染治疗。

6. 诊疗计划

（1）诊断计划：立即留取标本进行血培养及尿培养＋药敏试验，并积极完善泌尿系统彩超。

（2）治疗计划

1）清淡饮食。

2）暂时给予针对革兰阴性杆菌敏感的抗生素（头孢呋辛）治疗，根据药敏试验结果调整抗生素。

（二）案例分析

1. 流行病学 尿路感染是临床常见病和多发病，普通人群发病率为 0.91%，女性与男性比例为 $10：1$。$40\% \sim 50\%$ 的女性一生中有过尿路感染的病史，尤以育龄期多见，妊娠期发生率更高。

2. 病原微生物及易感因素 病原微生物：尿路感染最常见的致病菌是肠道革兰阴性菌，其中大肠埃希菌占 $80\% \sim 90\%$，其次是副大肠埃希菌、变形杆菌、克雷伯菌、产气荚膜梭菌、产碱杆菌和铜绿假单胞菌。$5\% \sim 10\%$ 的尿路感染由革兰阳性细菌引起，主要是粪链球菌和葡萄球菌。

易感因素：①梗阻因素；②机体抗病能力减弱；③医源性因素；④女性生殖道解剖及生理特点；⑤有糖尿病患者或长期口服免疫抑制剂的患者。

3. 病例评估 尿路感染患者对本病及自身病情有充分的认识后，一般不会对心理健康造成影响。但个别患者可能出现过分焦虑，反复就医，对其日常工作生活造成困扰。应耐心向患者解释疾病特点及预后等相关知识，详细评估病情，必要时给予适当的心理疏导，缓解患者焦虑及不适感。

（三）预防措施

1. 多饮水，每天液体入量最好在 $2000ml$ 以上，白天至少每 3 小时排尿 1 次，以冲洗膀胱和尿道，避免细菌在尿路繁殖，这是最实用有效的预防方法。

2. 注意阴部的清洁，以减少尿道口的细菌群，特别是女性产褥期时，尤应注意。男性如包皮过长，应注意清洁，包茎应矫正。

3. 尽量避免使用尿路器械，必要时，要严格无菌操作。

4. 必须留置导尿管时，留置前 3 天给予抗菌药治疗可延迟尿路感染的发生，但如 3 天后才开始服药则无预防作用。

5. 与性生活有关的反复发作的尿路感染，于性生活后宜立即排尿，并按常用量内服一个剂量的抗菌药进行预防。

6. 对尿路本身存在的功能与解剖上的问题，应及早处理。

7. 对于尿路感染发作较频的女性，如能行长程低剂量疗法，也可减少尿路感染再发。

第三节　肾病综合征案例

（一）案例概要

患者，女，43 岁。双下肢水肿半月余。

1. 病史

（1）现病史：患者半个月前无明显诱因出现双下肢水肿，指凹对称性，休息后减轻，无肉眼血尿，无眼睑水肿，无尿频、尿急、尿痛，无腰痛，未注意尿中泡沫有无增多，无关节疼痛，无光过敏，无脱发，无皮疹，无尿量减少，无腹胀、腹泻，无恶心、呕吐，无食欲缺乏、乏力，无活动后胸闷、气促，无应用美白化妆品史，无汞铅接触史，就诊于当地门诊，给予"利尿消肿"，症状未见明显改善，遂就诊于当地某医院。尿常规：蛋白（＋＋＋）。肝功能：清蛋白 22.3g/L。诊断为肾病综合征，给予利尿消肿等治疗（具体不详）。患者仍有水肿，现为行进一步诊治收入院。患者自发病以来，精神、睡眠好，偶有咳嗽，无咳痰，体温正常，饮食正常，大便正常。自诉小便量少（具体不详），体重较前增加（具体不详）。

（2）既往史：既往体健。否认冠心病、高血压、糖尿病、脑梗死病史。否认直系亲属中有类似病史。起居规律，无烟、酒等不良嗜好。

2. 体格检查　T 36.3℃，P 84 次/分，R 18 次/分，BP 175/107mmHg。发育正常，营养中等，言语流利，查体合作。眼睑水肿，结膜无苍白、充血，巩膜无黄染。口唇无发绀、苍白，口角无偏斜，咽无充血，扁桃体对称、无肿大。无颈静脉怒张，肝颈静脉反流征阴性。双肺叩清音，双肺呼吸音粗，未闻及干、湿啰音。心尖搏动最强点位于左侧第 5 肋间锁骨中线内 0.5cm；未触及震颤，未触及心包摩擦感；叩诊心界不大；HR 84 次/分，心律规整，心音有力，各瓣膜听诊区未闻及病理性杂音，未闻及心包摩擦音及心包叩击音。腹部平坦，未见胃肠型及蠕动波。柔软，无有压痛及肌紧张，无有反跳痛，腹部呈鼓音，移动性浊音阴性，肝、脾区无叩击痛，双肾区无叩击痛。肠鸣音正常存在，无气过水声及血管杂音。四肢活动自如，无红肿，双下肢重度凹陷性水肿。四肢肌力Ⅴ级，肌张力正常，双侧肱二、肱三头肌腱、跟、膝腱反射正常存在，Kerning 征、双侧 Hoffmann 征、Babinski 征均阴性。

3. 辅助检查

（1）肝功能、肾功能、血脂：白蛋白 20g/L，前白蛋白 130mg/L，总胆固醇 9.21mmol/L，甘油三酯 2.58mmol/L，低密度脂蛋白胆固醇 5.30mmol/L，总蛋白 35g/L。

（2）24 小时尿蛋白定量：13.58g/24h。

（3）输血前检查：乙型肝炎表面抗体 146.15mIU/ml。

（4）自身抗体全项：均阴性。

（5）双肾及肾动脉超声：双肾及肾动脉未见明显异常。

4. 诊断

（1）肾病综合征。

（2）基本诊断：临床表现符合"三高一低"，即高度水肿、高脂血症、大量蛋白尿、低蛋白血症，即可诊断肾病综合征，其中后两条，即大量蛋白尿与低蛋白血症是诊断肾病综合征的必备条件。由于患者原发疾病不同、所处疾病阶段的不同或病理类型不同造成患者"三高一低"的临床特点并不一定同时具备。

（3）根据病因不同可将肾病综合征分为继发性肾病综合征和原发性肾病综合征，根据发病年龄，常见的继发性肾病综合征的原发病与原发性肾病综合征的病理类型见表 8-2。

5. 病情评估　肾病综合征是一组临床综合征，并非单一的临床疾病，其临床特征为"三高一低"，即高度水肿、高脂血症、大量蛋白尿（24 小时尿蛋白定量 > 3.5g）、低蛋白血症（血浆白蛋白 < 30g/L），其中后两条，即大量蛋白尿与低蛋白血症是诊断肾病综合征的必备条件。由于患者原发疾病不同、所处疾病阶段不同或病理类型不同，造成患者"三高一低"的临床特点并不一定同时具备。

肾病综合征可以发生在任何年龄段，不同年龄段肾病综合征的疾病谱或病理类型（表 8-2）各有特点。根据病因，肾病综合征可分为原发性和继发性，继发性肾病综合征主要包括糖尿病肾病、系统红斑狼疮性肾炎、乙型肝炎病毒相关性肾炎、肾淀粉样变性等。

表 8 - 2　肾病综合征的临床及病理类型

	儿童	青中年	中老年
继发性	遗传性肾病	系统红斑狼疮性肾炎	糖尿病肾病
	紫癜性肾炎	紫癜性肾炎	肾淀粉样变性
	乙型肝炎病毒相关性肾炎	乙型肝炎病毒相关性肾炎	肿瘤（实体瘤、血液系统肿瘤）
原发性	微小病变型肾病	系膜增生性肾小球肾炎	膜性肾病
	局灶节段性肾小球硬化		
	系膜毛细血管性肾小球肾炎		

患者有大量蛋白尿、低蛋白血症，肝代偿性合成蛋白增加，引起机体凝血、抗凝和纤溶系统失衡；加之肾病综合征时血小板过度激活、应用利尿药和糖皮质激素等可进一步加重高凝状态。因此，患者容易发生血栓、栓塞等并发症，其中以肾静脉血栓最为常见，其中 3/4 病例因慢性病变形成，临床并无症状；此外，肺血管、下肢静脉、下腔静脉、冠状血管和脑血管血栓或栓塞并不少见，是直接影响肾病综合征治疗效果和预后的重要原因，应予以高度重视。

6. 诊疗计划

（1）诊断计划：肾病综合征的临床诊断思路如图 8 - 1 所示。基本项目：包括尿常规、尿蛋白定量、血浆白蛋白、血脂，进一步明确肾病综合征诊断，同时观察疾病的进展情况。

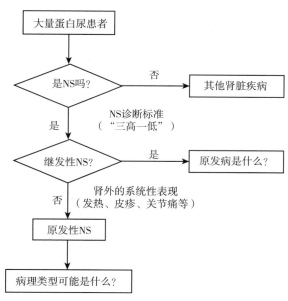

图 8 - 1　肾病综合征的临床诊断思路

继发性肾病综合征相关实验室检查如下。

1）尿液检查：除尿蛋白定量外，尿蛋白电泳检查可粗略区分蛋白的分子类型，原发肾病综合征尿蛋白成分以白蛋白等中、小分子为主。

2）血常规：白细胞增多可见于感染、应用糖皮质激素等；白细胞减少可见于系统性红斑狼疮、多发性骨髓瘤等；嗜酸性粒细胞增多见于过敏性紫癜；贫血可见于系统性红斑狼疮、血管炎等。

3）肾功能：包括血清肌酐、尿素氮、肌酐清除率等反映肾小球滤过功能的指标，协助判断肾脏损伤的程度。

4）免疫学指标：包括红细胞沉降率、C反应蛋白、球蛋白、类风湿因子、免疫球蛋白、补体C3、补体C4，抗核抗体（ANA）、可溶性核抗原（ENA）、抗中性粒细胞胞质抗体（ANCA）。系统性红斑狼疮等风湿免疫病引起的肾病综合征是需要重点鉴别的一组疾病，所以免疫学指标检查尤其重要。

5）糖代谢指标：如果考虑糖尿病需要查口服糖耐量试验、糖化血红蛋白等。

6）乙型肝炎病毒检查：我国乙型肝炎病毒携带者众多，乙型肝炎病毒相关性肾炎发生率也较高，应当检查乙肝五项及HBV DNA的表达水平。

推荐项目：必要时行肾穿刺活检术，行肾脏病理检查，以明确病理诊断，了解病变程度，指导治疗、判断预后。怀疑多发性骨髓瘤或其他血液系统肿瘤时应当进行骨髓穿刺。

（2）治疗计划

1）一般治疗：包括以下内容。

休息：疾病未缓解，存在严重水肿，低蛋白血症阶段应当以卧床休息为主，适当进行床上活动；水肿消失，一般情况好转可适当进行床旁活动，以预防血栓形成。卧床休息可增加肾血流量，有利于利尿，并减少与外界接触预防交叉感染。肾病综合征缓解后可逐步增加活动，有利于减少并发症，降低血脂。如活动后尿蛋白增加应酌情减少活动。

饮食治疗：存在水肿时应低盐饮食，每日摄入食盐2~3g，禁食腌制食品，尽量少用味精及食用碱。肾病综合征早期、极期，应当增加高质量蛋白摄入量，每日进食0.8~1.0g/kg的优质蛋白（富含必需氨基酸的动物蛋白），慢性期、非极期时应摄入少量高质量蛋白。低脂饮食，少食富含饱和脂肪酸的食物（动物油脂），多食富含不饱和脂肪酸的食物（植物油、鱼油），多食富含可溶性纤维素的食物（燕麦、米糠、豆类）。患者胃肠道黏膜水肿、腹水均会影响消化吸收，此时宜食用易消化、清淡、半流质饮食，但应当注意水分的摄入量不宜过多，以免加重水肿。

利尿治疗：一般患者于限盐及卧床后即可达到利尿、消肿的目的，应用糖皮质激素或免疫抑制剂病情缓解后，会有明显的利尿作用，水肿也会随之消除。对肾病综合征患者不主张常规使用利尿药，滥用利尿药只会延长肾病缓解的时间，也会增加血栓栓塞性疾病的发生概率。白蛋白或其他血液制品不应当作为营养品频繁使用，过多输入白蛋白会加重肾负担，引起肾损伤。

降压治疗：少数肾病综合征患者需要加用降压药，应根据具体情况选用降压药。血管紧张素转换酶抑制药（ACEI）和血管紧张素受体阻断药（ARB）类降压药具有降低尿蛋白的作用，多数情况可作为首选药物，但应注意其刺激性干咳、高钾血症、肾缺血的不良反应，尤其是老年人、存在肾动脉硬化狭窄可能的患者更应注意；钙离子阻滞药（CCB）降压效果确切，不良反应相对较少，也是常用降压药；其他降压药，如β受体阻断药、α受体阻断药也可酌情选用，利尿药如前述应当慎用。

降脂治疗：肾病综合征缓解后高脂血症会随之消除，如果肾病综合征长期不缓解应考虑进行降脂治疗，以减少肾小球增生、硬化及相关心血管并发症的发生。

抗凝治疗：肾病综合征未缓解期存在高凝状态，可以短期使用肝素、双香豆素类药物、抗血小板聚集药物等。

2）主要治疗：包括以下内容。

糖皮质激素治疗：糖皮质激素是肾病综合征治疗的基本用药，使用时应遵循"足量、长程、缓减"的原则，即糖皮质激素起始量要足、足量用药疗程要长、减停药要慢。糖皮质激素治疗的方案较多，药物品种也较多，对于初发、考虑为原发性、尚无肾组织病理结果的病例，较为通用的治疗方法为：泼尼松60mg每日顿服，共6~8周，必要时12周；临床缓解后逐渐减量，每2~3周减量1次，每日用量减5mg；泼尼松减至20mg/d时，减量速度应当更慢，以防"反跳"，可以2~3周减量1次，每日用量减2.5mg。应用此方法完成治疗需要1.0~1.5年。由于肾病综合征临床-病理类型复杂，应用糖皮质激素的疗效及不良反应均需要密切监测，根据对糖皮质激素的反应性不同，可将肾病综合征分为"激素抵抗型"（足量糖皮质激素治疗6~8周尿蛋白无减少）与"激素依赖型"（与减停糖皮质激素密切相关的尿蛋白反跳，一年中发生3次以上）。

细胞毒药物或免疫抑制剂治疗：是糖皮质激素治疗的辅助治疗，应当在糖皮质激素治疗的基础上开展，不宜单独使用。对于"激素抵抗型""激素依赖型"、复发（应用糖皮质激素治疗临床缓解并停用糖皮质激素6个月后再次发生肾病综合征者）、继发性综合征，以及初发病例但肾组织活检提示对糖皮质激素不敏感的病理类型，如局灶节段性肾小球硬化、系膜毛细血管增生性肾炎，膜性肾病Ⅱ期、Ⅲ期等，可以考虑联合糖皮质激素应用细胞毒药物或免疫抑制剂。临床常用的细胞毒药物有环磷酰胺、氮芥等，免疫抑制剂有环孢素、他克莫司、酶酚酸酯、来氟米特等。

这些药物的使用也应采取个体化，密切监测药物不良反应。

3）并发症的防治：对于肾病综合征常见的四大并发症应采取积极的防治措施，以免加重病情或造成不良后果。①感染：肾病综合征患者尤其是应用糖皮质激素、免疫抑制剂时，应避免前往人群聚集区域，流感季节应注意自我防护，如外出时注意保暖、戴口罩等；避免不洁饮食，预防肠道感染。无须常规应用抗生素预防感染。发生感染后应积极查找病因，细菌感染时，选择敏感、强效、不良反应少的抗生素治疗；病毒感染时，可中西医结合治疗。感染不易控制、老年体弱或感染结核分枝杆菌等特殊病原体时，应当权衡利弊，必要时停用糖皮质激素和/或免疫抑制剂，积极控制感染。②血栓、栓塞性疾病：肾病综合征急性期进行适当活动，可给予小剂量肝素（5000U/12h，普通肝素或低分子肝素）或双香豆素类药物（华法林等），伴抗血小板聚集药物（双嘧达莫、阿司匹林等）；肾病综合征恢复阶段或发展为慢性病时可使用抗血小板聚集药物；对于容易发生血栓的病理类型，如膜性肾病，应当警惕并积极防治血栓栓塞性疾病，尤其在疾病极期可因此造成患者死亡。③急性肾衰竭、肾病综合征发病阶段应避免滥用利尿药，避免过快、过猛的降压治疗，避免药物的肾损害。发生肾前性肾衰竭时，可应用白蛋白等胶体液扩张血容量、增加肾灌注，病情多可缓解，也可在胶体液静脉输注后给予大剂量呋塞米利尿，以冲刷阻塞的肾小管管型，同时给予碳酸氢钠，碱化尿液，减少管型形成。急性肾衰竭药物治疗无效，符合透析适应证时可进行肾脏替代治疗。④蛋白质及血脂代谢异常、可通过饮食治疗改善代谢异常，胆固醇增高时可应用三羟基-3-甲基戊二酰辅酶A还原酶抑制剂（他汀类药物）。

（二）案例分析

1. 流行病学　慢性肾脏病是严重危害健康的常见疾病，影响约11%的人群，肾病综合征是临床诊断的常见类型，占我国肾活检病例的20.36%。近年来，老年人、糖尿病、肿瘤及妊娠女性中肾病综合征的发病率呈增长趋势；从儿童到中老年人均可发病，好发于免疫力低下者、不规范用药者以及有高血压、高脂血症、高血糖、肥胖人群。

2. 诱因及危险因素　与年龄、性别、家族史存在一定相关性，而高胆固醇血症、肾动脉粥样硬化、蛋白尿程度、肾功能损伤程度等均与疾病的进展密切相关。

3. 病例评估　患者对病情及预后缺乏认识，消除患者焦虑及思想负担；帮助患者认识疾病的病因、治疗、并发症及转归，并详细告知糖皮质激素应用时间、减量方法，饮食注意事项。

（三）预防措施

增强体质，改善机体防御功能；控制血压、低密度脂蛋白胆固醇水平及血糖水平尤其重要。定期复查尿蛋白水平及肾功能等情况。

第四节　糖尿病肾病案例

（一）案例概要

患者，女，68岁。发现血糖升高10余年，头晕、乏力4天。

1. 病史

（1）现病史：患者10余年前无明显诱因出现四肢麻木，无口渴、多饮、多食、多尿、体重减轻、乏力等症状。在当地医院测空腹血糖最高达17.0mmol/L，诊断为"糖尿病"，间断口服"二甲双胍、瑞格列奈"（具体剂量不详）降糖治疗，未规律监测血糖，血糖水平不详。为进一步诊治就诊入院，查糖化血红蛋白8.1%；颈动脉彩超：双侧颈动脉粥样硬化斑块形成。眼底检查：糖尿病性视网膜病变（Ⅲ期）双眼，诊断为"2型糖尿病，糖尿病性周围神经病，糖尿病视网膜病变"。给予降糖、改善微循环等治疗，病情好转出院。出院后口服"二甲双胍、瑞格列奈"，患者依从性差，仍未规律监测血糖；4天前患者无明显诱因出现头晕、乏力，自觉双下肢踩棉花感，无恶心、呕吐，无大汗，无饮水呛咳等不适，于医院门诊查肝功能、血脂：白蛋白33.7g/L，总胆固醇8.23mmol/L，低密度脂蛋白胆固醇5.36mmol/L；尿常规：尿蛋白（＋＋＋），24小时尿蛋白定量2.49g，糖化血红蛋白8.1%，为进一步治疗，门诊以"糖尿病肾病"收入院。患者自发病以来，精神、睡眠好，饮食正常，自诉尿量可，大便正常。体重较前未见明显变化。

（2）既往史：既往体健。否认冠心病、高血压、糖尿病、脑梗死病史。否认直系亲属中有类似病史。起居规律，无烟、酒等不良嗜好。

2. 体格检查　T 36.5℃，P 90次/分，R 18次/分，BP 154/83mmHg。结膜无苍白、充血，巩膜无黄染，口唇无发绀、苍白，颈部两侧对称，颈动脉搏动正常，无颈静脉怒张，肝颈静脉反流征阴性；触软，颈无抵抗，气管居中，两侧呼吸动度一致；触觉语颤均等，无增强或减弱；双肺叩清音，肺肝相对浊音界位于右侧锁骨中线第5肋间；双肺呼吸音清，未闻及干、湿啰音。心前区无隆起，心尖搏动正常，心尖搏动最强点位于左侧第5肋间锁骨中线内0.5cm；未触及震颤，未触及心包摩擦感；叩诊心界不大；HR 90次/分，心律规整，心音有力，各瓣膜听诊区未闻及病理性杂音，未闻及心包摩擦音及心包叩击音。周围血管征阴性。腹部平坦，未见胃肠型及蠕动波。柔软，无压痛及肌紧张，无反跳痛，肝肋下未触及，脾肋下未触及，墨菲征阴性。腹部呈鼓音，移动性浊音阴性，肝、脾区无叩击痛，双肾区无叩击痛。肠鸣音正常存在，无气过水声及血管杂音。双下肢无水肿。四肢肌力Ⅴ级，肌张力正常，双侧肱二、肱三头肌腱，跟、膝腱反射正常存在，Kerning 征、双侧 Hoffmann 征、Babinski 征均阴性。

3. 辅助检查

（1）肝功能、血脂：白蛋白 33.7g/L，总胆固醇 8.23mmol/L，低密度脂蛋白胆固醇 5.36mmol/L。

（2）尿常规：尿蛋白（+++）。

（3）24 小时尿蛋白：2.49g。

（4）肾脏彩超：左肾 10.6cm×4.3cm，皮质厚约 1.0cm，集合系统结构清晰，肾盂无扩张，下极可见大小约 0.5cm×0.5cm 高回声，后方伴弱声影。右肾 9.7cm×5.2cm，皮质厚约 1.0cm，集合系统结构清晰，肾盂无扩张。右肾动脉主干内径5.0mm，血流速度 71.7/23.9cm·s^{-1}，阻力指数 0.67；左肾动脉主干内径 4.8mm，血流速度 55.7/27.1cm·s^{-1}，阻力指数 0.51。

（5）自身抗体全项、乙肝五项及丙肝抗体：均阴性。

（6）糖化血红蛋白：8.1%。

（7）病理：系膜增生性糖尿病肾病。

4. 诊断

（1）糖尿病肾病Ⅲ期。

（2）2 型糖尿病，糖尿病性周围神经病，糖尿病视网膜病变。

5. 分期　糖尿病是一个全身性疾病，各种严重的、致命的并发症都是其血管病变引发的。对于糖尿病患者，从确定诊断第一天起就应当密切监测这些并发症的发生与发展。在长期门诊随访中，糖尿病肾病早期发现的手段在于密切监测尿蛋白，尤其是尿微量白蛋白的排泄。主要表现为不同程度蛋白尿及肾功能的进行性减退。由于 1 型糖尿病发病起始较明确，与 2 型糖尿病相比，高血压、动脉粥样硬化等的并发症较少，目前根据 1 型糖尿病的临床过程予以分期。

（1）Ⅰ期：临床无肾病表现，仅有血流动力学改变，此时肾小球滤过率（GFR）升高，肾脏体积增大，肾小球和肾小管肥大。在运动、应激、血糖控制不良时可有一过性微量蛋白尿。

（2）Ⅱ期：持续性微量白蛋白尿，GFR 正常或升高，临床无症状。肾脏病理肾小球/肾小管基底膜增厚、系膜区增宽等。

（3）Ⅲ期：蛋白尿/白蛋白尿明显增加（尿白蛋白排泄率 > 200mg/24h，蛋白尿 > 0.5g/24h），可有轻度高血压，GFR 下降，但血肌酐正常。肾脏病理出现局灶/弥漫性肾小球硬化，K－W 结节，入/出球小动脉透明样变等。

（4）Ⅳ期：大量蛋白尿，可达到肾病综合征程度。

（5）Ⅴ期：肾功能持续减退直至终末期肾脏病。

2 型糖尿病肾损害的过程与 1 型糖尿病基本相似，只是高血压出现早、发生率更高，其他并发症更多。糖尿病肾病的其他临床表现尚可有：Ⅳ型肾小管酸中毒，特别是在 RAS 抑制的情况下更要谨慎；易发生尿路感染；单侧/双侧肾动脉狭窄；梗阻性肾病（神经源性膀胱）；肾乳头坏死等。

6. 诊疗计划

（1）诊断计划

1）基本项目：血常规、血生化、心电图等。

2）推荐项目：超声心动图、颈动脉超声、眼底检查等。

（2）治疗计划：糖尿病肾病的主要防治目标是防止糖尿病肾病的发生和发展，重在预防。糖尿病肾病的预防分为 3 级：一级预防是病因预防，需要强化血糖控制，防止糖尿病肾病的发生；二级预防是指防止微量清蛋白尿期发展至临床显性蛋白尿阶段；三级预防是指延缓肾衰竭的发生和发展。对糖尿病肾病应特别注意早期预防，一旦进入临床糖尿病肾病，其病变往往呈不可逆性发展。糖尿病肾病治疗的目的是延缓病程进展，减少并发症，降低死亡率。具体治疗计划如下。

1）控制饮食：早期应限制蛋白质摄入量。对于肾功能正常患者，给予蛋白质 0.8g/（kg·d）。对已有肾功能不全患者给予蛋白质 0.6g/（kg·d），以优质蛋白为主。透析患者、儿童及孕妇不宜过度限制蛋白质摄入。为防止营养不良的发生，应保证给予足够的热量。

2）控制血糖：糖尿病肾病患者糖化血红蛋白应控制在 7% 左右。临床常用的口服降糖药物包括六大类：①磺酰脲类；②双胍类；③噻唑烷二酮类；④葡萄糖苷酶抑制剂；⑤格列奈类；⑥二肽基肽酶－4 抑制剂。对于肾功能正常的患者，降糖药的使用主要根据患者胰岛的功能、血糖增高的特点以及是否存在肥胖来选择。肾功能异常时，慎用或避免使用磺酰脲类和双胍类药物，应选用较少经肾排泄的药物，如阿卡波糖、吡格列酮等，但磺酰脲类中的格列喹酮仍可使用。中晚期患者建议停用所有口服降糖药，使用胰岛素。

3）控制血压：应将血压控制在 130/80mmHg。以血管紧张素转换酶抑制药（ACEI）、血管紧张素Ⅱ受体阻断药（ARB）作为首选药物。血压控制不佳的患者，可加用钙通道阻滞药、利尿药、β 受体阻断药等。应用 ACEI/ARB 要观察患者肾功能、血清钾及血容量的变化，伴肾动脉狭窄者慎用。

4）调脂治疗：目标：总胆固醇 < 4.5mmol/L，LDL < 2.5mmol/L，TG < 1.5mmol/L，高密度脂蛋白胆固醇 > 1.1mmol/L。血清总胆固醇增高为主者，首选他汀类降脂药物。甘油三酯增高为主者，选用纤维酸衍生物类药物治疗。同时配合饮食治疗，少食动物脂肪，多食富含多聚不饱和脂肪酸的食物。

5）并发症治疗：对并发高血压、动脉粥样硬化、心脑血管疾病、其他微血管病等的患者应给予相应处理，保护肾功能。尽量避免使用肾毒性药物。

6）透析和肾移植：当 GFR < 15ml/min，或伴有不易控制的心力衰竭、严重胃肠道症状、高血压等，应根据条件选用透析、肾移植或胰肾联合移植。①长期血液透析：每次透析治疗时间短且疗效高，但由于糖尿病肾病患者全身小动脉硬化、血管壁僵硬，血液透析的血管通路难以建立，动静脉内瘘在糖尿病肾病患者体内保留的时间明显短于非糖尿病患者，因此血液透析需要多次血管造瘘，而且血糖调整相对复杂。②非卧床连续性腹膜透析：已广泛应用于因糖尿病肾病而致的尿毒症患者。腹膜透析不需血管造瘘，患者可自由活动和进食，血糖易于控制，同时腹膜透析不增加心脏负荷及引起应激，故临床常将腹膜透析作为糖尿病肾病终末期治疗的首选。但腹膜透析存在感染和蛋白丢失的并发症，所以应根据患者具体情况选择。③肾移植或胰肾联合移植：对终末期糖尿病肾病患者，目前最有效的治疗方法是肾移植。但移植后的有关处理和治疗方案，往往比非糖尿病肾病者复杂：既要进行免疫抑制治疗，又要积极控制糖尿病；既要减少糖皮质激素剂量，又要预防器官排斥；既要保护移植肾功能，又要保护心、脑、血管等靶器官。为了改善患者预后，应当积极提倡开展胰肾联合移植。透析疗法无法恢复患者肾功能，成功的胰肾联合移植则能有效改变患者的肾功能，是糖尿病肾病的根治措施。

（二）案例分析

1. 流行病学 糖尿病肾病是糖尿病最严重的并发症之一，也是导致终末期肾衰竭的主要原因。在国外，糖尿病肾病已成为透析或肾移植的首要病因，我国近年来糖尿病肾病造成透析、肾移植的人数也在不断增加，仅次于慢性肾小球肾炎。

2. 诱因及危险因素 糖尿病可通过不同途径损害肾，这些损害可以累及肾脏所有的结构，从肾小球、肾血管到肾间质，可以有不同的病理改变和临床意义，包括与糖尿病代谢异常有关的肾小球硬化等。糖尿病患者一旦发展至显性蛋白尿阶段则病情不可逆转，往往进行性发展至终末期肾衰竭。到目前为止，尚无有效的方法能够防止其发生和恶化，因此，糖尿病肾病肾衰竭已成为糖尿病患者的主要死亡原因。对于糖尿病患者应当常规监测尿蛋白及肾功能，强化血糖控制是治疗的根本，早期发现、早期诊断糖尿病肾病，积极地将其控制在临床可防可控阶段，是延缓糖尿病肾病进入终末期肾衰竭的关键。

3. 病例评估　患者对糖尿病并发症存在焦虑、抑郁情绪；应积极和患者及其家属交流，耐心解释、介绍疾病的相关知识，给予患者以安慰、鼓励和支持，使其能正确面对疾病，树立患者信心，减轻心理压力，积极配合治疗方案。

（三）预防措施

糖尿病肾病的发病机制尚不完全清楚，发病率与糖尿病病程长短密切相关；遗传因素、代谢因素、激素的作用、肾血流动力学因素、其他环境因素如吸烟、高血压、饮食及某些药物应用（如糖皮质激素）等在糖尿病肾病的发生与发展中也起着重要作用。糖尿病肾病是多种因素共同作用的结果，病程和血糖控制水平至关重要。血糖控制不佳的患者则肾病发生率及严重程度增加；在不同患者间，血糖控制差者肾病不一定严重，说明遗传等其他因素也有着重要的作用。

第五节　急性肾小球肾炎案例

（一）案例概要

患者，男，25 岁。血尿、颜面水肿 2 天。

1. 病史

（1）现病史：患者于 2 天前"感冒"后出现血尿，为肉眼血尿，伴颜面水肿、尿量减少，24 小时尿量约 500ml，伴恶心、呕吐，呕吐物为胃内容物，无发热、寒战、盗汗，无胸闷、胸痛，无呼吸困难等症状，于当地医院查尿常规示：尿蛋白（＋＋），红细胞满视野。今为进一步诊治就诊于我院。患者自发病以来，精神、饮食、睡眠可，小便如上所述，大便正常。

（2）既往史：否认冠心病、高血压、糖尿病、脑梗死病史。否认直系亲属中类似病史。起居规律，无烟、酒等不良嗜好。

2. 体格检查　T 36.2℃，P 88 次/分，R 18 次/分，BP 167/95mmHg。发育正常，营养中等，自主体位，神清语利，颜面部水肿，双肺呼吸音清，未闻及干、湿啰音。叩诊心界不大，HR 88 次/分，律齐，各瓣膜听诊区未闻及病理性杂音。双下肢轻度水肿。四肢肌力 V 级，肌张力正常，双侧 Babinski 征、Kernig 征阴性。

3. 辅助检查

（1）血常规：红细胞 3.0×10^{12}/L，白细胞 8.3×10^9/L，血红蛋白 103g/L，血小

板 $210 \times 10^9/L$。

（2）肾功能：BUN 9.5mmol/L，Cr（＋＋＋）110μmol/L。

（3）尿常规：尿蛋白（＋＋），红细胞（＋＋＋），红细胞计数305/μl。

（4）免疫：IgG、IgM、IgA正常，C3 0.5g/L。ASO 850IU/L。

（5）肾脏超声：双肾未见明显异常。

4. 诊断 急性肾小球肾炎。

5. 病情评估 青年男性，生活方式健康，无高血压、冠心病家族史，无高脂血症、糖尿病病史，无吸烟、酗酒及血脂异常。无经济、工作、人际关系压力，文化水平一般，能够正确理解、听从医生的指导。

6. 诊疗计划

（1）诊断计划

1）基本项目：尿红细胞位相、肝功能、血脂、自身免疫全项、心电图、超声心动图等。

2）推荐项目：24小时尿蛋白定量、红细胞沉降率、抗"O"、病灶（咽部）细菌培养等。

（2）治疗计划：本病是自限性疾病，因此基本上是对症治疗，主要为预防和治疗水钠潴留、控制循环血容量，从而达到减轻症状（水肿、高血压），预防致死性并发症（心力衰竭、脑病、急性肾衰竭），以及防止各种加重肾脏病变的因素，促进病肾组织学及功能的修复。

1）休息：卧床休息，静待肉眼血尿消失、水肿消退及血压恢复正常（2周）。

2）饮食：应给富有维生素的低盐饮食，蛋白质入量保持约1g/（kg·d）。有水肿及高血压者，应免盐或低盐（食盐2.0～3.0g/d），直至利尿开始。水肿重且尿少者，应控制水的摄入量。出现肾功能不全、氮质血症者，应限制蛋白质摄入量，并给予优质蛋白（含必需氨基酸的蛋白质，如牛奶、鸡蛋等），以达到既减轻肾排泄氮质的负担，又保证一定营养的目的，同时限制钾的摄入。

3）对症治疗：包括以下内容。①利尿：经控制水、盐入量后，水肿仍明显者，应加用利尿药。常用噻嗪类利尿药，必要时可用袢利尿药，如呋塞米及布美他尼等。②降压：一般情况下，利尿后即可达到控制血压的目的（降压效果出现于起病7天后）必要时可用钙通道阻滞药（如硝苯地平20～40mg/d）及肼屈嗪、哌唑嗪以增强扩张血管效果。③高钾血症的治疗：限制饮食中钾的摄入，应用排钾利尿药均可防止高钾血症的发展，必要时可行透析治疗。④控制心力衰竭：主要措施为利尿、降压，必要时可应用酚妥拉明或硝普钠静脉滴注，以减轻心脏前、后负荷。

4）感染灶治疗：对于无感染灶时应用青霉素或大环内酯类等针对链球菌的抗

生素至今尚无肯定意见。但是，在病灶细菌培养阳性时，应积极应用抗生素治疗。

5）中医药治疗：芳香化热、清热利尿是主要治则，可根据湿热滞留的部位分别给予用药。

6）透析治疗：以下两种情况时应用透析治疗。①少尿性急性肾衰竭，特别是高钾血症时；②严重水钠潴留，引起急性左心衰竭者。

（二）案例分析

1. 流行病学　急性肾小球肾炎简称"急性肾炎"，是一组不同病因所致的感染后免疫反应性肾小球疾病。临床表现为急性起病，以水肿、尿少、血尿伴不同程度蛋白尿、高血压或肾功能不全。绝大多数为链球菌感染后所致。本病虽然可发生于各年龄组，但以儿童及青年多见，很少累及中老年人，这可能与儿童进入集体生活环境后，第一次接触乙型溶血性链球菌"致肾炎菌株"，又尚未产生特异性免疫有关。两性均可以发病，男女比例约为2∶1。本病可发生于世界各地，但在发达国家中发病率已经逐渐降低。由于地理、气候、季节、社会经济水平及卫生习惯等自然和社会条件不同，在我国北方患者90%以上发生于呼吸道链球菌感染之后，故春冬季多见；南方患者多发生于脓疱病之后，多见于夏季。

2. 诱因及危险因素　急性肾小球肾炎多见于链球菌感染后，而其他细菌、病毒及寄生虫感染亦可引起。常因乙型溶血性链球菌"致肾炎菌株"感染所致，常见于上呼吸道感染（多为扁桃体炎）、猩红热、皮肤感染（多为脓疱病）等链球菌感染后。感染严重程度与急性肾炎发生和病变轻重并不完全一致。

3. 病例评估　患者对本病及自身病情有充分的认识后，一般不会对心理健康造成影响。但个别患者自身的性格特点可能出现过分的焦虑，反复就医，对其日常工作生活造成困扰。应耐心向患者解释疾病特点及预后等相关知识，详细评估病情，必要时给予适当的心理疏导，缓解患者的焦虑及不适感。

（三）预防措施

预防链球菌感染，可使本病发病率明显下降。例如保持皮肤清洁，预防脓疱病；做好呼吸道隔离，防止猩红热、化脓性扁桃体炎传播。

对链球菌感染患者，应于2~3周密切观察尿常规变化，以早期发现急性肾小球肾炎，给予及时处理。

第九章　全科医生规范化培训的
血液系统案例解析

本章通过案例概要（病史、体格检查、辅助检查、诊断、病情评估和诊疗计划）、案例分析（流行病学、诱因及危险因素和病例评估）和预防措施等对血液系统的 7 个病例进行案例解析，树立规范的病案格式，解决医学生理论与实践相结合的问题。

第一节　急性白血病案例

（一）案例概要

患者，女，35 岁，已婚，小学学历，外出务工。头晕、乏力 1 个月，双下肢皮肤瘀斑 1 周就诊。

1. 病史

（1）现病史：患者 1 个月前自觉头晕、乏力、心悸，未予重视，1 周前双下肢出现散在瘀斑，就诊于当地医院，行血常规示白细胞 5.07×10^9/L，红细胞 2.27×10^{12}/L，血红蛋白 70g/L，血小板 13×10^9/L；凝血功能：纤维蛋白原 0.54g/L，D - 二聚体 37.58mg/L。无发热、咳嗽、咳痰，无反酸、嗳气，无恶心、呕吐，无多食、易饥饿，无大便性状及次数改变，无腹痛、呕血、咯血、便血、鼻出血、血尿、牙龈出血，为行进一步诊疗入院。

（2）既往史：既往体健，无特殊药物服用史，无手术史，无放射性物质接触史，进食不规律，无吸烟、饮酒史。

2. 体格检查　T 36.2℃，P 70 次/分，R 20 次/分，BP 99/77mmHg，BMI 22kg/m²。神清，精神可，贫血貌，全身皮肤可见散在瘀斑，周身淋巴结未触及肿大，睑结膜苍白、口唇苍白，咽部无充血，扁桃体无肿大，胸骨及两侧肋骨无压痛，双肺呼吸音清，未闻及干、湿啰音，HR 70 次/分，律齐，各瓣膜听诊区未闻及病理性杂音，腹软，无压痛、反跳痛、肌紧张，肝脾肋下未触及，墨菲征阴性，病理征阴性。

3. 辅助检查

（1）血常规：白细胞 $5.07 \times 10^9/L$，红细胞 $2.27 \times 10^{12}/L$，血红蛋白 70g/L，血小板 $13 \times 10^9/L$。

（2）凝血功能：纤维蛋白原 0.54g/L，D－二聚体 37.58mg/L。

（3）骨髓象：急性早幼粒细胞白血病（M3）可能性大。

（4）其他：心电图正常。肝、肾功能未见异常。

4. 诊断　急性早幼粒细胞白血病（M3）。

5. 病情评估　患者诊断考虑急性早幼粒细胞白血病，该病为血液系统疾病，恶性程度高，进展快，目前治疗以化疗及骨髓移植为主，血小板偏低、凝血功能高度异常，发生脑出血、消化道出血、弥散性血管内凝血（DIC）风险极大，可直接危及生命。

6. 诊疗计划

（1）诊断计划

1）完善血常规、血型、输血前检查、外周血涂片、凝血功能、配血检查、血糖、血脂、肝功能、肾功能、电解质、心肌酶、骨髓检查、心电图、心脏彩超、胸部 X 线片、腹部超声等辅助检查。

2）建议血液专科就诊，进一步行细胞形态学和组织化学、免疫分型、细胞学遗传学（*PML－RARα* 融合基因）、分子生物学等相关检查，明确诊断及预后。

（2）治疗计划

1）一般治疗：①绝对卧床休息，进软食，避免磕碰及用力大便；②患者免疫力低下，做好口腔、肛周防护，例如戴口罩、用漱口液漱口、用 1∶5000 高锰酸钾溶液坐浴。

2）支持治疗：①凝血功能障碍和出血严重者，急调血小板、悬浮红细胞、血浆、冷沉淀输注，输注止血药物，补充血小板、纠正凝血功能紊乱，防治 DIC。②高凝及血栓形成者，给予低分子肝素钠（钙）皮下注射。

3）原发病的治疗：全反式维甲酸（ATRA）联合化疗作为一线治疗模式下的预后分层。低危：白细胞 $<10 \times 10^9/L$，血小板 $\geq 40 \times 10^9/L$。中危：白细胞 $<10 \times 10^9/L$，血小板 $<40 \times 10^9/L$。高危：白细胞 $\geq 10 \times 10^9/L$。①低（中）危患者的治疗：首选全反式维甲酸（ATRA）＋砷剂：诱导治疗＋巩固治疗＋维持治疗。②高危患者的治疗：ATRA＋砷剂＋化疗诱导、化疗巩固、ATRA/砷剂交替维持治疗；巩固治疗可选用 HA、DA、IA；维持治疗。③诱导治疗达到缓解，*PML－RARα* 融合基因检测阴性，行自体造血干细胞移植或亚砷酸治疗。

（二）案例分析

1. 流行病学　急性白血病是造血干细胞的恶性克隆性疾病，我国发病率为（3～4）/10万，位于成人恶性肿瘤发病率的前十位，儿童恶性肿瘤发病率的首位。急性早幼粒细胞白血病（APL）是急性髓系白血病（AML）中的一种特殊类型，骨髓中以颗粒增多的早幼粒细胞为主，此类细胞在骨髓非红系有核细胞中≥30%，典型的APL表现为 t（15；17）（q22；q12）。多见于中青年，平均发病年龄为44岁，APL占同期AML的10%～15%，发病率约0.23/10万。本病发病凶险，易发生出血及栓塞。

2. 诱因及危险因素

（1）生物因素：病毒感染和免疫功能异常，病毒感染后，可潜伏宿主体内，在某些理化因素作用下，激活表达诱发为白血病。

（2）物理因素：在日常生活及工作中会接受具有辐射性物质，例如X射线、γ射线等电离辐射，经常接触这些射线，会导致急性白血病的发生，与反射数量的大小及照射的部位有一定的关系。

（3）化学因素：接触苯基含苯的有机溶剂，乙双吗啉具有极强的致染色体畸变和致白血病发生。

（4）遗传因素：数据显示，家族性白血病占白血病的0.7%，受人体遗传基因与染色体等组织有一定的关系。

（5）其他血液病的转化：临床上某些血液病最终可转化为白血病，例如骨髓增生异常综合征、多发性骨髓瘤、淋巴瘤、阵发性睡眠性血红蛋白尿症等。

3. 病例评估　急性白血病恶性程度高，大多数患者预后差。APL早期发病凶险，表现为出血和血栓，治疗费用高，患者心理压力大。若能避免早期死亡，则预后好，多数可治愈。本例患者病情凶险，需积极给予支持治疗及化疗，完成诱导期的治疗。医生应向患者介绍本病相关治疗，用良好的心态对待疾病，尽快接受正规治疗，树立战胜疾病的信心。

（三）预防措施

1. 增强抵抗力，在生活中保持膳食结构合理，有节制的饮食，作息规律，增加体育活动，心态平和，强健体魄，避免感染及感染经久不愈。

2. 避免接触各种电离辐射，若不能避免，注意接触的强度及时间。

3. 不要滥用药物，例如免疫抑制剂或抗肿瘤药物，导致免疫力破坏及紊乱，遵循专业医生指导。

4. 减少苯等化学物质的接触，例如新的家具、房子、衣物、玩具，要注意通风、晾晒，工作场地也应保持良好通风。

5. 积极治疗骨髓增生异常综合征、多发性骨髓瘤、淋巴瘤、阵发性睡眠性血红蛋白尿症等血液病，减少向急性白血病转化的概率。

第二节　巨幼细胞贫血案例

（一）案例概要

患者，女，65岁，已婚，农民，初中学历。头晕、乏力伴食欲缺乏3个月，加重伴心悸2天。

1. 病史

（1）现病史：患者3个月前无明显诱因出现头晕、乏力，伴心悸、气促，活动后明显，伴食欲缺乏，偶有恶心，无呕吐，无腹泻、腹痛，无咳嗽、咳痰，无发热，无呼吸困难、喘憋，未予重视，未进一步检查及治疗。1个月前自觉食欲缺乏症状加重，伴盗汗，无腹泻、腹胀，无四肢关节疼痛、脱发等症状，遂就诊于当地县医院。患者自诉行胃镜检查提示"慢性胃炎"；行血常规检查提示血红蛋白80g/L，白细胞、血小板水平不详（未见正式报告）。仍间断头晕、乏力，食欲缺乏，偶有恶心，无呕吐，伴口干，未予治疗。两天前患者感头晕、乏力较前加重，伴心悸、胸闷、气促、盗汗，活动后明显，仍食欲缺乏、恶心、口干、吞咽困难、不能进食，伴胃灼热、反酸，无呕吐，无腹泻、腹痛，无鼻衄、牙龈渗血，无四肢关节疼痛、脱发、牙齿脱落等症状，遂就诊于当地门诊，查血常规示 WBC 7.27×10^9/L、Hb 98g/L、平均红细胞体积（MCV）131.7fl、平均红细胞血红蛋白浓度（MCHC）325g/L、PLT 162×10^9/L，为求进一步诊治而入院，门诊以"贫血待查"收住院。患者自发病以来，饮食较差，精神欠佳，睡眠质量欠佳，大、小便正常，体重较前无明显变化。

（2）既往史：既往体健。

2. 体格检查　T 36.5℃，P 90次/分，R 20次/分，BP 117/79mmHg。轻度贫血貌，神志清楚，精神状态一般，全身皮肤黏膜无瘀点、瘀斑，睑结膜轻度苍白，口唇稍苍白，舌乳头减少，牛肉舌，颈软无抵抗，双侧扁桃体无肿大。胸骨无压痛，双肺呼吸音清，未闻及干、湿啰音。心音有力，HR 90次/分，律齐，各瓣膜听诊区未闻及杂音。腹软，无压痛、反跳痛及肌紧张，肝脾肋下未触及。双下肢无水肿。四肢肌力Ⅴ级，肌张力正常，双侧肱二、肱三头肌腱，跟、膝腱反射正常存在，Kernig征、Hoffmann征、Babinski征均阴性。

3. 辅助检查 血常规：WBC $7.27 \times 10^9/L$，Hb 98g/L，MCV 131.7fl，MCHC 325g/L，PLT $162 \times 10^9/L$。

4. 诊断

（1）巨幼细胞贫血。

（2）慢性胃炎。

5. 病情评估 患者因头晕、乏力伴食欲缺乏 3 个月入院。患者合并慢性胃炎，长期伴有食欲缺乏，目前出现口干、食欲缺乏、吞咽困难、不能进食，伴胃灼热、反酸。门诊查血常规提示大细胞性贫血。贫血可致消化功能减低、消化不良，还可导致贫血性心脏病，甚至心功能不全，以及失眠、多梦、记忆力减退、注意力不集中及末梢神经炎等神经系统病变。

6. 诊疗计划

（1）诊断计划：完善血常规＋网织红细胞、生化全项、免疫五项、贫血三项、女性肿瘤五项、心电图、骨髓穿刺等检查。

（2）治疗计划

1）去除病因。

2）注意休息，多食肉类、新鲜蔬菜，加强营养知识教育，纠正偏食及不良的烹调习惯，以增加维生素 B_{12} 和叶酸摄入量。

3）补充维生素和叶酸。①叶酸缺乏：口服叶酸，胃肠道不能吸收者可肌内注射四氢叶酸钙，直至血红蛋白恢复正常。一般不需维持治疗。②维生素 B_{12} 缺乏：肌内注射维生素 B_{12}，直至血红蛋白恢复正常。恶性贫血或胃全部切除者需终身采用维持治疗。维生素 B_{12} 缺乏伴有神经症状者对治疗的反应不一，有时需大剂量、长时间（半年以上）的治疗。对于单纯维生素 B_{12} 缺乏的患者，不宜单用叶酸治疗否则会加重维生素 B_{12} 的缺乏，特别是要警惕神经系统症状的发生或加重。③严重的巨幼细胞贫血：患者在补充治疗后要警惕低钾血症的发生。因为在贫血恢复的过程中，大量血钾进入新生成的细胞内，会突然出现低钾血症，对老年患者和有心血管疾患、食欲缺乏者应特别注意及时补充钾盐。

（二）案例分析

1. 流行病学 巨幼细胞贫血在经济不发达地区或进食新鲜蔬菜、肉类较少的人群（老年人、学生）多见。

2. 诱因及危险因素

（1）叶酸缺乏的诱因及危险因素

1）摄入不足：叶酸每天的需要量为 $200 \sim 400\mu g$。人体内叶酸的储存量仅够 4

个月之需，食物中缺少新鲜蔬菜、过度烹煮或腌制均可使叶酸丢失。酒精可干扰叶酸的代谢，酗酒者常有叶酸缺乏。小肠（特别是空肠段）炎症、肿瘤、手术切除及慢性腹泻均可导致叶酸吸收不足。

2）需要增加：妊娠期妇女每天叶酸的需要量为 $400 \sim 600\mu g$。生长发育的儿童及青少年以及慢性反复溶血、白血病、肿瘤、甲状腺功能亢进症及长期慢性肾衰竭用血液透析治疗的患者，对叶酸的需要都会增加，如补充不足就可发生叶酸缺乏。

3）药物的影响：如甲氨蝶呤、氨苯蝶啶、乙胺嘧啶能抑制二氢叶酸还原酶的作用，影响四氢叶酸的生成。苯妥英钠、苯巴比妥对叶酸的影响机制不明，可能是增加叶酸的分解或抑制 DNA 合成。约 67% 口服柳氮磺吡啶的患者叶酸在肠内的吸收受抑制。

4）其他：先天性缺乏 5,10 - 甲酰基四氢叶酸还原酶的患者，常在 10 岁左右才被诊断。

（2）维生素 B_{12} 缺乏的诱因及危险因素

1）摄入减少：人体内维生素 B_{12} 的储存量为 $2 \sim 5mg$，每天的需要量仅为 $0.5 \sim 1.0\mu g$。故素食者一般需 $10 \sim 15$ 年才会发展为维生素 B_{12} 缺乏。老年人和胃切除患者胃酸分泌减少，常会有维生素 B_{12} 缺乏。这类患者也和素食者一样，需经过 $10 \sim 15$ 年才出现维生素 B_{12} 缺乏的临床表现。故一般由于膳食中维生素 B_{12} 摄入不足而致巨幼细胞贫血者较为少见。

2）内因子缺乏：主要见于萎缩性胃炎、全胃切除术后和恶性贫血患者。这类患者由于缺乏内因子，食物中维生素 B_{12} 的吸收和胆汁中维生素 B_{12} 的重吸收均有障碍。

3）严重的胰腺外分泌不足：这类患者容易存在维生素 B_{12} 的吸收不良，这是因为在空肠内维生素 B_{12} - R 蛋白复合体需经胰蛋白酶降解，维生素 B_{12} 才能释放出来与内因子相结合。这类患者一般在 $3 \sim 5$ 年后会出现维生素 B_{12} 缺乏的临床表现。由于慢性胰腺炎患者通常会及时补充胰蛋白酶，故在临床上合并维生素 B_{12} 缺乏者并不多见。

4）细菌和寄生虫：小肠内存在异常高浓度的细菌和寄生虫也可影响维生素 B_{12} 的吸收，因为这些有机物可大量摄取和截留维生素 B_{12}。小肠憩室或术后的盲端袢中常会有细菌滋生，都会与人体竞争维生素 B_{12}，从而引起维生素 B_{12} 缺乏。

5）先天性转钴蛋白Ⅱ（TCⅡ）缺乏及接触氧化亚氮（麻醉剂）可影响维生素 B_{12} 的血浆转运和细胞内的利用，亦可造成维生素 B_{12} 缺乏。

3. 病例评估　应详细询问病史，明白巨幼细胞贫血病因，常见于进食新鲜蔬菜、肉类较少的人群，需要完善相关检查，寻找病因，进一步明确诊断，提高患者对该疾病的认识，提高患者的生活质量及治疗依从性。

（三）预防措施

1. 巨幼细胞贫血高危人群：妊娠期妇女、处于生长发育期的儿童及青少年、小肠（特别是空肠段）炎症、肿瘤、长期慢性肾衰竭需血液透析治疗的患者和萎缩性胃炎、全胃切除术后的患者。

2. 在人群中开展健康教育，提高人们对巨幼细胞贫血的预防意识，加强营养知识教育，纠正偏食及不良的烹调习惯，保持合理生活方式，防止食物中叶酸破坏。对高危人群可予适当干预措施，如婴幼儿及时添加辅食；青少年和妊娠期妇女多补充新鲜蔬菜，亦可口服小剂量的叶酸或维生素 B_{12} 预防；应用干扰核苷酸合成药物治疗的患者，应同时补充叶酸和维生素 B_{12}。

第三节　原发免疫性血小板减少症案例

（一）案例概要

患者，女，28 岁，已婚，教师，本科学历。四肢散在出血点 2 天，牙龈出血 1 天。

1. 病史

（1）现病史：患者于 2 天前无明显诱因出现四肢及胸部皮肤散在点状出血点及瘀斑，无鼻出血及牙龈出血，无呕血及便血，无发热、咳嗽、咳痰、胸闷、气促，无呼吸困难，无全身骨痛，无头晕、乏力、心悸，今日晨起患者无明显诱因出现牙龈出血，在当地门诊给予"云南白药"适量局部止血治疗，出血量明显减少，为进一步治疗来医院，门诊查血常规示 WBC 5.3×10^9/L，Hb 120g/L，MCV 98.7fl，MCHC 320g/L，PLT 1.0×10^9/L，门诊以"血小板减少原因待查"急诊收入院。患者发病以来，饮食、睡眠、精神可，无发热、骨痛、盗汗等，大、小便未见异常，近两次月经量较前增多。

（2）既往史：否认高血压病史，否认糖尿病病史；否认肝炎、结核病、伤寒等传染病病史；否认手术、外伤及输血史；否认食物及药物过敏史。

2. 体格检查　T 36.2℃，P 86次/分，R 20次/分，BP 110/81mmHg。神志清楚，精神可，四肢及胸部皮肤可见散在出血点及瘀斑，口唇无苍白，口腔黏膜无出血，牙龈无渗血，咽部无充血，双侧扁桃体无肿大，无脓性分泌物。颈软，无抵抗。胸骨无压痛，双肺呼吸音清，未闻及明显干、湿啰音。HR 86 次/分，律齐，心音有力，各瓣膜听诊区未闻及杂音。腹软，无压痛、反跳痛及肌紧张，肝脾肋下未触及。双下肢无水肿。四肢肌力Ⅴ级，肌张力正常，双侧肱二、肱三头肌腱，跟、膝腱反射正常存在，Kernig 征、双侧 Hoffmann 征、Babinski 征均阴性。

3. 辅助检查

（1）血常规：WBC $5.3 \times 10^9/L$，Hb 120g/L，MCV 98.7fl，MCHC 320g/L，PLT $1.0 \times 10^9/L$。

（2）凝血功能：PT 11.00 秒，APTT 30.60 秒，TT 17.00 秒，FIB 3.10g/L，D - 二聚体 0.69mg/L。

4. 诊断　成人原发免疫性血小板减少症（重型、新诊断的）。

5. 病情评估　患者四肢及胸部皮肤出血，伴牙龈出血，血小板极度低下发病，入院前血常规结果显示 PLT $1.0 \times 10^9/L$，初步诊断为血小板减少原因待查：成人原发免疫性血小板减少症？患者目前血小板减少原因不明，需进一步检查排除其他疾病诊断。但在血小板极度低下（$< 20 \times 10^9/L$）的情况下，患者目前出血风险极大，治疗期间随时有发生致命性出血如颅内出血、呼吸道出血、消化道出血等的风险，严重可危及生命，应予血小板输注止血。

6. 诊疗计划

（1）诊断计划：积极完善血尿便常规、血型、输血前检查、免疫功能、凝血功能、生化、自身抗体、EB 病毒抗体、骨髓穿刺等检查。

（2）治疗计划：原发免疫性血小板减少症为自身免疫病，目前尚无根治的方法，治疗的目的是使患者血小板计数提高到安全水平，降低病死率。

1）一般治疗：出血严重者应注意休息，血小板 $< 20 \times 10^9/L$ 者，应严格卧床，避免外伤。

2）观察：如患者无明显的出血倾向，血小板 $> 30 \times 10^9/L$，无手术、创伤，且不从事增加患者出血危险的工作或活动，发生出血的风险较小时，一般无须治疗，可观察和随访。

3）糖皮质激素为治疗本病的一线治疗方法。①泼尼松：$1.0mg/(kg \cdot d)$，分次或顿服，血小板升至正常或接近正常后，1 个月内尽快减至最小维持量（$\leqslant 15mg/d$），在减量过程中血小板计数不能维持者应考虑二线治疗。治疗 4 周仍无反应者，应迅速减量至停用。②大剂量地塞米松（HD - DXM）：40mg/d，4 天，口服用药，不需要进行减量和维持，无效者可在半个月后重复 1 次。治疗过程中要注意监测血压、血糖变化，预防感染，保护胃黏膜。

4）静脉输注丙种球蛋白（IVIG）：常规剂量 $0.4g/(kg \cdot d)$，使用 5 天；或 $1.0g/(kg \cdot d)$，使用 2 天。主要用于：①ITP 的紧急治疗；②不能耐受糖皮质激素治疗的患者；③脾切除术前准备；④妊娠或分娩前。其作用机制与封闭单核巨噬细胞系统的 Fc 受体、抗体中和及免疫调节有关。IgA 缺乏、糖尿病和肾功能不全患者慎用。

5）ITP 的二线治疗：对于一线治疗无效或需要较大剂量糖皮质激素（>15mg/d）才能维持的患者，可选择二线治疗。①促血小板生成药物：重组人血小板生成素、非肽类 TPO 类似物。②抗 CD20 单克隆抗体（riuximab，利妥昔单抗）：常用剂量为 $375mg/m^2$，每周 1 次，共 4 次，平均起效时间 4～6 周。③免疫抑制药物：包括长春碱类、环孢素等。长春碱类：长春新碱 $1.4mg/m^2$（最大剂量 2mg）或长春地辛 4mg，每周 1 次，共 4 次，缓慢静脉滴注；环孢素主要用于难治性 ITP，常用剂量 $5mg/(kg \cdot d)$，分次口服，维持量 50～100mg/d，用药期间应监测肝、肾功能；其他。如硫唑嘌呤、环磷酰胺、吗替麦考酚酯等。④达那唑：0.4～0.8g/d，分次口服，起效慢，需持续使用 3～6 个月，与糖皮质激素联合可减少后者用量。

6）脾切除：在脾切除前，必须对 ITP 的诊断进行重新评价。只有确诊为 ITP，但常规糖皮质激素治疗 4～6 周无效，病程迁延 6 个月以上或糖皮质激素虽有效，但维持量 >30mg/d 或有糖皮质激素使用禁忌证者，可行脾切除治疗。近期研究表明，脾切除的有效率为 70% 左右；无效者对糖皮质激素的需要量亦可减少。

7）急症处理：适用于伴消化系统、泌尿生殖系统、中枢神经系统或其他部位活动性出血或需要急诊手术的重症 ITP 患者（PLT < 10×10^9/L）。①血小板输注：成人按每次 10～20U 给予。②静脉输注丙种球蛋白（IVIG）：剂量及用法同上。③大剂量甲泼尼龙：1.0g/d，静脉滴注，3～5 天为 1 个疗程。④促血小板生成药物：如 rhTPO、艾曲泊帕及罗米司亭等。⑤重组人活化因子Ⅶ（rhFVIa）：应用于出血较重、以上治疗无效者。

（二）案例分析

1. 流行病学　原发免疫性血小板减少症是一种多环节、多靶点、多步骤异常导致的获得性自身免疫病，是临床较为常见的出血性疾病，约占出血性疾病总数的 1/3，发病率为（5～10)/10 万人口。任何年龄段人群均可发病，男女发病率无显著差异，但育龄期女性发病率高于同年龄段男性，发病率随年龄的增长而增加，60 岁以上老年人是该病的高发群体，为 60 岁以下人群的 2 倍，且出血风险随年龄增长而增加。

2. 诱因及危险因素　84% 急性原发免疫性血小板减少患者在起病前 1～3 周有呼吸道或其他部位病毒感染病史。慢性起病的病情可因感染等而骤然加重。

3. 病例评估　急性重症患者出血症状重，且随时可出现颅内、呼吸道、消化道等重要脏器出血，严重时可危及生命，且治疗费用高，患者经济压力、心理压力大。

长期反复出血使患者产生恐惧心理，精神压力大。患者因血小板低下而不能从事增加出血风险的工作或活动，工作及日常活动受到限制。患者治疗过程中应用糖皮质激素可出现不良反应，严重可出现股骨头坏死。该病可致患者产生心理及经济压力，应详细、耐心向患者进行宣教，让患者了解疾病风险、加重及诱发因素、药物不良反应、平日注意避免从事重体力劳动及剧烈活动，预防感染，提高患者对疾病的认识。

（三）预防措施

加强体育锻炼，增强体质，提高机体免疫力。对于已经确诊的患者应做好自我监测；进食易消化、少渣饮食，避免粗糙、坚硬、辛辣刺激性饮食；注意休息，避免重体力劳动及剧烈活动，预防感染；出现皮肤黏膜出血、鼻出血、牙龈出血、呕血、黑便应及时就医；避免应用阿司匹林及其他影响血小板生成的药物，不擅自停药或加减药量，定期复查血常规。

第四节　缺铁性贫血案例

（一）案例概要

患者，女，41 岁，已婚，小学学历，外出务工。间断晕厥 2 年余。

1. 病史

（1）现病史：患者于 2 年前工作时自觉头晕、周身乏力、心悸，出现晕厥，持续时间不详，就诊于当地医院，行头颅 CT 未见异常，行血常规，发现红细胞、血红蛋白偏低（具体数值不详），未引起重视，自行食疗及"保健品"口服治疗，常于弯腰、低头时出现"眼冒金星"，半年前再次出现晕厥，持续时间不详，未予特殊处理，可自行缓解，间断复查血常规，血红蛋白维持在 60～70g/L，自觉症状逐渐加重，无发热、咳嗽、咳痰，无反酸、嗳气，无恶心、呕吐，无多食，易饥饿，无大便性状及次数改变，无腹痛、呕血、咯血、便血、鼻出血、血尿、瘀斑、牙龈出血，为行进一步诊疗入院。

（2）既往史：既往体健，自月经初潮后月经量偏多且经期时间长，1 个月前行妇科彩超提示子宫肌瘤；无特殊药物服用史，无手术史，进食不规律，无吸烟、饮酒史。

2. 体格检查　T 36.7℃，P 64 次/分，R 20 次/分，BP 102/75mmHg。神清，轻度贫血貌，精神可，全身皮肤、黏膜无出血点，周身淋巴结未触及肿大，口唇及黏膜苍白，咽部无充血，扁桃体无肿大，胸骨及两侧肋骨无压痛，双肺呼吸音清，未闻及干、湿啰音，HR 64 次/分，律齐，各瓣膜听诊区未闻及病理性杂音，腹软，无压痛、反跳痛、肌紧张，肝脾肋下未触及，墨菲征阴性，双下肢无水肿，病理征阴性。

3. 辅助检查

（1）血常规：白细胞 4.07×10^9/L，红细胞 2.27×10^{12}/L，血红蛋白 73g/L，血小板 130×10^9/L。

（2）贫血三项：铁蛋白 1.6μg/L，叶酸、维生素 B_{12} 在正常范围内。

（3）肝肾功能、心肌酶未见异常。

（4）骨髓象：缺铁性改变。

（5）其他：便潜血（－），心电图正常。

4. 诊断

（1）缺铁性贫血。

（2）子宫肌瘤。

5. 病情评估　患者中年女性，间断晕厥 2 年余，患者多次出现晕厥，考虑贫血所致，若血红蛋白持续下降，或长期维持在较低水平，易造成组织缺氧，严重贫血可导致头痛、头晕、记忆力减退、心悸、气促、免疫力低下、贫血性心脏病等，随时可出现心力衰竭等危及生命。

6. 诊疗计划

（1）诊断计划

1）一般检查：完善血糖、血脂、电解质。

2）完善心脏彩超，明确有无长期贫血引起的贫血性心脏病。

3）胃肠镜检查：明确消化道有无出血、肿瘤，痔等，明确贫血病因。

4）子宫附件超声明确有无妇科疾病导致的贫血。

5）颅脑平扫＋血管检查：MRI 平扫以及时诊断有无急性脑血管病变、颅内肿瘤等，血管相关检查如 MRA、CTA，必要时行 DSA 血管造影。

（2）治疗计划：尽早完善相关检查，明确导致贫血的病因，针对病因调整治疗方案，从根本上去除导致缺铁的病因。硫酸亚铁叶酸片 100mg，每日 3 次，三餐后口服；维生素 C 0.1g，每日 3 次，三餐后口服；若胃肠不耐受，可选择静脉输注蔗糖铁。

（二）案例分析

1. 流行病学　缺铁性贫血是临床最常见的营养缺乏性疾病，各类人群都可能由于不同原因而导致贫血，据相关数据提示，缺铁性贫血中儿童占40%，妊娠期女性占38%，有月经史女性占30%；其中，发展中国家高于发达国家，在发展中国家，导致铁缺乏的原因一般是铁摄入不足或肠道寄生虫定植，而发达国家通常是由于特殊的饮食习惯及病理情况而引起。

2. 诱因及危险因素

（1）不可改变的因素

1）年龄：缺铁性贫血多见于学龄前儿童、月经期女性、妊娠及哺乳期女性、65岁以上的老年人。

2）经济水平：因经济、卫生、人文习惯等差距，发展中国家发病率远高于发达国家。

（2）可控制的因素

1）饮食：婴幼儿、妊娠期及哺乳期女性、月经期女性。

2）胃肠道疾病：胃肠道肿瘤、胃大部切除术、胃溃疡、腹泻、慢性胃肠炎等疾病皆可造成铁在肠道吸收障碍，导致本病。

3）慢性失血：肠道寄生虫疾病、子宫肌瘤、青春期异常子宫出血等慢性失血性疾病。

3. 病例评估 随着社会生活节奏的加快，患者心理压力较大，精神紧张，焦虑，间断晕厥，长期月经量偏大，饮食不规律，不能平衡膳食，应详细、耐心地向患者进行宣教，让患者了解疾病：如贫血的病因、危险因素、常用的药物、如何在膳食中加强补充铁剂及减少弯腰拾物等动作，说明按时随诊的意义，提高患者治疗疾病的信心。

（三）预防措施

婴幼儿、青少年期膳食结构平衡，不挑食，适量进食蛋类、动物肝脏、血制品。中青年应按时进餐，减少进食刺激性食物，减少胃溃疡、慢性胃肠炎等疾病的发生；妊娠期、哺乳期女性适当补充铁剂；月经期女性，应防治月经量过多；做好消化道肿瘤及慢性出血性疾病患者的防治工作，定期体检，及时到医院就诊，进行肿瘤的早期筛查。

第五节 原发性血小板增多症案例

（一）案例概要

患者，女，67岁，已婚，农民，初中学历。体检发现血小板增多20天。

1. 病史

（1）现病史：患者于 20 天前体检发现血小板增多，当时血小板 965×10^9/L、白细胞 7.93×10^9/L、血红蛋白 140g/L，间断头痛、头晕，无乏力，无眼胀，无视物模糊及视物旋转，无胸闷、气促，无恶心、呕吐，无腹泻、腹痛、腹胀，无四肢麻木及活动障碍，无皮肤瘙痒，无盗汗、骨痛，无发热、咳嗽、咳痰，无鼻出血及牙龈出血，无呕血、黑便等，未予特殊处理，今日于我院门诊复查血常规：血小板 968×10^9/L、白细胞 7.06×10^9/L、血红蛋白 131g/L，现为进一步诊治入院，门诊以"血小板增多原因待查"收住院。患者自发病以来，神志清，精神可，睡眠质量一般，饮食好，大、小便正常。体重较前无明显变化。

（2）既往史：脑梗死病史 10 年，遗留左上肢肌力稍差。否认高血压、糖尿病、冠心病病史，无肝炎、结核病、伤寒病史，17 年前行剖宫产术，无外伤、输血史。否认食物及药物过敏史。

2. 体格检查 T 36.7℃，P 79次/分，R 19次/分，BP 117/84mmHg。神清语利，精神可。全身皮肤黏膜无黄染、瘀点、瘀斑，周身浅表淋巴结未触及肿大。巩膜无黄染，结膜及口唇无苍白，两侧瞳孔正大等圆，对光反射敏感，口腔黏膜光滑，未见血疱，咽部无充血，两侧扁桃体不大。胸骨无压痛。双肺呼吸音清，未闻及干、湿啰音。HR 79次/分，律齐，心音可，各瓣膜听诊区未闻及杂音。腹软，无压痛、反跳痛及肌紧张，肝脾肋下未触及，肝区、脾区无叩击痛。双下肢无水肿。左上肢肌力Ⅳ级，右上肢肌力Ⅴ级，双下肢肌力Ⅴ级。肌张力正常，生理反射存在，病理征未引出。

3. 辅助检查

（1）血常规：血小板 968×10^9/L，白细胞 7.06×10^9/L，血红蛋白 131g/L。

（2）腹部彩超：脾大。

（3）骨髓象：①骨髓增生活跃，G = 55.5%，E = 29.5%，G/E = 1.88。粒系增生活跃，以中晚幼及成熟期粒细胞为主，偶见双核中幼粒细胞，部分中性粒细胞可见轻度中毒颗粒；红系增生活跃，以中晚幼红细胞居多；淋巴细胞无明显异常。②全片共见巨核细胞 240 个，可见胞体大、多分叶巨核细胞，血小板成堆、大簇可见，可见巨大血小板。意见：符合血小板增多症骨髓象，建议骨髓活检及原发性血小板增多症（ET）相关检查。

（4）基因检查：*JAK2/V617F* 阳性。

4. 诊断

（1）原发性血小板增多症。

（2）脑梗死后遗症。

5. 病情评估　患者为老年女性，既往脑梗死病史 10 年，遗留左上肢肌力稍差，暂不能除外与血小板增多有关。原发性血小板增多症进展缓慢，可多年保持良性过程，约 10% 的患者有可能转化为其他类型的骨髓增生性疾病。本病原因尚不明确，虽经积极治疗，病情仍可能复发及进行性加重，患者血小板计数极度增高，血黏度高，血小板聚集及黏附功能欠佳，形成血栓、栓塞及出血等风险均较高，患者血栓发生率增高，包括动脉血栓和静脉血栓。患者因微血管血栓可出现头痛、视力障碍、红斑、肢痛等，可随时出现重要脏器栓塞（如脑栓塞、肺栓塞、心肌梗死等）、重要脏器出血（如脑出血、呼吸道出血、消化道出血），以及重要脏器功能损伤甚至衰竭（如心力衰竭、呼吸衰竭等），以及致命性感染、心搏呼吸骤停、猝死等。

6. 诊疗计划

（1）诊断计划：完善血常规、凝血功能、输血前检查、免疫功能、肿瘤五项、C 反应蛋白、红细胞沉降率、贫血检查，排除继发因素引起的血小板增多；完善骨髓形态学、骨髓活检、基因检测。

（2）治疗计划：年龄 <60 岁，无心血管病病史的低危无症状患者无须治疗；而年龄 >60 岁和/或有心血管病病史的高危患者则需积极治疗。

1）抗血小板，防治血栓并发症：小剂量阿司匹林 50 ~ 100mg/d，ADP 受体拮抗药（噻氯匹定与氯吡格雷），阿那格雷。

2）降低血小板计数：血小板 >1000×10^9/L，骨髓抑制剂首选羟基脲，每日 15mg/kg，可长期间歇用药。干扰素 300 万 U/m^2，每周 3 次，皮下注射，可用于妊娠女性。血小板单采术可迅速减少血小板量，常用于妊娠女性、术前准备及骨髓抑制剂不能奏效时。

（二）案例分析

1. 流行病学　目前仍不明确原发性血小板增多症的确切发病率，估计年发病率为 0.1/10 万人。原发性血小板增多症主要发生于中年人群，诊断时一般年龄为 50 ~ 60 岁，偶有儿童原发性血小板增多症的病例报道，但儿童发病率甚低，约为成年患者发病率的 1/60。

多数报道显示男女发病无明显区别，也有报道在 30 岁左右女性中存在第二个发病高峰，使女性发病者多于男性。

2. 诱因及危险因素　原发性血小板增多症的直接病因并不清楚，可能与以下因素有关。

（1）病毒感染：各种病毒感染使血小板计数较高，骨髓增生活跃。

（2）化学物质的接触：化学物质的接触使体内产生有毒物质，可促使多能干细胞克隆性增殖。

3. 病例评估　根据血小板增多的程度，病程不一。大多数病例进展缓慢，其中大部分病例临床呈良性过程。中位生存期常在 10～15 年以上。有反复出血或血栓形成者，预后较差是本病的主要致死原因。少数患者转化成其他骨髓增殖性肿瘤。少数病例可转变为真性红细胞增多症、慢性髓系白血病等，或因转为骨髓增生异常综合征、急性髓系白血病、急性淋巴细胞白血病或混合系列白血病而致死。患者需长期监测病情变化及治疗，给患者及家庭带来沉重的经济和精神负担。应及时疏导患者，并让患者正确认识和对待疾病，保持良好的心理状态。

（三）预防措施

1. 戒烟，降低心血管疾病风险；高血压人群严格控制血压；糖尿病患者监测控制血糖。

2. 饮食　注意饮食卫生，避免食用坚硬生冷及其他易造成黏膜损伤的食物。

3. 运动　在无血栓或出血表现时，患者可适度运动，每次不超过 45 分钟，每周 1～3 次，通过锻炼提升机体的免疫力。

4. 生活起居　日常中患者应避免磕碰及跌打损伤，注意保暖，避免引起风寒感冒。保持口腔清洁干净，进食前后宜用漱口水进行漱口，平时刷牙时应采用软毛刷，防止对口腔黏膜造成损伤，从而引起继发性出血。

第六节　再生障碍性贫血案例

（一）案例概要

患儿，男，11 岁。全身乏力伴皮肤瘀点、瘀斑 10 天。

1. 病史

（1）现病史：患者于 10 天前无明显诱因出现乏力，伴发热、咳嗽、咳黄色黏液痰，体温最高 37.3℃，无畏冷及寒战，伴前胸部及双下肢散在瘀点及瘀斑，无鼻出血及牙龈出血，无呕血及便血，无头晕、头痛，无反酸、胃灼热，无恶心、呕吐，无关节疼痛，自行口服"感冒冲剂、肺炎宁、复方氨酚那敏、赛庚啶"等药物治疗（具体剂量不详）1 周，患者咳嗽、咳痰症状逐渐好转，体温未超过 37.0℃，但仍有乏力，全身皮肤瘀点及瘀斑进行性增多，今日就诊于当地医院，查血常规示白细胞 4.97×10^9/L，血红蛋白 90g/L，血小板 12×10^9/L，中性粒细胞 0.31×10^9/L，淋巴

细胞 $4.57 \times 10^9/L$，中性粒细胞百分数 6.3%，淋巴细胞百分数 91.9%。凝血功能示：PT 11.30 秒，APTT 37.20 秒，FIB 2.05g/L，TT 17.60 秒。尿常规示：隐血（±）。当地医院建议转上级医院进一步治疗。上级医院紧急会诊后以"贫血、血小板减低原因待查"收入院。自发病以来，饮食及睡眠可，精神尚可，大、小便肉眼未见异常，体重无明显降低。

（2）既往史：既往体健，否认高血压病史，否认糖尿病病史；否认肝炎、结核病、伤寒等传染病病史；否认手术、外伤及输血史；否认食物及药物过敏史。

2. 体格检查　T 37.7℃，P 99次/分，R 20次/分，BP 123/85mmHg。神清语利，精神尚可，贫血貌，全身皮肤散在暗红色出血点及瘀斑，无黄染及皮疹。浅表淋巴结未触及肿大。结膜及口唇苍白。咽部无充血，口腔黏膜可见两处黄豆大小血疱，双侧扁桃体无肿大。双肺呼吸音粗，未闻及干、湿啰音。HR 99 次/分，律齐，各瓣膜听诊区未闻及病理性杂音。腹软，无压痛、反跳痛及肌紧张，肝脾肋下未触及。双下肢无水肿。

3. 辅助检查

（1）血常规：血小板计数 $3 \times 10^9/L$，淋巴细胞比率 82.00%，白细胞 $2.55 \times 10^9/L$，中性粒细胞 $0.43 \times 10^9/L$，血红蛋白 84.00g/L，中性粒细胞比率 16.80%；红细胞沉降率 34mm/h；抗链球菌溶血素 O 305U/ml。

（2）贫血三项：叶酸 8.44ng/ml，铁蛋白 367.98ng/ml，维生素 B_{12} 484.70pg/ml。

（3）凝血功能：凝血酶原时间 11.10 秒，国际标准化比值 0.96，纤维蛋白原 3.02g/L，活化的部分凝血活酶时间 29.60 秒，凝血酶时间 15.70 秒，抗凝血酶 III 94.9%，D - 二聚体 0.73mg/L，凝血酶原活动度 99.7。

（4）骨髓象：骨髓有核细胞增生重度减低，骨髓被周围血部分稀释。

（5）骨髓活检：骨髓增生显著低下，未见巨核细胞，未见原始细胞增多。

4. 诊断

（1）再生障碍性贫血（重型）。

（2）上呼吸道感染。

5. 病情评估　依据患儿症状、体征、血常规、贫血三项、骨髓象等结果，明确诊断为再生障碍性贫血（重型），此病为一类由多种原因引起的骨髓造血功能衰竭，病因多样。临床常表现为贫血、出血及感染等。患儿目前诊断为重型再生障碍性贫血，预后相对较差，目前有极大的出血倾向及感染风险，有较高的死亡率。该患儿病情危重，且病情可随时进一步加重，出现致命性感染、感染性休克、脓毒血症、致命性贫血、重要脏器供血不足甚至衰竭、致命性出血（如脑出血、呼吸道出血及消化道出血等）、致命性血栓、呼吸循环衰竭、心搏呼吸骤停、猝死等及其他不可预知的情况，严重时可危及生命，导致患者死亡，且诊治费用高。以上情况告知患者家属，患者家属对患者病情及存在的相应风险表示知情理解，并自愿承担一切不良后果及风险。患者经济条件一般，可配合治疗。

6. 诊疗计划

（1）诊断计划

1）依据患者症状（全身乏力、皮肤瘀点瘀斑）、体征（贫血貌，全身皮肤黏膜散在暗红色出血点及瘀斑，结膜及口唇苍白，口腔黏膜可见两处黄豆大小血疱）、血常规、贫血三项、骨髓象等结果，考虑重型再生障碍性贫血诊断明确。

2）完善血型、输血前检查、急诊生化、红细胞沉降率及降钙素原等检查，并给予完善的血培养＋药敏试验积极寻找病原学依据，完善生化、免疫功能、EB 病毒、呼吸道病毒等检查协助评估病情。

（2）治疗计划：对获得性再生障碍性贫血应仔细查找可能的病因并加以去除。治疗宜采用综合措施，强调尽早诊断和正规治疗。根据疾病严重程度选择治疗方式。

1）支持治疗：包括以下内容。①纠正贫血：输注悬浮红细胞等纠正贫血。②预防出血：患者血小板减低，但未达到输注血小板指征，给予二乙酰胺乙酸乙二胺止血治疗。③控制感染：发热患者按照"中性粒细胞减少伴发热"的原则处理。初治用广谱抗生素治疗并积极进行病原学检查，细菌培养和药敏试验有结果后再选择针对性抗生素。需注意长期广谱抗生素治疗可诱发真菌感染和肠道菌群失调。④其他保护措施：应强调个人和环境卫生，减少感染风险，予以保护性隔离，住层流病房；避免出血（防外伤及剧烈活动）；避免使用对骨髓有损伤作用和抑制血小板功能的药物；酌情预防性抗真菌治疗；给予必要的心理护理。

2）重型再障的治疗：重型再障患者病情危重，应予以及时和积极治疗。随着对再障发病机制认识的深入，重型再障的治疗已取得了显著进步，极大地改善了患者的预后。①异基因造血干细胞移植（allo - HSCT）：年龄＜40 岁，有 HLA 相合同胞供者的重型再障患者可选择 allo - HSCT 作为一线治疗，约 80% 的患者可获得长期生存。建议患者在经济条件允许的情况下，病情缓解后可考虑造血干细胞移植。②免疫抑制治疗：对不适用 allo - HSCT 或经济条件较差的重型再障患者，可采用免疫抑制治疗（IST）。常用的免疫抑制剂有抗胸腺细胞球蛋白（ATG）、抗淋巴细胞球蛋白（ALG）和环孢素（CTX）。联合应用 ATG 或 ALG 和环孢素效果明显优于单一用药，有效率可达 70% ~ 80%，疗效多在治疗后 3 个月左右显现。ATG 或 ALG 的剂量依不同制剂而异，缓慢静脉滴注，连用 5 天。ATG 或 ALG 是异种蛋白，不良反应有变态反应和血清病等，故在治疗的同时应短期应用糖皮质激素，一般泼尼松 1mg/（kg·d）用 15 天，随后减量，一般 2 周后减完（总疗程约 4 周）。环孢素可与

ATG/ALG 同时应用，也可在停用糖皮质激素后序贯应用，口服剂量 3～5mg/kg，治疗期间目标血药浓度（谷浓度）一般维持在 150～250pg/L。环孢素治疗宜维持 1 年以上，待达到最大疗效后再缓慢逐渐减量，直至停药。环孢素对肝、肾有损害作用，应注意定期监测肝肾功能。IST 的远期不良反应是获得性克隆性疾病，包括 PNH、骨髓增生异常综合征（MDS）和急性髓系白血病。单用造血刺激因子治疗重型再障效果不确切。随机对照研究显示，粒细胞集落刺激因子（G-CSF）联合应用可能缩短患者中性粒细胞绝对计数（ANC）恢复时间，降低早期感染概率，有助于 IST 无效患者的早期识别，但对改善患者的总体治疗反应和提高生存率意义有限。首次 IST 治疗无效或复发患者可选择第二次 IST 治疗。因 IST 获得疗效反应的中位时间多在 IST 后 2～3 个月，仅极少数患者超过 6 个月，故无效患者第二次治疗一般在首次治疗后 3～6 个月，具体时机需根据患者的病情综合判断。第二疗程的 ATG 或 ALG 需选择另一动物种属来源的药物，以避免发生严重变态反应和血清病。高剂量 CTX 也是治疗重型再障的有效方法，但较 ATG/ALG，CTX 更易导致感染等严重并发症，目前已不作为常规治疗办法。其他免疫抑制剂如他克莫司、抗 CD52 单抗等对再障的疗效尚缺乏大系列的循证医学依据。

（二）案例分析

1. 流行病学　再生障碍性贫血在我国的发病率为 0.74/10 万人，各年龄段均可发生，我国青年人和老年人相对发病率较高，男女发病率没有明显差别，原发性多于继发性。

2. 诱因及危险因素　药物（是最常见的发病因素，如服用氯霉素类药物、磺胺类药物等）、化学毒物（如接触苯及相关及制剂、长期接触除草剂和杀虫剂、长期染发等）、病毒感染（如肝炎病毒、EB 病毒等）、电离辐射（如长期接触 X 射线等）、免疫因素（可继发于胸腺瘤、系统性红斑狼疮和类风湿关节炎等）、遗传因素等。

3. 病例评估　患儿 11 岁，尚且年幼，目前诊断为重型再生障碍性贫血，治疗费用较高，对家庭造成的经济负担较重。此次患病，患儿情绪较为焦虑，应密切关注患儿心理及情绪变化，注重改善患儿的精神和心理状态，消除不必要的思想负担和精神压力，帮助其家长了解重型再生障碍性贫血的病因、危害，正确认识疾病的预后，给予必要的疾病管理知识讲解，掌握常用药物的使用方法、日常生活应该注意的事项及如何进行康复等，消除患儿顾虑，减轻不必要的心理压力，积极配合制订的治疗方案，接受规范化的专科治疗。

（三）预防措施

1. 注意休息，避免劳累，注意饮食及个人卫生。

2. 预防感染，避免磕碰，预防出血。

3. 外出时做好防护措施，尽量避免与病毒感染的患者接触，以免引起呼吸道等感染。

4. 保证居家环境清洁，经常用肥皂洗手，搞好个人卫生。

5. 避免接触射线，避免接触杀虫剂、除草剂等，避免染发，避免使用氯霉素类、磺胺类药物等。

第七节　真性红细胞增多症案例

（一）案例概要

患者，男，73岁，已婚，汉族，农民。球结膜充血4月余，发现红细胞增多6天。

1. 病史

（1）现病史：患者于4个月前无明显诱因发现球结膜充血，未予重视及治疗，间断头痛、头晕，6天前自觉头痛、头晕加重，就诊于当地县医院，查血常规示红细胞 $8.01 \times 10^{12}/L$，中性粒细胞百分数88.90%，白细胞 $11.29 \times 10^9/L$，血红蛋白197g/L、血小板 $431.00 \times 10^9/L$，三系均高，尤以红细胞增高为主，行头颅MRI检查示脑供血不足（未见正式报告单），给予综合治疗后（具体药物不详），头痛、头晕较前减轻，复查血常规三系仍明显增高（具体不详），间断口干、周身瘙痒，无周身乏力、食欲缺乏、消瘦，无胸痛、心悸、气促、喘憋、呼吸困难，无恶心、呕吐，间断腹痛，无腹胀、腹泻、无发热、咳嗽、咳痰、盗汗，无鼻出血、牙龈出血、呕血及便血，无四肢关节疼痛，为进一步治疗入院，门诊以"红细胞增多症原因待查"收入院。患者自发病以来，精神尚可，睡眠质量差，大、小便正常，体重较前无明显变化。

（2）既往史：半年前测血压高达160/90mmHg，未予以治疗；否认糖尿病病史；否认肝炎、结核病、伤寒等传染病病史；否认外伤、手术及输血史；否认食物及药物过敏史；预防接种史不详，系统回顾无特殊。

2. 体格检查

T 36.9℃，P 78次/分，R 20次/分，BP 180/90mmHg。神清，面部充血色红，全身皮肤黏膜无黄染、瘀点、瘀斑，周身浅表淋巴结未触及肿大。巩膜无黄染，球结膜充血，口唇无发绀，结膜及口唇无苍白，双侧瞳孔正大等圆，对光反射灵敏，额纹对称，鼻唇沟无变浅，伸舌居中。颈软，无抵抗，活动可。双肺呼吸音清，双肺未闻及干、湿啰音。HR 78次/分，律齐，未闻及明显杂音。腹软，无压痛、反跳痛、肌紧张。脊柱无畸形，双下肢无水肿，双侧肢体肌Ⅴ级，肌张力正常，病理征阴性。

3. 辅助检查

（1）血常规：红细胞 8.51×10^{12}/L，中性粒细胞百分数 88.90%，白细胞 15.59×10^9/L，血红蛋白 198g/L，血小板 429.00×10^9/L。

（2）影像学检查：①腹部彩超示脾大。②头颅 CT 未见明显异常。③超声心动图示左心室壁稍厚、主动脉瓣微量反流、左心室舒张功能减低。④胸部 X 线示心、肺、膈未见明显异常。

（3）骨髓象：骨髓增生性肿瘤？真性红细胞增多症。建议行骨髓活检、基因、染色体等检查。

4. 诊断

（1）真性红细胞增多症。

（2）高血压 3 级，很高危。

5. 病情评估　患者高龄，发现白细胞升高入院，入院查血常规示白细胞、红细胞均升高，目前病因尚不明确，需行相关检查进一步明确病情，病情有进一步发展的可能，可能出现致命性栓塞（如脑栓塞、肺栓塞）、致命性出血（如脑出血、消化道出血等）、重要脏器功能损伤甚至衰竭（如心力衰竭、呼吸衰竭等）。

6. 诊疗计划

（1）诊断计划：完善血气分析、肺功能、生化全项、凝血功能、输血前检查、血尿便常规、免疫功能、贫血三项、外周血涂片红细胞形态学检查、骨髓活检、*JAK2 V617F* 基因等相关检查。

（2）治疗计划

1）静脉放血：每 2～3 天静脉放血 200～400ml。

2）预防血栓形成：小剂量阿司匹林肠溶片 0.1g，每日 1 次，口服。

3）降低细胞治疗：口服羟基脲 10～20mg/（kg·d）；每周 3 次皮下注射干扰素 300 万 U/m²。

4）*JACK2* 抑制剂。

（二）案例分析

1. 流行病学　国外报道发病率为（1.9～2.6）/10 万，无明显的地区和国家间区别。中老年发病率高，50～60 岁为发病的高峰年龄，也可见于少数青年和儿童，男性略高于女性。

2. 诱因及危险因素

（1）年龄和既往血栓形成史：高龄和既往血管疾病史一直是预测真性红细胞增

多症患者血栓形成倾向的独立指标。65 岁以上和既往有血栓病史的患者，出现血栓并发症者远高于 65 岁以下和既往无血栓病史的患者。

（2）白细胞数量：是真性红细胞增多症患者形成血栓的独立危险因素。

（3）其他：高血压、高脂血症、糖尿病、吸烟和充血性心力衰竭。

3. 病例评估　真性红细胞增多症是一种骨髓增殖性肿瘤，出血、血栓形成和栓塞是主要死因，个别可演变成急性白血病，需长期规律治疗，给患者及家庭带来沉重的经济和精神负担。应及时疏导患者，并让患者正确认识和对待疾病，减轻其思想负担，使其积极配合治疗，增强患者战胜疾病的信心。

（三）预防措施

加强体育锻炼，增强体质，提高机体免疫力。对于已确诊的患者应做好自我监测。食用易消化、少渣饮食，避免饮食粗糙、坚硬、生冷、辛辣刺激性饮食；适当活动，避免劳累及剧烈运动；出现发热、头痛、头晕、言语不清、走路不稳、呕吐、黑便时，应及时就医；遵医嘱口服羟基脲和阿司匹林，不擅自停药或加减量，定期复查血常规，根据血常规调整羟基脲用量。

第十章　全科医生规范化培训的内分泌系统案例解析

本章通过案例概要（病史、体格检查、辅助检查、诊断、病情评估和诊疗计划）、案例分析（流行病学、诱因及危险因素和病例评估）和预防措施等对内分泌系统的 8 个病例进行案例解析，树立规范的病案格式，解决医学生理论与实践相结合的问题。

第一节　糖尿病案例

（一）案例概要

患者，男，38 岁，已婚，大专学历，个体户。口干、多饮、多尿 1 周余。

1. 病史

（1）现病史：患者 1 周前无明显诱因出现口干，无明显眼干，伴烦渴、多饮，每日饮水约 3000ml，小便次数多，夜尿明显增多，每晚 2 ~ 3 次，伴有全身乏力，在当地测末梢血糖 17mmol/L，3 天前在当地某医院查尿常规示：酮体（＋），葡萄糖（＋＋）。患者为进一步诊治，门诊以"2 型糖尿病性酮症"收入院。患者自发病以来，精神、饮食及睡眠可，大便正常，无发热、咳嗽、咳痰，无胸闷、心悸等不适。

（2）既往史：既往体健。

2. 体格检查　T 36.7℃，P 85 次/分，R 20 次/分，BP 130/81mmHg。身高 168cm，体重 85kg，BMI 30kg/m²，皮肤黏膜无黄染，浅表淋巴结无肿大，颈软，颈静脉无怒张，双肺呼吸音清，未闻及干、湿啰音，HR 85 次/分，律齐，心脏各瓣膜听诊区未闻及杂音，腹软，无压痛、反跳痛和肌紧张，双下肢无水肿，双足动脉搏动正常。

3. 辅助检查　3 天前在某县医院查尿常规示：酮体（＋），葡萄糖（＋＋）。测随机血糖 17mmol/L。

4. 诊断　2 型糖尿病性酮症。

5. 病情评估　患者为中青年男性，有糖尿病家族史，体形肥胖，初诊 2 型糖尿病，血糖较高，目前已出现糖尿病急性并发症糖尿病酮症，如长期血糖控制不佳，可出现糖尿病视网膜病变、糖尿病周围神经病变，并且增加心脑血管意外发生风险，严重影响患者的生活质量。

6. 诊疗计划

（1）诊断计划：完善甲状腺功能、血脂、肝肾功能，粪便常规＋潜血试验、胰岛素＋C 肽释放试验、血常规、心电图，泌尿系统、肝胆胰脾等检查以及眼底、四肢血流多普勒、尿生化、肌电图等。

（2）治疗计划：①糖尿病健康知识宣教。②饮食控制。③规律有氧运动。④患者 2 型糖尿病诊断明确，体形肥胖，胰岛素抵抗明显，可服用二甲双胍 0.5g，每日 3 次；恩格列净 10mg，每日 1 次。同时监测血糖，必要时调整药物剂量。⑤心理教育，正确认识糖尿病。

（二）案例分析

1. 流行病学　糖尿病作为威胁人类健康的三大慢性非传染性疾病之一，以其高患病率、高致残率和高致死率成为全球面临的严重健康问题。中国糖尿病患病人数居世界第一，而且随着经济的发展和生活方式的改变，患病率逐年增加，发展趋势不容乐观。中国成人糖尿病患病率为 12.8%，糖尿病总患病人数达 1.298 亿。

2. 诱因及危险因素

（1）遗传因素：糖尿病具有家族遗传易感性。

（2）营养因素：营养不平衡，长期摄入高能量、高饮食。低膳食纤维的膳食以及某些维生素和矿物质不足，易诱发糖尿病和肥胖，超重和肥胖也是糖尿病的重要危险因素。

（3）缺乏体力活动。

（4）生理因素，年龄增长，妊娠等。糖尿病随年龄增长发病率上升，50～70 岁好发。

（5）社会环境因素及不良的生活方式，如吸烟、过量饮酒、生活节奏太快、竞争激烈、压力过大、应激增多等。

（6）病理因素：高脂血症、高血压、肥胖（尤其是中央型，即内脏型肥胖）、感染、应激、化学毒物等。

3. 病例评估　该患者为中年男性，个体户，平素工作忙碌，自我健康意识欠缺，家庭和睦，夫妻关系良好，生活方式干预需要爱人督促，有家族史，对糖尿病有心理预期。能相对较好地配合治疗。

（三）预防措施

糖尿病的预防分为一级预防、二级预防、三级预防，具体方法如下。

1. 一级预防 指防止糖尿病的发生，对于糖尿病高危人群，如有糖尿病家族史、高血压、高脂血症、肥胖人群，建议注意调节饮食，禁止暴饮暴食，避免高脂、高蛋白饮食。养成合理运动的习惯，限烟限酒，在一定程度上可防止糖尿病的发生。

2. 二级预防 指糖尿病已经发生，须控制好血糖，预防糖尿病并发症的发生。

3. 三级预防 指糖尿病已经发生，并且出现相关并发症。须定期监测血糖，延缓并发症的发展，降低致死、致残率。

第二节 低血糖症案例

（一）案例概要

患者，女，80岁，农民，丧偶，小学文化水平。食欲缺乏3天，心悸3小时。

1. 病史

（1）现病史：患者于3天前生气后出现食欲缺乏，伴恶心、腹胀，无明显头晕、头痛，无腹痛、腹泻，未在意，3小时前患者出现心悸、出汗，自测末梢血糖2.7mmol/L，遂自行口服糖水、蜂蜜等治疗，症状缓解不明显，遂入院。门诊测血糖3.1mmol/L，患者仍感心悸、出汗，为行进一步治疗，门诊以"低血糖症"收入院。患者自发病以来精神、饮食欠佳，睡眠可，大小便正常，近期体重无明显减轻。

（2）既往史：糖尿病病史20余年，目前长期口服"瑞格列奈片（诺和龙）1mg，每日3次；阿卡波糖片（拜糖平）50mg，每日3次"，自诉血糖控制可，空腹在8~10mmol/L，餐后血糖未监测；冠心病病史3年余，平素未予重视。

2. 体格检查 T 36.7℃，P 75次/分，R 18次/分，BP 137/66mmHg。神清，精神欠佳，甲状腺无肿大，双肺呼吸音清，未闻及干、湿啰音；心音低钝，HR 75次/分，律齐，各瓣膜听诊区未闻及杂音。腹部平坦，腹软，无压痛、反跳痛及肌紧张，双下肢无凹陷性水肿，双侧肌力正常，双侧Babinski征阴性，双侧足背动脉搏动可。

3. 辅助检查

（1）生化：葡萄糖2.40mmol/L，钾3.20mmol/L，钙2.02mmol/L，肌酐36μmol/L，余正常。

（2）糖化血红蛋白6.9%↑。

（3）血常规大致正常。尿常规、乙肝表面抗原、血脂、甲状腺功能八项未见明显异常。

（4）超声：双下肢动脉超声示双下肢动脉粥样硬化并斑块形成；超声心动图示左心室舒张功能减低，静息状态下左心室壁运动正常。

4. 诊断

（1）低血糖症。

（2）2 型糖尿病。

（3）冠心病。

5. 病情评估　患者为老年女性，糖尿病病史较长，合并冠心病，本次因低血糖症入院，严重的低血糖可诱发心肌梗死、脑梗死，严重者有生命危险。

6. 诊疗计划

（1）诊断计划

1）糖尿病饮食，吸氧、血压、心电、血氧监护，监测血糖 1 小时 1 次。

2）完善凝血六项相关检查。

（2）治疗计划：①密切观察病情变化，给予输注葡萄糖治疗，泮托拉唑抑酸保护胃黏膜等对症支持治疗。②根据血糖数值调整降糖药物。③糖尿病健康宣教。

（二）案例分析

1. 流行病学　1 型糖尿病患者平均每周发生 2 次低血糖症，其中，严重低血糖症的发生率约为 30%，且患病时间越长发病风险越高。成年 2 型糖尿病患者发生严重低血糖症的风险比 1 型糖尿病患者低得多，但随着胰岛素治疗的延长，发病风险逐渐增高。低血糖症出现的频率与血糖波动的程度（包括每天血糖波动的幅度和频率）有关，但是糖化血红蛋白并不能够完全反映每天血糖波动的程度。

2. 诱因及危险因素

（1）胰岛素或胰岛素促分泌剂（磺脲类）使用不当（包括过量）。

（2）未按时进食，或进食过少。

（3）运动量增加。

（4）酒精摄入，尤其是空腹饮酒。

（5）肾功能减退会导致胰岛素和降血糖药清除率降低，导致体内蓄积。

3. 病例评估　患者为老年女性，文化水平低，出现身体不适未能及时就医，且饮食差仍服用降血糖药物，导致低血糖症出现。患者家庭经济条件一般，理解能力可，沟通顺利，依从性可，愿意积极配合治疗。

（三）预防措施

按时进食，生活规律；不可随便增加药量，每次用胰岛素均应仔细核对剂量；

运动量恒定；常测血糖，随身携带糖果以备急用；随身携带温馨提示卡（姓名、年龄、"患糖尿病，如果昏倒请给我喂糖"）。

第三节　高脂血症案例

（一）案例概要

患者，男，37 岁，已婚，大专学历，在职。发现血脂异常 3 个月，间断胸闷 1 周。

1. 病史

（1）现病史：患者于 3 个月前体检发现血脂异常，无不适，未予重视，近 1 周间断出现胸闷，伴有头晕。门诊复查血脂：总胆固醇 8.12mmol/L，甘油三酯 11.50mmol/L，低密度脂蛋白胆固醇 4.76mmol/L，载脂蛋白 B 1.26g/L。

（2）既往史：2 型糖尿病病史 5 年，长期口服"二甲双胍 0.5g，每日 2 次，血糖控制情况一般。否认高血压、冠心病病史。

2. 体格检查　T 36.0℃，P 84 次/分，R 20 次/分，BP 136/98mmHg。身高 180cm，体重 100kg，BMI 30.9kg/m^2，体形肥胖。颈软，甲状腺未触及肿大。双肺呼吸音清，未闻及干、湿啰音。HR 84 次/分，律齐，各瓣膜听诊区未闻及杂音。腹部膨隆，腹软无压痛，双下肢无水肿，双侧足背动脉搏动可。四肢肌力Ⅴ级，肌张力正常，生理反射正常存在，病理反射未引出。

3. 辅助检查

（1）血常规：血细胞比容 53%↑，红细胞 5.81×10^{12}/L↑，血红蛋白 179g/L↑。

（2）尿常规：微白蛋白>0.15g/L↑。

（3）糖化血红蛋白 7.2%。

（4）生化：葡萄糖 8.54mmol/L、总胆固醇 8.12mmol/L、甘油三酯 5.50mmol/L、低密度脂蛋白胆固醇 4.76mmol/L、载脂蛋白 B 1.26g/L、钠 136.0mmol/L、氯 98.0mmol/L、间接胆红素 14.1μmol/L、胆碱酯酶 15 142U/L、二氧化碳 20mmol/L。

（5）超声：肝胆胰彩超示脂肪肝；泌尿系统彩超示双肾体积偏大。

4. 诊断

（1）高脂血症。

（2）2 型糖尿病。

（3）脂肪肝。

5. 病情评估　患者为中年男性，体形肥胖，血脂异常，且合并糖尿病、脂肪肝，不积极控制血脂，可能出现靶器官损伤和脑血管疾病，因此要积极改善不良的生活方式，控制各种危险因素，避免出现靶器官损害和心脑血管并发症。

6. 诊疗计划

（1）诊断计划：完善血、尿，肝、肾功能，糖化血红蛋白，尿生化两项，甲状腺功能七项，泌尿系统+前列腺彩超，肝胆胰彩超等检查了解病情。

（2）治疗计划：①健康宣教，告知患者血脂异常是心脑血管疾病重要的危险因素。②改变生活方式：戒烟、限酒，减少饱和脂肪酸和胆固醇的摄入量，增加食物中蔬菜、水果、鱼类、粗粮、可溶性纤维的摄入，规律的有氧运动，减轻体重，以期达到理想体重（BMI < 24kg/m²）；③药物治疗：阿托伐他汀钙 20mg，每日 1 次；二甲双胍 0.5g，每日 3 次。

（二）案例分析

1. 流行病学　我国人群的血脂水平逐步升高，血脂异常患病率明显增高，2010—2030 年我国心血管病事件将增加 约920 万，儿童、青少年高胆固醇血症患病率也显著升高，未来中国成人血脂异常患病及相关疾病负担将继续加重，以低密度脂蛋白胆固醇（LDLC）或总胆固醇升高为特点的血脂异常是动脉粥样硬化性心血管疾病重要的危险因素；降低 LDL-C 水平，可显著减少动脉粥样硬化性心血管疾病的发病及死亡危险。有效控制血脂异常，对我国动脉粥样硬化性心血管疾病防控具有重要意义。我国成人血脂异常患者的知晓率和治疗率仍处于较低水平，血脂异常的防治工作亟待加强。

2. 诱因及危险因素

（1）有动脉粥样硬化性心血管疾病病史者。

（2）存在多项动脉粥样硬化性心血管疾病危险因素（如高血压、糖尿病、肥胖、吸烟）的人群。

（3）有早发性心血管病家族史者（指男性一级直系亲属在 55 岁前或女性一级直系亲属在 65 岁前患缺血性心血管病），或有家族性高脂血症患者。

（4）皮肤或肌腱黄色瘤及跟腱增厚者。

3. 病例评估　该患者情绪紧张、焦虑，并出现胸闷等不适症状，告知患者正确认识血脂异常，消除患者不必要的思想负担和精神压力。通过改变生活方式和调脂药物可减少心脑血管事件的发生。该患者文化水平高，经济基础稳定，家庭和睦，能积极配合治疗。

（三）预防措施

预防措施以饮食控制为主，也包括其他非药物性生活方式调节措施。主要通过多种途径进行广泛和反复的健康教育，并与整个心血管病和其他慢性病防治的卫生宣教相结合。目的是使人群血脂保持在较低水平或降低，以普遍提高人群健康水平。饮食与非调脂药物治疗后 3~6 个月复查血脂水平，如能达到要求即继续治疗，但仍每 6~12 个月复查，如持续达到要求，每年复查 1 次。药物治疗开始后 6 周复查，如能达到要求，逐步改为每 6~12 个月复查 1 次，如开始治疗 3~6 个月复查血脂仍未达到要求，则调整药物剂量或药物种类，3~6 个月后复查，达到要求后延长为每 6~12 个月复查 1 次，未达到要求则考虑再调整用药或联合用药。在调脂药物治疗时，必须监测不良反应，包括肝肾功能、血常规，必要时测肌酶。特殊人群注意事项如下。

（1）老年人：高脂血症使老年人发生冠心病事件的可能性仍存在，成年人中的防治原则可用于老年人，但使用应注意药物剂量及药物不良反应，降脂不宜过剧过急。

（2）妇女：绝经期前妇女除非有严重危险因素，一般冠心病发病率低，故可用非药物方法防治，有严重危险因素及高脂血症者方可考虑药物防治。绝经期后妇女高脂血症发生概率增高，冠心病危险性也增高，故应积极治疗，除上述药物外，雌激素替代疗法对降低血脂也有效。

第四节　肥胖症案例

（一）案例概要

患者，女，27 岁，未婚，汉族，职员。体重明显增加 5 年。

1. 病史

（1）现病史：患者 5 年前开始出现体重增加，进食量无明显增多，体力较前有所下降，体重增加约 35kg，曾尝试节食、运动、中药等多种减肥方法，均无明显效果。

（2）既往史：既往体检发现甲状腺结节 1 年。

2. 体格检查　T 36.5℃，P 100 次/分，R 19 次/分，BP 138/83mmHg。身高 160cm，体重 90kg，BMI 35kg/m^2。胸围 113cm，腹围 108cm，腰围 103cm，臀围 117cm。神清语利，浅表淋巴结未触及肿大。心肺腹部未见明显异常。

3. 辅助检查

（1）贫血三项：叶酸 5.48ng/ml，铁蛋白 30.84ng/ml，维生素 B$_{12}$ 364.70pg/ml。

（2）血常规：红细胞体积分布宽度 37.00%，血小板压积 0.33%，白细胞 9.79×10^9/L，血红蛋白 142.00g/L，血小板 312.00×10^9/L。

（3）血生化：甘油三酯 2.18mmol/L↑，脂蛋白 α 327mg/L↑，γ－谷氨酰基转移酶 46U/L↑，尿酸 450μmol/L，二氧化碳测定 20mmol/L。糖化血红蛋白 5.2%。

（4）凝血功能：凝血酶原时间 9.80 秒，余正常。

（5）血气分析、甲状腺功能未见异常。

（6）胸部正位片：心、肺、膈未见明确异常。

（7）超声：腹腔彩超示腹壁脂肪层增厚。双下肢深静脉彩超示双下肢深静脉未见明显异常。甲状腺彩超示双侧甲状腺实性结节 TU－RADS 3 级。超声心动图示心内结构未见明显异常。妇科彩超示子宫附件结构未见异常。

（8）监测皮质醇：204.87ng/ml，117.19ng/ml，42.46ng/ml，节律正常存在。

（9）垂体核磁扫描：垂体 MRI 平扫未见明确异常。

4. 诊断

（1）肥胖症。

（2）甲状腺结节。

5. 病情评估　患者为青年女性，BMI 高，肥胖，完善检查明确肥胖原因，除外内分泌疾病可行减重手术治疗，可选择腹腔镜袖状胃切除术。目前患者一般情况好，饮食、睡眠可，心理稳定，无自闭、自残倾向，患者及其家属对所患疾病了解，能配合治疗，家庭经济状况可，营养中等，生命体征平稳，可耐受手术操作。

6. 诊疗计划

（1）诊断计划：完善血常规、血型、贫血三项、生化全项、糖化血红蛋白、血气分析、凝血六项、粪便常规＋隐血试验、尿常规、甲状腺功能、皮质醇监测、腹腔彩超、妇科彩超、垂体核磁、上腹 CT 等检查，明确病情，全面评估患者情况。

（2）治疗计划：①健康宣教，饮食控制、规律运动、鼓励患者克服自卑心理；②可行减重手术治疗。

（二）案例分析

1. 流行病学　我国超重者高达 2 亿人，仅肥胖者就已近 9000 万人，这其中肥胖男性有 4320 多万人，肥胖女性有 4640 多万人。专家预测，未来 10 年我国肥胖人数将会超过 2 亿。而此前我国的肥胖人口一直居全球第二，美国居第一。如今我国的肥胖人口已超过美国上升至世界首位。

2. 诱因及危险因素　年龄增长、男性、吸烟、饮酒、静坐时间长、锻炼时间少均是超重、肥胖与腹型肥胖的危险因素。肥胖症可导致一系列严重的并发症，比如高血压、糖尿病、血脂紊乱、冠心病、恶性肿瘤等，这些疾病都是人类健康的主要杀手。

3. 病例评估　该患者为年轻女性，减肥欲望强烈，但饮食、运动、中医无效，

BMI 35kg/m^2，给予减重手术治疗效果佳。目前一般情况好，饮食、睡眠可，心理稳定，无自闭、自残倾向，患者及其家属对所患疾病了解，能配合治疗，家庭经济状况可。

（三）预防措施

建立良好的生活习惯，保持合理的膳食、适量的运动、良好的心态，还有充足的睡眠。最核心的是合理饮食和适量运动。从饮食来说，每天要有合适的热量摄入，轻体力劳动者如果想减重，男性每天摄入 1400~1600kcal 的热量，女性可以摄入 1200~1300kcal 的热量，这样每天摄入的热量和目标热量是不匹配的，体重就会下降。接下来是运动，在运动时，可以选择一些有氧运动和无氧运动，尤其是针对肌肉减少的肥胖症患者，应该增加一些有氧和无氧运动。有氧运动要求每天进行 40 分钟，无氧运动每天 20 分钟，两个组合起来，对减重会更好。

第五节 甲状腺功能亢进症案例

（一）案例概要

患者，男，33 岁，已婚，农民，高中学历。消瘦半年，周身乏力伴双下肢软瘫 7 小时。

1. 病史

（1）现病史：患者于半年前无明显诱因出现消瘦，伴有大便次数增多，3~5 次/日，稀便。当时未予重视及诊治。7 小时前在家上完厕所后突发周身乏力，双下肢软瘫，不能行动，无恶心、呕吐，无胸闷、胸痛，无心悸，无黑矇，电话通知家属。为求进一步诊治就诊，门诊以"①低钾型周期性麻痹？②甲状腺功能亢进症？"收住院。自发病以来，患者精神差，食欲缺乏，睡眠差，小便正常，近半年大便次数增多，体重较前下降约 5kg。

（2）既往史：既往体健。

2. 体格检查 T 36.9℃，P 51 次/分，R 19 次/分，BP 132/58mmHg。皮肤黏膜无黄染，双下肢胫前大片状皮肤陈旧性破溃，有色素沉着，干燥、结痂。浅表淋巴结无肿大，颈软，颈静脉无怒张，双侧眼球突出，双肺呼吸音清，未闻及明显干、湿啰音，HR 51 次/分，律齐，心脏各瓣膜听诊区未闻及杂音，腹软，无压痛和反跳痛，双下肢无水肿，双下肢肌力 0 级，双上肢肌力 1 级。病理反射未引出。

3. 辅助检查

（1）血气分析：葡萄糖 7.70mmol/L↑，K 1.37mmol/L↓↓，Cl 111mmol/L↑，BE（B）-4.60mmol/L↓，BE（ecf）-5.80mmol/L↓，碳氧血红蛋白 1.70%↑，实际碳酸氢根 19.00mmol/L↓，标准碳酸氢根 20.70mmol/L↓，总 CO_2 20mmol/L↓。

（2）急诊生化：葡萄糖 7.20mmol/L↑，钾 1.40mmol/L↓↓，钙 2.07mmol/L↓，肌酐 40μmol/L↓，氯离子测定 108mmol/L↑，磷测定 0.34mmol/L↓。

（3）入院时查心电图：三度房室传导阻滞，窦性心动过缓。

（4）甲状腺功能七项：（M）Anti-TPO > 300IU/ml↑，（M）促甲状腺素 0.01μIU/ml↓，（M）游离三碘甲状腺原氨酸 10.05pg/ml，（M）游离四碘甲状腺原氨酸 52.28pg/ml↑，（M）三碘甲状腺原氨酸 5.43ng/ml↑，（M）甲状腺素 200.61ng/ml↑，（M）甲状腺蛋白抗体 >300IU/ml↑，促甲状腺激素受体抗体 127.51ng/ml↑。

（5）（彩超）甲状腺：甲状腺弥漫性肿大。补钾治疗后复查心电图：窦性心律，HR 95 次/分。电解质测定：钾 4.30mmol/L，钠 143mmol/L，氯 108mmol/L↑。

（6）住院期间测基础代谢率 22%。空腹及餐后 2 小时血糖波动在 6.9 ~ 9.7mmol/L。

4. 诊断

（1）低钾型周期性麻痹，Graves 病，甲状腺功能亢进症。

（2）糖耐量异常。

5. 病情评估 低钾血症可以累及膈肌、呼吸肌、心肌等重要脏器，可出现恶性心律失常导致患者死亡。频繁发作者可有下肢近端持久肌无力和局限性肌萎缩。该患者出现低钾性周期性麻痹，严重时可危及患者生命，需要积极治疗，并积极治疗原发病，减少低钾血症的发生。甲亢不积极治疗可出现甲亢性心脏病、眼病、甲亢性脑病、肌病、骨病等并发症，严重影响患者的生活质量。积极给予对症支持治疗，可改善患者预后，提高患者生活质量。

6. 诊疗计划

（1）诊断计划

1）完善甲状腺功能、血常规、肝功能检查，心电图、甲状腺彩超、24 小时摄碘率等检查。

2）定期复查甲状腺功能、肝肾功能 + 电解质、心肌酶、血糖、糖化血红蛋白等指标。

（2）治疗计划

1）合理饮食：饮食清淡，高蛋白、高维生素饮食。避免食用含碘较高的食物，如海带、紫菜等海产品。戒烟酒、浓茶和咖啡，忌暴饮暴食及高糖饮食。平时注意休息。

2）药物治疗：普萘洛尔 10mg，每日 2 次；甲巯咪唑片（赛治） 10mg，每日 2 次；阿卡波糖 25mg，每日 3 次（餐前第一口主食嚼服）。

（二）案例分析

1. 流行病学　甲亢多见于女性，男女比例为 1：5。甲亢的总体患病率约为 1.3%，在年龄较大的女性中增至 4%～5%。吸烟者更常患病。Graves 病最常见于较年轻的女性，而毒性结节性甲状腺肿多见于年龄较大的女性。意向前瞻性研究通过成年女性患者发现，10 年观察期间 Graves 病总发病率为 4.6/1000。

2. 诱因及危险因素

（1）遗传易感性：大量流行病学证据表明，Graves 甲亢及慢性自身免疫性甲状腺炎存在遗传易感性。

（2）感染：在实验动物中，可通过某些病毒感染诱导自身免疫性甲状腺炎。

（3）应激：相比正常个体或毒性结节性甲状腺肿患者，Graves 甲亢患者更常在发作前存在某些类型的心理应激史，尤其是负面生活事件，如丧偶或道路交通事故。

（4）性别：女性比男性更多发生 Graves 甲亢，发病率比例约为 4：1，据说该现象在某种程度上由女性的雌激素更多或睾酮更少所介导。由大量证据显示中等量的雌激素增强免疫反应。然而也有可能易感性增强的原因是 X 染色体，而非性激素。

（5）吸烟：吸烟是 Graves 甲亢的一个危险因素（RR 约为 2.0），甚至是 Graves 眼眶病的一个较强危险因素，其机制尚不明确。

（6）妊娠：有研究提示，在产后自身免疫性甲状腺疾病的发生中，胎儿的微嵌合体（母体组织中存在胎儿细胞）可能发挥一定作用。30% 的年轻女性在 Graves 病发作前 12 个月有妊娠史，提示产后 Graves 病是一种常见的疾病，且妊娠对易感女性而言是一种主要的危险因素。

（7）药物：在易感个体中，碘及含碘药物（如胺碘酮和 CT 扫造影剂）可促进 Graves 病的发生或复发。在碘缺乏人群中，碘促发甲状腺毒症的机制很可能仅仅是让 TRAb 有效刺激了更多的甲状腺激素形成。尚不明确是否存在其他促发事件。碘和胺碘酮也可能直接损伤甲状腺细胞，并释放甲状腺抗原至免疫系统。

3. 病例评估　全科医生应详细询问病史，应明白低钾血症众多病因中，甲状腺功能亢进症往往常见，需要完善相关检查，除外该疾病。进一步明确诊断，消除患者及其家属对该疾病的恐惧和心理压力，提高患者对该疾病的认识，提高患者的生活质量及治疗依从性。

（三）预防措施

1. 在一般人群中开展健康教育，提高人们对甲亢的预防意识，保持合理生活方式和戒烟，控制食物中碘的摄入量在合理水平、避免碘过量。

2. 甲亢高危人群，具有以下任何 1 项及以上甲亢危险因素者，可视为甲亢高危人群。

（1）既往曾患过甲亢，或有甲亢家族史。

（2）甲状腺结节或甲状腺肿。

（3）有自身免疫性甲状腺疾病。

（4）长期服用含碘药物。

（5）长期失眠焦虑。

（6）不明原因的消瘦、乏力、心动过速、心房颤动及易激惹等症状。

（7）反复发作四肢无力。

对于（1）~（5）项高危人群，建议定期随访，每 6 ~ 12 个月检测甲状腺功能，TRAb 和甲状腺超声等。对于（6）、（7）项的高危人群，建议作为甲亢疑似患者，启动甲亢分级诊疗流程。

第六节　甲状腺功能减退症案例

（一）案例概要

患者，女，54 岁，已婚，大专学历，退休。乏力、怕冷、食欲欠佳 2 个月。

1. 病史

（1）现病史：患者缘于 2 个月前无明显诱因出现全身乏力，伴怕冷、睡眠较多、皮肤干燥，劳累后伴胸闷、气促，食欲欠佳，无口干、多饮、多尿，无低热、盗汗，无心悸、手抖，今日就诊于邯郸市某医院查甲状腺功能：$T_3 < 0.3nmol/L$（参考值 1.3 ~ 3.1），T_4 6.27nmol/L（参考值 66 ~ 181），FT_3 0.762pmol/L（参考值 3.1 ~ 6.8），FT_4 1.42pmol/L（参考值 12 ~ 22），TSH > 100.00μIU/ml（参考值 0.27 ~ 4.20）。血生化：胆固醇 9.37mmol/L，低密度脂蛋白 7.25mmol/L，高密度脂蛋白 1.64mmol/L。血、尿常规未见明显异常。现为求进一步诊治入住内分泌科。患者自发病以来，精神差，饮食差，小便正常，便秘，体重近 3 个月增加 4kg。

（2）既往史：既往体健。

2. 体格检查　T 36.0℃，P 59 次/分，R 18 次/分，BP 106/74mmHg。神清语利，精神可，双眼睑无水肿，咽无充血，甲状腺 I 度肿大，无压痛，双肺听诊呼吸音清，未闻及干、湿啰音。HR 59 次/分，律齐，各瓣膜听诊区未闻及杂音。腹软，无压痛。双下肢无明显水肿，双足背动脉搏动可。四肢肌力 V 级，肌张力正常，病

理征未引出。

3. 辅助检查

（1）入院前甲状腺功能：$T_3 < 0.3$ nmol/L（参考值 $1.3 \sim 3.1$），T_4 6.27nmol/L（参考值 $66 \sim 181$），FT_3 0.762pmol/L（参考值 $3.1 \sim 6.8$），FT_4 1.42pmol/L（参考值 $12 \sim 22$），TSH $> 100.00 \mu IU/ml$（参考值 $0.27 \sim 4.20$）。

（2）血生化：胆固醇 9.37mmol/L，低密度脂蛋白 7.25mmol/L，高密度脂蛋白 1.64mmol/L，血、尿常规未见明显异常。

（3）入院后查床旁心电图提示多导联 T 波低平，心肌供血不足。

（4）急诊生化：天冬氨酸转氨酶 41U/L↑，γ - 谷氨酰基转移酶 64U/L↑，肌酸激酶 189U/L↑。凝血：纤维蛋白原 1.83g/L↓，部分活化凝血活酶时间 37.10 秒↑。心肌梗死三项、BNP 未见异常。

（5）心脏彩超提示心内结构、射血分数等未见异常。

（6）治疗后甲状腺功能：（M）Anti - TPO > 300 IU/ml↑，（M）促甲状腺素 > 50uIU/ml↑，（M）游离四碘甲状腺原氨酸 7.94 pg/ml↓，（M）三碘甲状腺原氨酸 0.41ng/ml↓，（M）甲状腺素 38.15ng/ml↓，（M）甲状腺蛋白抗体 > 300IU/ml↑；自身抗体全项、免疫五项未见异常。

4. 诊断 ①甲状腺功能减退症，桥本甲状腺炎；②高脂血症。

5. 病情评估 根据患者入院前检查甲状腺功能减退诊断明确。甲状腺功能减退可累及多个系统，表现为甲状腺功能减退性心脏病，冠心病、贫血、高脂血症，是心脑血管疾病的高危人群，需给予甲状腺激素替代治疗，治疗过程中可能出现心悸等不适症状，需定期复查甲状腺功能。若不积极治疗，可能出现多个系统并发症，严重时会出现黏液性水肿昏迷等严重并发症。

6. 诊疗计划

（1）诊断计划

1）需要完善甲状腺功能、甲状腺彩超、血常规、肝肾功能、血脂、心肌酶等检查。

2）需要定期监测甲状腺功能、血常规、肝肾功能、血糖、血脂、心肌酶、心电图等检查。

（2）治疗计划

1）低脂饮食，避寒保暖，减轻心理压力，规律服药，切勿随意停药。

2）左甲状腺素钠片 $50 \mu g$，每日 1 次（$12.5 \mu g$ 或 $25 \mu g$ 起始，视病情或检查结果调整剂量）。1 个月后复查甲状腺功能五项。

（二）案例分析

1. 流行病学 甲状腺功能减退的患病率差异较大，与 TSH 诊断切点值、性别、年龄、种族等因素有关。TSH 诊断切点值越低，患病率越高。成年甲状腺功能减退患病率女性高于男性，随着年龄的增长而升高。亚临床甲状腺功能减退患病率高于临床甲状腺功能减退。美国亚临床甲状腺功能减退患病率 4.3%，临床甲状腺功能减退患病率为 0.3%。根据 2010 年我国 10 个城市甲状腺疾病患病率调查，我国亚临床甲状腺功能减退患病率 16.7%。临床甲状腺功能减退患病率 1.1%。

2. 诱因及危险因素

（1）慢性自身免疫性甲状腺炎在女性中更为常见，尤其是年龄较大的女性。后风险的增加是由于雌激素缺乏或年龄增长尚不明确。慢性自身免疫性甲状腺炎也是儿童甲状腺功能减退的最常见病因，报道的患儿年龄低至 1～2 岁。慢性自身免疫性甲状腺炎与人类白细胞抗原、T 细胞抗原受体及其他免疫调节分子的一些基因多态性有关，提示遗传易感性的作用。

（2）其他危险因素：碘的摄入水平高与桥本甲状腺炎有关。硒相对缺乏与桥本甲状腺炎和甲状腺功能减退有关。儿童期体重增加和 14 岁时超重或肥胖与甲状腺自身免疫性及甲状腺功能减退有关。在伴有自身免疫性甲状腺疾病患者中，吸烟会增加甲状腺功能减退的风险，然而，意向人群烟酒显示，吸烟与较低的甲状腺功能减退患病率和较高的甲状腺亢进患病率相关。

3. 病例评估 该患者目前治疗依从性可，有时出现情绪低落或因为经济原因，自行停药。告知患者及其家属，原发性甲状腺功能减退需要终身服用药物替代治疗。减轻患者心理压力和精神负担，帮助患者认识若停药后可能带来的不良结局。提高患者治疗依从性，进一步提高患者的生活质量。

（三）预防措施

1. 宣传甲状腺功能减退的防治知识，发放甲状腺疾病健康教育科普手册，提高全社会对甲状腺功能减退的认识。

2. 在地方性甲状腺肿流行区推广加碘食盐。

3. 避免碘过量，碘过量能导致 TSH 升高，进而导致亚临床甲状腺功能减退。

4. 应避免长期大量食用致甲状腺肿作用的食物，例如卷心菜、芜菁、甘蓝、木薯等。

5. 碳酸锂、硫脲类、磺胺类、对氨基水杨酸钠、过氯酸钾、保泰松、硫氢酸盐、酪氨酸激酶抑制剂等、白介素 -2、γ-干扰素等可能导致甲状腺功能减退，应用时应监测甲状腺功能。

6. 甲状腺功能正常、甲状腺自身抗体阳性患者是甲状腺功能减退的高危人群，建议保持碘营养适量。

7. 新生儿 TSH 监测，可以早期发现先天性甲状腺功能减退患儿。

第七节　亚急性甲状腺炎案例

（一）案例概要

患者，女，46 岁，已婚，农民，初中文化。颈前区肿痛伴发热半个月。

1. 病史　患者于半个月前感冒后突发颈前区肿大、疼痛及全身发热，发热时伴有寒战及周身酸痛，体温波动在 37.8℃ 左右，以下午多见，自行口服"尼美舒利"后，体温可下降，口服"布洛芬缓释胶囊"后，颈前区疼痛可缓解，但停药后疼痛反复。遂就诊于当地诊所，予输液治疗（具体药物不详），共 3 天，症状有所缓解，停止输液后患者再次出现颈前区疼痛不适，遂继续于当地输液治疗（头孢类抗生素），疼痛再次好转，输液 8 天后停药，患者再次出现颈前区疼痛及全身发热，偶有出汗、头疼等不适，无心悸、手抖、怕热、多食等症状，现为行进一步诊治，遂就诊于我院，门诊查甲状腺功能八项：T_3 5.46ng/ml↑，T_4 >300ng/ml↑，FT_3 6.51pg/ml↑，FT_4 32.30PG/ml↑，TSH 0.01μIU/ml↓，TG >300ng/ml↑；C 反应蛋白 65.19mg/L↑；ESR 43mm/h↑；（彩超）甲状腺：甲状腺增大、内回声不均匀，甲状腺右叶实性结节甲状腺峡部囊性结节；遂以"亚急性甲状腺炎"收入院。患者自发病以来，精神、睡眠可，食欲缺乏，小便正常，大便次数减少，体重较前无明显变化。

2. 体格检查　T 36.8℃，P 118 次/分，R 21 次/分，BP 120/81mmHg。神清语利，咽部无充血，扁桃体不大，双侧甲状腺触及Ⅲ度肿大，以右侧为重，触之有疼痛感。双肺呼吸音清，未闻及干、湿啰音。HR 118 次/分，律整，各瓣膜听诊区未闻及杂音。腹软无压痛，肝脾未触及。双下肢无水肿。

3. 辅助检查

（1）甲状腺功能八项：T_3 5.46ng/ml↑，T_4 >300ng/ml↑，FT_3 6.51pg/ml↑，FT_4 32.30PG/ml↑，TSH 0.01uIU/ml↓，TG >300ng/ml↑。

（2）血常规未见明显异常。

（3）肝功能：γ-谷氨酰基转移酶 100U/L↑，碱性磷酸酶 141U/L↑，C 反应蛋白 65.19mg/L↑；ESR 43mm/h↑。

（4）（彩超）甲状腺：甲状腺增大、内回声不均匀甲状腺右叶实性结节甲状腺峡部囊性结节。

（5）入院心电图：窦性心律，大致正常心电图。

（6）24 小时摄碘率：2 小时、6 小时、24 小时均低于正常范围。

4. 诊断　亚急性甲状腺炎。

5. 病情评估　患者为中年女性，明确的上呼吸道感染病史后出现颈前区肿痛，结合查体及相关辅助检查，诊断为亚急性甲状腺炎，该病多表现为自愈性，部分患者可出现一过性甲状腺功能减退，个别患者可因甲状腺损坏严重，无法恢复，而遗留永久性甲状腺功能减退，极少数患者可能复发。

6. 诊疗计划

（1）诊断计划

1）需要完善甲状腺功能、甲状腺彩超、24 小时摄碘率、血常规、C 反应蛋白、红细胞沉降率等检查。

2）需要定期复查血常规、C 反应蛋白、红细胞沉降率、甲状腺功能、肝肾功能、血糖、血脂、心肌酶、心电图等检查。

（2）治疗计划：①低碘饮食，避免着凉、感冒等。②普萘洛尔片 20mg，每日 3次；布洛芬缓释片 0.4g，每日 2 次。

（二）案例分析

1. 流行病学　亚急性甲状腺炎是常见的甲状腺炎，由瑞士学者德奎尔万氏首先描述其特征，故又称为德奎尔万（de Quervain）甲状腺炎。亚急性甲状腺炎是最常见的痛性甲状腺疾病，发病率约 4.9/100 000 每年，30~50 岁为发病高峰，男女比为 1：（4~7）。亚急性甲状腺炎不是自身免疫病，与病毒感染有关，约 2/3 的患者HLA－B35 阳性。

2. 诱因及危险因素　据推测，亚急性甲状腺炎是由病毒感染或病毒感染后的炎症过程引起的。许多患者在甲状腺炎发病前有上呼吸道感染病史（通常在发病前2~8周）。该病曾被认为是季节性发病（夏季高发），并且有与柯萨奇病毒、腮腺炎病毒、麻疹病毒、腺病毒和其他病毒感染相关的病例报道。

甲状腺自身免疫似乎并未在亚急性甲状腺炎中发挥主要作用，不过在很多族群中，该病与 HLA－B35 密切相关。一种比较公认的假设认为：该病可能是由一种亚临床病毒感染造成的，该病毒感染提供一种抗原，而该抗原特异性地与巨噬细胞上的 HLA－B35 分子结合。由此形成的抗原－HLA－B35 复合物激活了细胞毒性 T 淋巴细胞，这些细胞随后会损伤甲状腺滤泡细胞，因为甲状腺滤泡细胞与感染相关的抗原具有部分结构相似性。然而，与自身免疫甲状腺疾病不同，这种免疫反应并没有自身延续性，因此该过程具有自限性。

3. 病例评估　患者治疗依从性可，但对该疾病缺乏一定的认识。积极向患者宣教该疾病健康知识，消除患者内心的担忧及顾虑。该疾病为自限性疾病，但由于个体差异，病程可不一致。建议患者定期复查甲状腺功能、甲状腺彩超等。平时注意保暖，避免受凉，避免感冒。

（三）预防措施

平时规律饮食，劳逸结合，适当体育锻炼，避免受凉及感冒。

第八节　高尿酸血症案例

（一）案例概要

患者，男，52 岁，已婚，中专学历，退休。体检血尿酸升高 7 天。

1. 病史

（1）现病史：患者 7 天前于当地医院体检时查血尿酸 520μmol/L，无明显关节疼痛等不适。平时间断有饮酒史，每周 3~4 次，每次半斤白酒。为求进一步诊治，就诊入院，门诊以"高尿酸血症"收住院。自发病以来，患者精神可，饮食、睡眠一般，大便干，近 3 个月体重增加约 5kg。

（2）既往史：既往有糖尿病病史 10 年，目前服用二甲双胍 0.5g，每日 3 次；阿卡波糖 50mg，每日 3 次；甘舒霖 30R 早、晚各 10U 皮下注射。高血压病史 3 年，目前服用氨氯地平 5mg，每日 1 次。

2. 体格检查　T 36.8℃，P 66 次/分，R 18 次/分，BP 156/70mmHg。皮肤黏膜无黄染，浅表淋巴结无肿大，颈软，颈静脉无怒张，双肺呼吸音清，未闻及明显干、湿啰音，HR 66 次/分，律齐，心脏各瓣膜听诊区未闻及杂音，腹软，无压痛和反跳痛，双下肢无水肿。

3. 辅助检查

（1）血常规：未见明显异常。

（2）生化全项（住院）：葡萄糖 9.74mmol/L↑，低密度胆固醇 3.45mmol/L↑，脂蛋白 α 420mg/L↑，尿素 7.98mmol/L↑，尿酸 533μmol/L↑，$β_2$-微球蛋白 3.9mg/L↑，胱抑素 C 1.26mg/L↑，血同型半胱氨酸 21.82μmol/L↑。

（3）糖化血红蛋白：9.7%↑。

（4）凝血：部分活化凝血活酶时间 36.90 秒↑。

（5）心电图提示窦性心律。

（6）（彩超）肝胆胰脾：轻度脂肪肝。

（7）（彩超）双肾及肾动脉：双肾实质部回声增强，双肾动脉血流阻力指数增高。

（8）（彩超）颈动脉＋椎动脉：双侧颈动脉粥样硬化并多发斑块形成双侧颈内动脉及椎动脉血流阻力指数增高。

4. 诊断　①高尿酸血症；②2型糖尿病。

5. 病情评估　患者有高尿酸血症，不积极治疗可能会发展为痛风、痛风性肾病等慢性并发症。积极给予对症支持治疗，可降低并发症的发生，提高患者的生活质量。糖尿病诊断明确，目前血糖偏高，长期血糖控制欠佳可出现糖尿病肾病、眼底病变、神经病变、酮症酸中毒等慢性及急性并发症。积极给予对症支持治疗，预防尿酸盐沉积，防止尿酸结石形成，避免组织损伤及并发症的发生，提高患者的生活质量。

6. 诊疗计划

（1）诊断计划

1）建议完善血尿酸、肾功能、尿常规等检查。

2）定期复查肝肾功能、血糖、血脂、糖化血红蛋白、血尿酸、尿常规、血常规等指标。

（2）治疗计划

1）低嘌呤饮食，戒烟酒。适当多饮水，每日＞2000ml。禁食动物内脏。劳逸结合，提倡有氧运动，控制血糖、血脂、血压、血尿酸等。

2）苯溴马隆50mg，每日1次；碳酸氢钠片1g，每日3次；氯沙坦钾片50mg，每日1次；氨氯地平5mg，每日1次；二甲双胍0.5g，每日3次；阿卡波糖50mg，每日1次；甘舒霖30R早、晚各10U，皮下注射。

（二）案例分析

1. 流行病学　高尿酸血症在不同种族患病率为2.6%～36.0%，痛风为0.03%～15.30%。近年呈现明显上升和年轻化趋势。Meta分析显示中国高尿酸血症的总体患病率为13.3%，痛风为1.1%，已成为继糖尿病之后又一常见代谢性疾病。

2. 诱因及危险因素　高尿酸血症加重及痛风发生概率升高的危险因素包括大量饮酒（特别是啤酒和蒸馏酒）、高脂饮食、摄入大量肉类和海鲜、使用某些药物（利尿药、β受体阻断药、ACEI、除氯沙坦之外的ARB）、高血压及肥胖。

3. 病例评估　患者对自己的病情不甚了解，认为高尿酸血症等同于痛风。呈现担忧状态。应及时告知患者高尿酸血症和痛风的区别，且如何减少或延缓痛风的发生及其慢性并发症的发生、发展。消除患者内心担忧及思想负担，帮助患者及其家属认识高尿酸血症的基本知识、药物治疗及日常膳食注意事项等。提高患者治疗依从性及生活质量。

（三）预防措施

治疗常见合并症（如高血压、糖尿病等），避免使用噻嗪类利尿药，减少使用阿司匹林等药物。改善膳食组成，减少饮酒，尽量替换掉减少尿酸排泄或增加尿酸生成的药物和/或膳食补充。嘱患者尽量少喝或不喝含酒精饮料、含糖果汁或含高果糖谷物糖浆的饮料。一些证据和个案报道显示，樱桃有利于调节确诊痛风的病程。但还需要进一步研究，目前不建议将食用樱桃作为痛风发作的主要或唯一防治措施。维生素 C 具有轻度但持续的降尿酸作用，但缺乏证据支持其对痛风确诊患者有临床益处。

第十一章 全科医生规范化培训的风湿免疫系统案例解析

本章通过案例概要（病史、体格检查、辅助检查、诊断、病情评估和诊疗计划）、案例分析（流行病学、诱因及危险因素和病例评估）和预防措施等对风湿免疫系统的 5 个病例进行案例解析，树立规范的病案格式，解决医学生理论与实践相结合的问题。

第一节 干燥综合征案例

（一）案例概要

患者，女，52 岁。主因间断出现下肢皮疹、发热、口干 1 年余入院。

1. 病史

（1）现病史：患者于 1 年前劳累后双下肢膝关节以下出现鲜红色针尖样皮疹，无瘙痒，压之不褪色，休息后可自行缓解，皮肤颜色可恢复至正常，反复发作，未给予重视及治疗，皮疹逐渐向上蔓延至腰部，伴有右肩关节抬举无力，肘部关节疼痛，无僵硬，不影响正常生活，后逐渐蔓延至腕及手指关节，呈非游走性，右手示指皮肤曾多次无明显诱因突然出现苍白，相继出现皮肤变紫、变红，伴局部发冷、感觉异常和疼痛，浸于温水中症状可缓解，左上肢无此症状；患者间断出现发热，无寒战，体温最高 38℃，同时诉口干，需频频饮水，不能进食饼干等干燥性食物，每日饮水量不详，牙齿间断有小片脱落，5 天前就诊于医院门诊查血常规示红细胞 $4.21 \times 10^{12}/L$，中性粒细胞 $1.19 \times 10^9/L$，白细胞 $2.28 \times 10^9/L$，血红蛋白 $108.00g/L$，血小板 $129 \times 10^9/L$，自身抗体全项示抗双链 DNA 抗体（−），抗核抗体（＋），抗核小体抗体测定（−），抗 RO/SSA（60kDa）（＋）、抗 RO/SSA（52kDa）（＋）、抗 La/SSB 抗体（＋）；肝功能及红细胞沉降率未见异常；骨髓细胞形态学检查示粒红巨三系增生活跃，粒系轻度病态造血，BM 显示有缺铁表现，为进一步治疗再次就诊入院，门诊以"干燥综合征"收入院。

（2）既往史：既往 10 年前因"阑尾炎"行阑尾切除术，否认糖尿病病史；否认肝炎、结核、伤寒等传染病病史；否认手术、外伤及输血史；否认食物及药物过敏史。

2. 体格检查 T 36.3℃，P 100 次/分，R 20 次/分，BP 116/82mmHg。神清，精神可，双下肢及腰间皮肤可见布满陈旧性紫癜样皮疹，呈咖啡色，压之不褪色，周身浅表淋巴结不大。结膜无苍白，两侧瞳孔正大等圆，对光反射灵敏，咽无充血，两侧扁桃体不大，口唇无苍白，口腔黏膜光滑，口腔内可见部分牙齿变黑，留有数个残根，舌面干裂，胸骨无压痛。双肺呼吸音清，双肺未闻及干、湿啰音。HR 100 次/分，律整，心音有力，各瓣膜听诊区未闻及杂音。腹软，无压痛，肝脾未触及，腹水征阴性，右肘关节压痛，无肿胀，无畸形，右手示指苍白、局部发冷，双下肢无水肿。四肢肌力、肌张力正常。生理反射存在，病理征阴性。

3. 辅助检查

（1）心电图：Ⅱ、Ⅲ、AVF 导联示 ST 段压低。

（2）血常规：中性粒细胞数 1.19×10^9/L，白细胞 2.28×10^9/L，血红蛋白 108.00g/L，血小板 129×10^9/L。自身抗体全项（2018 – 02 – 26）：抗双链 DNA 抗体（－），抗核抗体（＋），抗核小体抗体测定（－），抗 RO/SSA（60kDa）（＋），抗 RO/SSA（52kDa）（＋），抗 La/SSB 抗体（＋）；肝功能及红细胞沉降率未见异常；骨髓细胞形态学检查：示粒红巨三系增生活跃，粒系轻度病态造血，BM 显示有缺铁表现。

4. 诊断

（1）干燥综合征。

（2）心肌供血不足。

（3）阑尾切除术后。

5. 病情评估 患者干燥综合征诊断明确，该病不能根治，易复发，常多个器官系统受累，病变仅局限于唾液腺、泪腺、皮肤黏膜外分泌腺体者预后良好，有内脏损害者经恰当治疗后大多可以控制病情，入院后虽经积极治疗，病情仍可恶化甚至危及生命。出现肺纤维化、中枢神经病变、肾功能不全、恶性淋巴瘤者预后较差。该病治疗时间长，治疗费用高。主要危险因素：女性。

6. 诊疗计划

（1）诊断计划

1）干燥综合征诊断明确。

2）完善检查血、尿、便常规，红细胞沉降率、风湿三项、免疫五项、生化全项、凝血六项、心脏彩超、呼吸道病毒、丙肝病毒、HPV、肝胆胰脾肾彩超、肺部 CT 评估患者病情及口腔科、眼科相关检查。

（2）治疗计划

1）一般治疗：患者应做好日常护理，停止吸烟、饮酒，避免应用引起口干的药物，保持口腔清洁，勤漱口，减少龋齿和口腔继发感染的可能，注意保湿，避免感染，可以使用人工泪液、唾液等各种人工替代品减轻口眼干燥等局部症状。

2）药物治疗：具体如下。①糖皮质激素：出现关节炎、肾小球肾炎、肺间质性病变、血小板减少尤其是血小板减少等腺体外表现的患者，需适量应用糖皮质激素治疗。②抗疟药：羟氯喹可降低患者免疫球蛋白水平，适用于出现关节疼痛、低热、乏力等全身症状时。③免疫抑制剂：甲氨蝶呤、环磷酰胺、硫唑嘌呤、环孢素、霉酚酸酯等，其中环磷酰胺最常用。④免疫球蛋白：病变累及神经系统或出现血小板减少者，可静脉大剂量应用免疫球蛋白，连用 3 ~ 5 天，必要时重复使用。⑤非甾体类抗炎药：以减轻肌肉、关节症状。

（二）案例分析

1. 流行病学　原发性干燥综合征是一种全球性疾病，好发年龄为 40 ~ 50 岁，也可见于儿童。在我国人群中患病率为 0.29% ~ 0.77%，且在老年人群中的患病率为 3% ~ 4%，本病好发于女性，男女比为 1∶（9 ~ 20）。继发性干燥综合征是指引起 SS 的结缔组织病基础上发生的 SS，其发病率与原发病流行趋势有关。

2. 诱因及危险因素

（1）不可干预的危险因素：①遗传因素。本病的发生具有明显的家族聚集倾向。②免疫因素。一般认为患者的免疫功能紊乱是本病发生和进展的主要基础。

（2）可干预因素：感染因素包括 EB 病毒、柯萨奇病毒、反转录酶病毒、丙肝病毒及 HPV 病毒在内的多种病毒的感染，故应积极抗病毒治疗。

3. 病例评估　干燥综合征是累及外分泌腺的慢性炎症性自身免疫病，以口眼干燥为主要症状，预后较好，但可引起严重内脏损害而危及生命，治疗以缓解症状、延缓进展为主，故应鼓励患者建立良好的心态，坚持长期治疗的信念，建立战胜疾病的信心，保持心态平和舒畅，避免精神紧张及过度劳累，注意休息，适当锻炼。

（三）预防措施

本病病因尚不明确，目前主要认为与病毒感染因素等有关，日常生活中应注意健康管理，针对患者出现的口眼干燥等外分泌腺症状，做好日常护理，减轻损伤，尽量避免感染，家族中出现可疑患者时需引起重视。

第二节 类风湿关节炎案例

(一) 案例概要

患者，男，48 岁，汉族，已婚，煤矿工人。吸烟、饮酒 20 年。主因反复多关节疼痛 5 年，加重 1 个月入院。

1. 病史

(1) 现病史：患者于 5 年前遇凉后出现四肢多关节疼痛，以双膝关节、双手指关节及左踝关节明显，活动时或遇风寒、湿凉时加剧，反复出现，偶有发热，体温 37.2 ~ 37.8℃，伴双手晨僵，持续 1 ~ 2 小时后自行缓解，无头痛，无恶心、呕吐，无胸痛及胸闷，无腹痛、腹泻，无肉眼血尿，后就诊于当地医院，行"类风湿因子"定量检测示类风湿因子 107.5IU/ml↑，红细胞沉降率 60mm/h，C 反应蛋白 92mg/L↑。双手 X 线片：骨质疏松，近端指间关节狭窄（左）、掌指关节尺侧偏斜（右）；左踝关节 DR 示左踝关节骨质疏松，关节缘骨质增生，关节间隙狭窄，诊断为"类风湿关节炎"，给予抗风湿治疗，症状有所好转。5 年来反复发作，患者未规律服药，双手指关节逐渐出现畸形，不能伸直，伴疼痛，间断服用镇痛药物，1 个月前患者着凉后出现周身酸痛，乏力，左足疼痛，以左足拇趾疼痛显著，行走加重，按压时疼痛明显，为进一步治疗，遂入院，门诊以"类风湿关节炎"收入院。

(2) 既往史：既往高血压病史 1 年，最高血压 160/100mmHg，平素服用左氨氯地平 2.5mg，每日 1 次。血压控制可；否认糖尿病病史；否认肝炎、结核、伤寒等传染病病史；否认手术、外伤及输血史；否认食物及药物过敏史。

2. 体格检查 T 36.0℃，HR 70 次/分，R 20 次/分，BP 123/72mmHg。神清语利，颈静脉无怒张，双肺呼吸音粗，未闻及明显干、湿啰音，叩诊心界不大，心律规整，未闻及明显器质性杂音，腹平软，无压痛、反跳痛，肝脾肋下未触及，双肾区无叩击痛，移动性浊音阴性，肠鸣音正常，肛门及外生殖器未查。脊柱无畸形，无压痛，无叩击痛。双膝关节及左踝关节肿胀，关节压痛，双手指关节梭形样变，背伸受限，左拇趾掌趾关节压痛明显，双下肢无水肿，双膝腱反射存在，Babinski 征阴性，布鲁津斯基（Brudzinski）征阴性，Kernig 征阴性。

3. 辅助检查

(1) 心电图：大致正常心电图。

(2) 急诊生化：葡萄糖 12mmol/L↑，钾 4.1mmol/L，钠 141mmol/L，钙 2.32mmol/L，丙氨酸转氨酶 32U/L，天门冬氨酸氨基转移酶 20U/L，肌酸激酶 32U/L↓。

（3）血常规＋网织红细胞、尿常规、便常规、凝血六项、BNP、自身抗体、免疫五项、贫血三项未见异常。

（4）红细胞沉降率28mm/h，C反应蛋白60mg/L，抗环瓜氨酸肽抗体96.7Ru/ml↑。

（5）足部核磁扫描示右侧胫腓骨下段周围软组织水肿信号，右足跗骨间隙内水肿信号。

4. 诊断

（1）类风湿关节炎。

（2）高血压2级，高危。

5. 病情评估　患者系类风湿关节炎，为慢性自身免疫病，病程较长迁延不愈，反复，随着病程的延长，导致严重关节畸形、功能障碍，仍有可能引起关节外表现（间质性肺炎、心包疾病、系统性血管炎等内脏损伤），需长期应用药物控制病情。经积极正确治疗后，大多可病情缓解，部分患者可致残。患者目前诊断明确，急性期需要应用糖皮质激素及免疫抑制剂，该类药物副作用较大，如长期应用可能导致股骨头坏死、骨质疏松、高血压、糖尿病、加重胃溃疡甚至可能导致消化道出血、二重感染等。

主要危险因素：男性，高血压、吸烟、饮酒、煤矿工作。

6. 诊疗计划

（1）诊断计划

1）类风湿关节炎诊断明确。

2）完善血尿便常规、急诊生化1、凝血六项、免疫五项、抗环瓜氨酸肽抗体、自身抗体全项、红细胞沉降率、肝肾功能、心肌酶、血糖、血脂等相关检查，并观察患者关节受累情况，评估病情进展。

（2）治疗计划

1）非药物治疗：休息、急性期关节制动、恢复期关节功能锻炼、物理疗法等；卧床休息：适用于急性期、发热及内脏受累的患者。

2）药物治疗：具体如下。

非甾体抗炎药（NSAID）：具有镇痛抗炎作用，应与改变病情的抗风湿药同服。只选用一种。塞来昔布0.1～0.2g，每日1～2次；双氯芬酸钠25～50mg，每日3～4次口服；吲哚美辛25mg，每日3次；吡罗昔康20mg，每日1次。

改变病情抗风湿药（DMARD）：①MTX：每周7.5～20.0mg，以口服为主，4～6周起效，疗程至少半年。②来氟米特：口服每日10～20mg，与MTX常联合使用。③柳氮磺吡啶：每日2～3g，分2～3次服用，小剂量开始。④羟氯喹：每日0.2～0.4g分两次口服。氯喹：0.25g，每日1次，口服。⑤硫唑嘌呤：50～150mg，每日1次，口服。⑥D－青霉胺：250～750mg，每日1次，口服。⑦糖皮质激素：小剂量、短疗程，必须同时应用改变病情抗风湿药。

（二）案例分析

1. 流行病学　类风湿关节炎是以对称性多关节炎为主要临床表现的异质性、系统性自身免疫病。我国 RA 的患病率为 0.32% ~ 0.36%，略低于世界水平（0.5% ~ 1.0%）。RA 发生于任何年龄，80% 发病于 35 ~ 50 岁，女性患者约 3 倍于男性。并且随着病程的进展，患者往往会表现为受累关节出现不同程度的疼痛与关节活动障碍，并且进展到晚期患者会有一定程度的关节畸形和残疾的发生。

2. 诱因及危险因素

（1）不可干预的危险因素：①遗传易感性。②免疫紊乱，这些危险因素虽然无法干预，但可以筛查到高危人群，对有类风湿关节炎家族史的患者，或出现类风湿关节炎症状的患者尽早就诊，早期诊断，尽早治疗。

（2）可干预因素：①环境因素。目前认为一些感染如细菌、支原体和病毒等可能通过感染激活 T、B 等淋巴细胞，分泌致炎因子，产生自身抗体，影响 RA 的发病和病情进展。因此预防感染和控制体内的感染灶是重要的。②防止受寒、淋雨、穿湿鞋和湿袜，夏季不要贪凉、空调不能直吹、不要暴饮冷饮等，秋季要防止受风寒侵袭。调节心情，劳逸结合，抵制不良情绪，加强锻炼，增强体质，维持机体的正常免疫功能。

3. 病例评估　患者是煤矿作业工人，平素身体健康，在职状态，发病后手膝足关节疼痛、活动不便，无法正常工作，存在焦虑情绪，应积极调整心态，按医嘱规律用药减轻病情进展，消除精神压力，同时可更换工作岗位，提高战胜疾病的信心。

（三）预防措施

类风湿关节炎的发病是由于免疫、感染、环境，或者是其吸烟等因素造成的，它是一种自身免疫病，具有一定的遗传倾向，预防类风湿关节炎首先要注意保暖、防寒、防潮；其次，饮食要注意低脂、高蛋白、高纤维，减少吸烟，避免劳累或熬夜，减轻关节负重，不要自行停药、减药，也不要滥用药物，对于有类风湿关节炎家族的患者，或者是出现了类风湿关节炎相关症状的患者，建议早就诊、早诊断、早治疗。

第三节　痛风案例

（一）案例概要

患者，男，36 岁。主因左踇趾及第一跖趾关节疼痛 1 个月加重 6 天入院。

1. 病史

（1）现病史：患者于 1 个月前无明显诱因出现左蹈趾及第一跖趾关节肿胀，疼痛，疼痛剧烈，不能行走，就诊于邯郸某社区医院查尿酸 687.68μmol/L，血脂：甘油三酯 7.8mmol/L，胆固醇 6.6mmol/L，诊断为"痛风，高脂血症"，予静脉输液治疗（具体不详）及口服"秋水仙碱"（具体剂量不详）后疼痛缓解，但两日后因恶心、呕吐停用秋水仙碱，疼痛缓解后患者未口服降尿酸药物，未注意饮食，6 天前患者再次出现左蹈趾及第一趾跖关节红、肿、热、痛，左足活动受限，无发热寒战，无头晕头痛，无恶心、呕吐、胸闷、气促，无腹痛、腹泻，病情无缓解，现患者为求进一步诊治，门诊以"痛风"收住院。患者自发病以来精神，饮食可，睡眠差，大、小便正常，体重无明显变化。

（2）既往史：既往体健。超重体形，否认糖尿病、高血压、冠心病病史。饮酒史 16 年，每周饮酒 2~3 次，白酒 2 两，夏季每周喝 2~3 次啤酒，每次饮 1000~1500ml。吸烟 10 余年，每日约 20 支。

2. 体格检查　T 36.0℃，P 87 次/分，R 20 次/分，BP 131/92mmHg。皮肤黏膜无黄染，浅表淋巴结无肿大，咽部充血，颈软，颈静脉无怒张，双肺呼吸音清，未闻及明显干、湿啰音，HR 87 次/分，律齐，心脏各瓣膜听诊区未闻及杂音，腹软，无压痛和反跳痛，左蹈趾及第一跖趾关节红肿，压痛，皮温增高，左下肢轻度水肿，右下肢无水肿，双足背动脉搏动可。

3. 辅助检查

（1）心电图：大致正常心电图。

（2）血常规：嗜酸性粒细胞 0.01×10^9/L↓，嗜酸性粒细胞比率 0.10%↓，平均血红蛋白浓度 359.00g/L↑，余各项正常。尿常规：微白蛋白 0.15g/L，病理管型 2.23/LPF↑，黏液丝 36.58/μL↑。生化全项：葡萄糖 7.63mmol/L↑，低密度胆固醇 3.37mmol/L↑、载脂蛋白 B 1.26g/L↑、尿酸 549μmmol/L↑、铜蓝蛋白测定 460mg/L，余未见明显异常。

（3）血脂：甘油三酯 7.8mmol/L，胆固醇 6.6mmol/L（当地社区医院）。

4. 诊断　①痛风；②高脂血症；③2 型糖尿病。

5. 病情评估　痛风、2 型糖尿病均为代谢性疾病，痛风反复发作性关节炎严重者可导致关节畸形，影响活动，继发感染，累及肾脏可引起慢性肾功能损伤。糖尿病发展可致糖尿病性血管病变、神经病变、肾病、足病等多种并发症，患者应控制饮食，积极控制血糖、尿酸，可延缓糖尿病性、痛风性并发症的发生和发展，降低急性心脑血管意外风险，改善预后。

主要危险因素：男性，肥胖、吸烟、饮酒史、高脂血症。

6. 诊疗计划

（1）诊断计划

1）痛风、高脂血症诊断明确，2型糖尿病需进一步监测空腹及餐后2小时血糖，葡萄糖耐量试验等明确诊断及评估病情。

2）完善血、尿、便常规，血生化，心电图，腹部彩超，泌尿系统彩超，X线平片等检查，监测血压和血糖。

（2）治疗计划

1）一般治疗：保持体重、规律饮食和作息，规律运动、禁烟戒酒，避免着凉，停用可导致尿酸升高的药物。

2）药物治疗。急性期治疗：非甾体抗炎药，吲哚美辛，双氯芬痛，依托考昔。秋水仙碱 1.5～1.8mg/d。糖皮质激素主要用于非甾体抗炎药、秋水仙碱治疗无效或有禁忌证、肾功能不全患者，30mg/d，连用3天。

发作间歇期和慢性期治疗：将患者血尿酸水平控制在 260μmol/L（6mg/dl）以下。别嘌醇：从 50～100mg/d 开始，最大剂量 600mg/d。非布司他：从 20～40mg/d 开始，最大剂量 80mg/d。苯溴马隆：初始剂量 25mg/d，最大剂量 100mg/d。丙磺舒：初始剂量 0.5g/d，最大剂量 2g/d。降酸治疗初期，可小剂量应用秋水仙碱 0.5mg/d，3～6个月，以预防急性痛风关节炎复发。应用上述药物应注意不良反应和禁忌证。

（二）案例分析

1. 流行病学 痛风见于世界各地，受地域、民族、饮食习惯影响。目前我国痛风的患病率为 1%～3%，随着人类平均寿命的延长、饮食及生活示的改变，这一数据呈逐年上升趋势，我国痛风患者平均年龄为 48.28 岁（男性 47.95 岁，女性53.14 岁），逐步趋于年轻化，男女比例为 15：1，超过 50% 的痛风患者为超重或肥胖。

2. 诱因及危险因素

（1）不可干预的危险因素：①某些遗传性疾病，如 LeschL 综合征、I 型糖原贮积病等可导致尿酸代谢异常；②血液及恶性肿瘤化疗或放疗后，尿酸生成过多；③慢性肾病。

（2）可干预因素：多饮水，戒烟戒酒，控制体重，清淡饮食，避免使用影响肾脏尿酸排泄的药物控制血压、血糖、血脂。

3. 病例评估 痛风是一种终身性疾病，如果及早诊断并进行规范治疗，并配合医嘱调整饮食、生活习惯，大多数痛风患者可正常工作和生活，慢性期病变可导致患者关节变形，但部分患者可经手术矫正恢复，本患者为年轻男性，积极配合治疗，同时改变生活方式可有较好的预后，防止并发症出现。

（三）预防措施

保持体重、规律饮食和作息，规律运动、禁烟戒酒，保持饮水量，避免食用高嘌呤食品如动物内脏和海鲜。

第四节　系统性红斑狼疮案例

（一）案例概要

患者，女，28岁，汉族，已婚。主因面部瘀点、瘀斑2个月，加重3天入院。

1. 病史

（1）现病史：患者2个月前无明显诱因鼻尖出现粟粒大小瘀点瘀斑，未诉其他不适，未给予特殊处理。随后皮损累及口腔、面部、颈部及躯干，自觉关节酸痛，遂就诊。血常规示白细胞低（具体数据不详），考虑病毒感染，给予对症处理，部分皮损消退。其间病情反复，出现四肢肿胀及咳嗽、咳痰及喘气等症状，就诊于当地门诊，给予输液、口服及外用药物治疗（具体药物及剂量不详）后肿胀消退。3天前，无明显诱因，患者双上眼睑及鼻背出现上述皮损，伴面部肿胀、眼及口唇干涩、全身乏力、易疲劳，遂再次就诊于医院皮肤科，行血常规、尿常规及自身抗体全项相关检查后，诊断为系统性红斑狼疮并住院行进一步治疗。

（2）既往史：既往体健，否认糖尿病病史；否认肝炎、结核、伤寒等传染病病史；否认手术、外伤及输血史；否认食物及药物过敏史。

2. 体格检查　T 37℃，P 100次/分，R 22次/分，BP 148/86mmHg。咽后壁充血，双侧扁桃体无肿大。双肺呼吸音清，未闻及干、湿啰音。HR 100次/分，律齐，各瓣膜听诊区未闻及病理性杂音。腹平软，无压痛、反跳痛。皮肤科情况：双侧眼睑、鼻背可见粟粒至黄豆大小瘀点、瘀斑，面部肿胀。

3. 辅助检查

（1）心电图：大致正常心电图。

（2）血常规：白细胞 $1.59 \times 10^9/L$，血红蛋白 10g/L，红细胞 $3.56 \times 10^{12}/L$，血小板 $113 \times 10^9/L$，淋巴细胞 $0.57 \times 10^9/L$。尿常规：尿蛋白（＋）、隐血（＋）、微白蛋白 >0.15g/L、葡萄糖（－）。自身抗体全项：抗核糖核蛋白抗体测定（＋），抗核抗体（＋），抗双链DNA抗体（＋），抗核小体抗体（＋），抗RO/SSA（＋），抗La/SSB抗体（＋），抗组蛋白抗体（＋）。红细胞沉降率 24mm/h。补体 C3 0.21g/L↓，

补体 C4 0.03g/L↓。24 小时尿蛋白定量 1.43g↑。

4. 诊断　系统性红斑狼疮，狼疮性肾炎？

5. 病情评估　系统性红斑狼疮属自身免疫病，可累及全身任何脏器，皮质类固醇是现有治疗系统性红斑狼疮最重要的药物，长期应用激素注意预防和及时处理激素的副作用，当病情加重时可出现肾脏损害、心肌炎、胸膜炎及各种神经、精神症状。

主要危险因素：女性，育龄年龄。

6. 诊疗计划

（1）诊断计划

1）系统性红斑狼疮诊断明确，进一步明确是否合并狼疮性肾炎。

2）完善检查血常规、血脂、血糖、凝血六项、心肌酶测定、肝肾功能＋电解质、EB 病毒抗体、TORCH－IGM 抗体检测、甲肝抗体、丙肝抗体、输血前检查（院感八项）、粪便常规＋隐血试验、超声心动图＋左心功能及肺部 CT 扫描以除外内脏疾患及评定病情，根据病情必要时行肾穿刺活检术，明确肾脏病理类型。

（2）治疗计划

1）一般治疗：保证充分的休息、避免使用含雌激素药物，避免强阳光和紫外线照射，尽量不要接触化学药剂；系统性红斑活动期禁止注射疫苗，也要避免使用活疫苗。大量蛋白尿者限蛋白饮食，合并高血压、高脂血症、糖尿病者要长期服药降压、调节血脂、控制血糖，及早发现和感染。

2）药物治疗：具体如下。

轻型：以关节痛为主，非甾体抗炎药（NSAID）者主要用于短期内控制关节炎，如阿司匹林、布洛芬等，长期使用可能引起消化性溃疡和肾脏损伤副作用。

以皮疹为主：①抗疟药。氯喹 0.25，每日 1~2 次，治疗 2~3 周（有引起眼底病变的可能，定期复查眼底，有心动过缓或传导阻滞禁止使用抗疟药）。②1% 醋酸氢化可的松软膏外敷，面部外用使用避免强效激素，使用不超过 1 周。上述药物无效可糖皮质激素治疗，泼尼松 0.5mg/kg 每日一次，口服，

重型：①糖皮质激素。泼尼松片 1mg/kg 晨起顿服，服用 8 周，好转后逐渐减量，每 1~2 周减 10%，减到 0.5mg/kg 维持，之后缓慢减量。口服。②细胞毒药物。环磷酰胺（CTX）冲击疗法，每日 10~16mg/kg，4 周冲击 1 次，冲击 6 次后，改为 3 个月冲击 1 次，直至活动静止后 1 年，才停止冲击，CTX 口服疗法，每日 2mg/kg，分 2 次口服，白细胞 $<1.0 \times 10^9/L$，暂停使用。硫唑嘌呤每日口服 2mg/kg，维持数月，症状缓解减量至停用。

（二）案例分析

1. 流行病学 系统性红斑狼疮好发于育龄女性，以 10～40 岁最为多见。患者女性人数与男性人数之比约为 9：1。系统性红斑狼疮的患病率除了性别、年龄外，还因人种而异，以黑种人为最高，我国汉族次之，全球平均患病率为（12～39）/10 万，黑种人为 100/10 万，我国系统性红斑狼疮发病率为（30.13～70.41）/10 万。

2. 诱因及危险因素

（1）不可干预的危险因素：①遗传因素；②自身免疫；③雌激素，育龄期妇女系统性红斑狼疮患者多于男性，妊娠期雌激素分泌量急剧增加，可使病情加重。

（2）可干预因素：①环境因素。阳光：可能与紫外线使皮肤部分细胞凋亡，引起抗原暴露或新抗原暴露，故应避免阳光照射。②感染因素。病毒感染尤其是慢性病毒感染在本病发病中具有一定的意义，应积极抗病毒治疗。③饮食、生活作息、情绪调节。

3. 病例评估 系统性红斑狼疮是多系统受累结缔组织病，可侵犯全身多系统和脏器的自身免疫病，症状多样，可随病情变化呈现轻重交替，本患者为育龄期女性，皮肤损害等可影响患者的自我形象，育龄期 SLE 引发的心肾功能不全不适合妊娠，会影响患者的家庭婚姻，降低生活质量，也严重影响患者的社会活动参与能力，应给予患者足够的社会支持，以提高患者的生活质量，促进疾病的康复，建立良好的心态，积极战胜疾病所带来的不利影响。

（三）预防措施

系统性红斑狼疮无法根治，需终身服药，药物治疗可以减轻或阻止系统性红斑狼疮对脏器的损害，并维持病情的缓解状态，该病虽无法根治，但可改变生活中的一些习惯，减少系统性红斑狼疮活动或并发症；严格遵医嘱坚持治疗。

1. 家庭护理 不良情绪不但不利于患者坚持治疗，也对病情变化有负面作用，精神护理十分重要，如患者出现精神异常，需及时求助精神或心理专业人员。

2. 日常生活管理 衣，要注意保持患者衣物干燥、清洁、柔软、舒适、保暖性好，以减少皮肤、呼吸系统感染的风险，外出时要尽量穿长袖衣裤，减少阳光的照射。食，平时要注意食用含热量、蛋白质和维生素，易消化的食物，避免食用刺激性油腻的食物，合并高脂血症、动脉粥样硬化、心功能不全者，要减少盐和脂肪的摄入，大量蛋白尿时要限制蛋白的应用。住，即便在室内，仍要避免患者较长时间被阳光照射，注意拉上窗帘。行，患者免疫力低下，要避免去人员密集的场所，以免增加患者传染疾病的风险。

3. 日常病情监测 密切观察患者全身皮肤是否有瘀斑、瘀点，刷牙是否有出血，是否有新发皮疹。留意饮食及大、小便，是否有尿量减少、出血、尿频，是否有大便性过软、过硬或黑便。合并高血压，要每天测量血压，合并糖尿病要经常监测血糖。

4. SLE 活动期禁止注射疫苗，在疾病缓解期可考虑应用灭活疫苗。

第五节 系统性硬化病案例

（一）案例概要

患者，女，50 岁。主因"面部、躯干及双上肢皮肤变硬 3 年"入院。

1. 病史

（1）现病史：患者于 3 年前，无明显诱因双上肢皮肤变硬，未引起患者重视，未进行诊治；其后面部及躯干部皮肤亦出现发硬伴轻度的张口困难，无吞咽困难及呼吸费力，曾先后于两家医院就诊，诊断为"系统性硬化病、系统性红斑狼疮、干燥综合征"，并给予"泼尼松片、吗替麦考酚酯分散片"等药物治疗，具体药物剂量不详，症状缓解。1 个月前，患者受凉后双手指尖突然出现暗红色斑疹，伴触痛明显，无发热、咳嗽、咳痰、胸闷、心悸、腹痛、腹泻、黑便及关节疼痛等不适，门诊以"系统性硬化病"收入院。

（2）既往史：既往体健，否认糖尿病病史；否认肝炎、结核、伤寒等传染病病史；否认手术、外伤及输血史；否认食物及药物过敏史。

2. 体格检查 T 37℃，P 100 次/分，R 22 次/分，BP 185/124mmHg。咽部无充血，双侧扁桃体不大。双肺呼吸音清，未闻及干、湿啰音。HR 100 次/分，律齐，各瓣膜听诊区未闻及病理性杂音。腹平软，无压痛、反跳痛。皮肤科情况：面部、躯干、双上肢皮肤坚实发亮，灰黄色似蜡样，表面可见色素异常，面部表情丧失呈假面具样，口唇变薄且收缩，口裂缩小，双手指甲变薄、脱落，指尖可见暗红色斑疹及坏死。

3. 辅助检查

（1）肝功能：TP 56.5g/L，ALB 32.7g/L，A/B 1.4。肾功能：BUN 2.8mmol/L，CL 95.7μmol/L。肌酶：LDH 286.0u/L，HBDH 215.8mmol/L。血脂：TG 4.23mmol/L。补体：C3 0.68g/L；ESR 23mm/h。血糖、免疫球蛋白、CRP、RF、胱抑素 C 结果均未见异常。凝血六项未见异常。

（2）心电图：电轴右偏。

（3）肺部 CT：两肺间质性改变伴感染，纵隔淋巴结肿大。

4. 诊断 ①系统性硬化病；②两肺间质性改变伴感染。

5. 病情评估 硬化病有局限性和系统性。局限性皮损可缓解，预后遗留瘢痕及色素沉着；系统性表现为广泛分布的皮肤硬化、雷诺现象和多系统受累，以关节、肺、食管多见，出现关节活动受累，吞咽困难，呼吸困难，有肾、心、肺受累者预后差。患者目前除皮肤改变外，亦有肺部受累，未来预后不佳。

主要危险因素：女性，雌激素高，病史长。

6. 诊疗计划

（1）诊断计划

1）系统性硬化病诊断明确。

2）完善血常规、红细胞沉降率、肝功能＋铜蓝蛋白测定、肾功能＋电解质＋β_2、心肌酶测定、血糖、血脂＋同型半胱氨酸、乙肝表面抗原、自身抗体、免疫五项、高分辨 CT、心脏超声等评估患者病情。

（2）治疗计划

1）一般治疗：戒烟、注意手足保暖、避免情绪激动，并避免治疗感染；积极和持续的物理治疗，如按摩、热浴等，可改善进行性活动受限和肌肉萎缩；增强对疾病的认识，建立积极的心态。

2）药物治疗：具体如下。

糖皮质激素：短期小剂量使用。

免疫抑制剂：甲氨蝶呤、环磷酰胺、环孢素 A、吗替麦考酚酯等，通过抑制免疫系统活性，用于减轻病情程度，延缓症状发展。其中 MTX 对早期皮肤的硬化有效。CYC 和 MMF 治疗系统性硬化病的间质性肺炎。

血管扩张剂：钙离子拮抗剂、血管紧张素转换酶抑制药、依前列醇、波生坦、他达拉非主要用于硬皮病合并肺动脉高压的治疗。

（二）案例分析

1. 流行病学 本病呈世界性分布，但各地发病率不高，发病高峰年龄 30～50 岁，儿童相对少见，局限性者则以儿童和中年发病较多，女性多见，男女比例 1：（3～5），患病率 19/10 万～75/10 万。

2. 诱因及危险因素

（1）不可干预的危险因素：①遗传因素。目前研究显示，硬皮病与 HLA－Ⅱ基因相关。②免疫异常：B 细胞、Th2、Th17 等多种免疫细胞和炎症因子参与发病。③性别，雌激素与本病发病可能有关。

（2）可干预因素：①环境因素。一些化学物质如长期接触聚氯乙烯、有机溶剂、环氧树脂、L-色氨酸等可诱发硬皮样皮肤改变与内脏纤维化，该病在煤矿、金矿与硅石尘埃相接触的人群中发病率较高，对于有环境因素的接触者应定期检查。②感染因素：反复慢性感染可能参与了硬皮病的发病过程，某些病毒感染与之有关，例如人巨细胞病毒、EB 病毒，积极抗病毒感染尤为重要。

3. 病例评估 系统性硬化病是以全身器官血管炎和纤维化为主，主要表现为皮肤和内脏的硬化，常呈缓慢发展，结局难以预料，死亡率高，多数患者最终出现内脏病变，如在疾病早期发生或肾损害，则预后不良，本例患者为中年女性患者，病史长，目前出现皮肤、肺部等症状，增加本患者的精神和经济负担，增加战胜疾病的信心，规律治疗，预防并发症将可提高寿命，提高生活质量。

（三）预防措施

对于雷诺现象患者，尽量避免寒冷、精神应激和吸烟等。对于胃肠道动力异常的患者，注意进易吸收饮食，避免餐后卧位等。对于合并间质性肺病者，尽量避免感冒，必要时长期低流量吸氧，防止肺功能进一步加重。对于合并肺动脉高压者要注意避免剧烈运动，防止猝死。

第十二章 全科医生规范化培训的理化因素所致疾病案例解析

本章通过案例概要（病史、体格检查、辅助检查、诊断、病情评估和诊疗计划）、案例分析（流行病学、预后、诱因及危险因素和病例评估）和预防措施等对理化系统的 6 个病例进行案例解析，树立规范的病案格式，解决医学生理论与实践相结合的问题。

第一节　亚硝酸盐中毒案例

（一）案例概要

患者，女，52 岁。发现口唇青紫 5 小时入院。

1. 病史

（1）现病史：患者于入院前 5 小时无明显诱因被家人发现口唇青紫，伴头晕、周身乏力及一过性晕厥，无头痛，无发热，无恶心及呕吐，无腹痛及腹泻，无胸痛及胸闷，为进一步治疗，由家人陪同急来院。来院后患者上述症状持续存在，反复追问病史，患者有进食食物史（自行腌制食品）已过 6 小时，考虑食物中毒可能性大，为进一步诊治，以"发绀待查，亚硝酸盐中毒？"收入院。

（2）既往史：既往体健，否认高血压病史，否认糖尿病及冠心病病史；否认肝炎、结核、伤寒等传染病病史；否认外伤及输血史；无食物及药物过敏史。

2. 体格检查　T 36.2℃，P 70 次/分，R 20 次/分，BP 130/70mmHg。意识清，言语流利，精神差，头颅无畸形，双侧瞳孔正大等圆，直径 3.0mm，对光反射灵敏，口唇、舌发绀。颈软，无抵抗，活动可。胸廓无畸形，双肺呼吸音清，未闻及干、湿啰音。HR 70 次/分，律齐，未闻及杂音，上腹部轻压痛，无反跳痛及肌紧张，肝脾肋下未触及，肠鸣音正常存在。脊柱无畸形，四肢末端皮肤发绀，双下肢无凹陷性水肿，四肢肌力肌张力正常，双侧 Brudzinski 征阴性。

3. 辅助检查

（1）毒物监测：送检血液中监测出亚硝酸盐成分，未检出其他毒物成分，全血高铁血红蛋白 43.1%。

（2）动脉血气：葡萄糖 6.6mmol/L，钾 3.8mmol/L，PO_2 22.6mmHg，PCO_2 50.1mmHg，氧和血红蛋白 36.5%，高铁血红蛋白 27%。

（3）心电图：窦性心律，T 波倒置（Ⅱ，Ⅲ，aVF，V_4，V_5，V_6）。

（4）急诊生化：凝血六项、血常规无明显异常。

4. 诊断

（1）亚硝酸盐中毒。

（2）低氧血症。

（3）心肌供血不足。

5. 诊疗计划

（1）诊断项目

基本项目：毒物测定、血气分析，明确的药物接触史。

推荐项目：血常规、肝功能、肾功能、心肌酶、凝血功能、心电图等。

（2）治疗计划

亚硝酸盐中毒轻症病例无须特殊处理，嘱其休息、大量饮水后一般可自行恢复。对中毒程度重者，应及时送医院，立即洗胃，并进行相关药物治疗。

本病常用的药物有：①亚甲蓝，是亚硝酸盐中毒的特效解毒药，一般注入葡萄糖盐溶液后静脉注射，如发绀无消退，必要时可重复半量，也可以口服，一般无副作用。②维生素 C，可以直接还原高铁血红蛋白，阻断体内亚硝酸盐的合成，一般大剂量使用。③血管活性药物及呼吸兴奋剂，如患者存在血压下降及呼吸衰竭的情形，必要时还需要给予多巴胺和间羟胺等血管活性药及呼吸兴奋剂应用。

（二）案例分析

流行病学　国内多地开展的亚硝酸盐中毒流行病学调查表明，亚硝酸盐中毒的发病率与性别、年龄、季节、地域等无关，中毒原因多为误食导致，发生场所以家庭最常见，其次为集体食堂、酒店餐饮业。

（三）预防措施

1. 加强肉食加工的卫生监管及知识培训，严格按国家标准使用食品添加剂；亚硝酸盐应有专人保管，建立领取登记、使用制度，防止流入社会以免误食。

2. 蔬菜应妥善保存，防止腐烂，不吃腐烂的蔬菜，不吃存放过久的蔬菜。

3. 保持锅和容器干净，不食过夜的温锅水。

4. 腌菜要腌透，至少腌 20 天以上再吃，但现腌的菜，最好马上就吃，不能存放过久。

第二节 一氧化碳中毒案例

（一）案例概要

患者，男，63 岁。被人发现意识不清约 10 小时。

1. 病史

（1）现病史：患者在生有煤火的室内被人发现意识不清约 10 小时，呼之不应。无发热、抽搐及二便失禁等，床旁无呕吐物，家属发现后立即拨打"120"送往当地中医院，行头颅 CT、实验室检查等（无异常高密度影，未见正式报告），为进一步诊治，转入上级医院，来院途中，患者意识转清，其诉头痛、头晕不适，无恶心及呕吐症状，门诊急查血气分析等检查，以"一氧化碳中毒"收入院。

（2）既往史：既往体健，无高血压、心脏病，否认糖尿病。

2. 体格检查 T 36.5℃，P 88 次/分，R 20 次/分，BP 137/85mmHg。神志清，精神差，言语流利，头颅无畸形，双侧瞳孔正大等圆，对光反射灵敏，颈无抵抗，双肺呼吸音粗，未闻及干、湿啰音。HR 88 次/分，律齐，各瓣膜听诊区未闻及杂音。腹软，肝脾肋下未触及。双下肢无水肿。四肢肌张力正常，四肢肌力 5 级，双侧 Babinski 征阴性。

3. 辅助检查

（1）血气分析：FCOHb 4.5%，FO2Hb 91.2%。

（2）急诊生化：葡萄糖 6.70mmol/L、丙氨酸转氨酶 63U/L，天冬氨酸转氨酶 140U/L，肌酸激酶 7443U/L，血清肌酸激酶 300U/L，谷草轻氨酶/谷丙转氨酶 2.22。

（3）B 型钠尿肽前体（PRO - BNP）测定：468pg/ml。

（4）血清肌酸激酶同工酶 105.50μg/L、血清肌红蛋白测定 957.13μg/L。

（5）凝血：部分活化凝血活酶时间 24 秒，D - 二聚体 1.07mg/L。

（6）血常规：嗜酸性粒细胞 $0.01 \times 10^9/L$，中性粒细胞比率 82.8%↑，淋巴细胞比率 9.9%↓。

（7）肝胆胰脾 + 门静脉彩超：肝右叶实性团块（不除外血管瘤）肝囊肿。

（8）丙肝抗体及乙肝五项定量结果无异常。

（9）心电图：窦性心律，大致正常心电图。

4. 诊断

（1）重度一氧化碳中毒，急性心肌损伤，肝酶异常。

（2）肝囊肿。

5. 病情评估　影响急性一氧化碳中毒预后的多因素有乳酸水平、APACHE Ⅱ 评分、昏迷时间、碳氧血红蛋白、心肌酶、肌钙蛋白、IL - 6 及迟发性脑病发生率均是急性一氧化碳中毒预后的危险因素。

6. 诊疗计划

（1）诊断项目

基本项目：血液 COHb 测定（如加碱法及分光镜检查法），明确的毒物接触史。

推荐项目：血常规、生化、心肌梗死三项、心肌酶、肝肾功能及脑电图、头部 CT 等。

（2）治疗计划：迅速将患者转移到空气新鲜的地方，卧床休息，保暖，保持呼吸道畅通。

1）纠正缺氧，迅速纠正缺氧状态。吸入含 5% CO 的氧气可加速 COHb 解离，增加 CO 的排出。吸入新鲜空气时，CO 由 COHb 释放出半量约需 4 小时；吸入纯氧时可缩短至 30 ~ 40 分钟，吸入 3 个大气压的纯氧可缩短至 20 分钟。高压氧舱治疗能增加血液中溶解氧，提高动脉血氧分压，使毛细血管内的氧容易向细胞内弥散，迅速纠正组织缺氧的有效率达 95% ~ 100%。呼吸停止时，应及时进行人工呼吸，或用呼吸机维持呼吸。危重患者可考虑血浆置换。

2）防治脑水肿。严重中毒后，脑水肿可在 24 ~ 48 小时发展到高峰。脱水疗法很重要。目前最常用的是 20% 甘露醇，静脉快速滴注。待 2 ~ 3 天后颅内压增高现象好转，可减量。也可注射呋塞米脱水。三磷腺苷、糖皮质激素如地塞米松也有助于缓解脑水肿。如有频繁抽搐、脑性高热或昏迷时间超过 10 ~ 21 小时者，目前首选药物是地西泮 10 ~ 20mg 静脉注射，抽搐停止后可实施人工冬眠疗法。

3）促进脑细胞代谢，应用能量合剂。常用药物有三磷腺苷、辅酶 A、细胞色素 C、大量维生素 C 及甲氯芬酯（氯酯醒）250 ~ 500mg 肌内注射；胞磷胆碱（胞二磷胆碱）500 ~ 100mg 静脉滴注，每天 1 次。

4）防治并发症和后发症，昏迷期间护理工作非常重要。保持呼吸道通畅，必要时行气管切开。定时翻身拍背以防发生压疮和肺炎。注意营养，必要时鼻饲。高热能影响脑功能，可采用物理降温方法，如头部用冰帽，体表用冰袋，使体温保持在 32℃ 左右。如降温过程中出现寒战或体温下降困难时，可用冬眠药物。急性 CO 中毒患者从昏迷中苏醒后，应做咽拭子，血、尿培养；如有并发症，给予相应的治疗，严防神经系统和心脏后发症的发生。为有效控制肺部感染，应选择广谱抗生素。临床尽可能严密观察 2 周。

（二）案例分析

1. 流行病学　CO 中毒在我国的病死率及致残率比较高，在我国属于常见意外生活中毒和急性职业中毒类疾病。其好发于冬季，其中职业性 CO 中毒多见于意外事故，常为集体性中毒。

2. 预后 轻度中毒可完全恢复。重度中毒昏迷时间过长者，多提示预后严重，但也有不少患者仍能恢复。迟发脑病恢复较慢。有少数可留有持久性症状。

（三）预防措施

加强预防 CO 中毒的宣传。居室内火炉要安装烟囱。烟囱结构要严密和通风良好。厂矿应认真执行安全操作规程。经常测定工厂空气中 CO 浓度。我国规定，车间空气中 CO 最高容许浓度为 30mg/m^3。

第三节　酒精中毒案例

（一）案例概要

患者，男，33 岁。被人发现意识不清 6 小时。

1. 病史

（1）现病史：患者于 6 小时前被家人发现意识不清，躺于床上，呼之不应，小便失禁。急由家属送至医院，入抢救室，给予多参数生命体征监测、吸氧，查毒物分析（外院）及核酸混采后，以"昏迷"收入院。

（2）既往史：既往体健。无心脑血管疾病及肝炎、结核等传染病病史。

2. 体格检查 T 35.4℃，P 100 次/分，R 14 次/分，BP 117/77mmHg。昏迷状态，压眼眶有皱眉及肢体动作，双侧瞳孔正大等圆，对光反射迟钝，口唇无发绀，颈软无抵抗，双肺呼吸音粗，未闻及明显干、湿啰音。HR 100 次/分，律齐。腹平软，肝脾未触及，双下肢无水肿，Brudzinski 征未引出。

3. 辅助检查

（1）血毒物分析：送检血液中检出酒精成分 471.3mg%（中毒量＞50mg%），未检出苯二氮䓬类药物及其他毒物成分。

（2）床旁心电图：窦性心动过速。

（3）降钙素原 0.12μg/L。

（4）血清肌酸激酶同工酶 5.12μg/L，血清肌红蛋白测定 118.15μg/L。

（5）血常规＋C 反应蛋白无明显异常。

（6）急诊生化：葡萄糖 6.70mmol/L，钠 149.00mmol/L，γ-谷氨酰基转移酶 82U/L↑，肌酸激酶 323U/L，血清肌酸激酶 34U/L，氯离子测定 112.00mmol/L，

乳酸 5.00mmol/L。

（7）胸部颅脑 CT 扫描：①颅脑 CT 平扫未见明确异常；②右肺中叶外侧段微小结节；③双肺下叶背侧高密度，考虑炎性改变？坠积效应？建议复查。

4. 诊断　重度酒精中毒。

5. 诊疗计划

（1）诊断项目：毒物测定（血液中酒精浓度）、动脉血气分析、电解质测定、肝功能、心电图检查。

（2）治疗计划

1）轻症患者无须治疗，兴奋躁动的患者必要时加以约束。

2）共济失调患者应休息，避免活动以免发生外伤。

3）昏迷患者应注意是否同时服用其他药物。重点是维持生命脏器的功能：①维持气道通畅，供氧充足，必要时行人工呼吸，气管插管。②维持循环功能，注意血压、脉搏，静脉输入 5% 葡萄糖盐水溶液。③心电图监测心律失常和心肌损害。④保暖，维持正常体温。⑤维持水、电解质、酸碱平衡，血镁低时补镁。⑥保护大脑功能，应用纳洛酮（naloxone）0.4～0.8mg 缓慢静脉注射，有助于缩短昏迷时间，必要时可重复给药。

4）严重急性中毒时可用血液或腹膜透析促使体内酒精排出。透析指征：血酒精含量 >109mmo/L（500mg/d），伴酸中毒或同时服用甲醇，或其他可疑药物时，静脉注射 50% 葡萄糖 100ml，肌内注射维生素 B_1、维生素 B_6、烟酰胺各 100mg，以加速酒精在体内氧化。对烦躁不安或过度兴奋者，可用小剂量地西泮，避免用吗啡、氯丙嗪、苯巴比妥类镇静药物。

（二）案例分析

急性酒精中毒如经治疗生存超过 24 小时多能恢复。若有心、肺、肝、肾病变，昏迷长达 10 小时以上者，或血中酒精浓度 >87mmol/L（400mg/dl）者，预后较差。酒后开车发生车祸可导致死亡。酒精性精神病戒酒后可好转，但不易完全恢复。长期嗜酒可导致脑、周围神经、肝、心肌等病变及营养不良，预后与疾病的类型和程度有关。早期发现、早期治疗可以好转。不及时戒酒，难以恢复。

（三）预防措施

开展反对酗酒的宣传教育。实行酒类专卖制度，以低度酒代替高度酒。创造替代条件，加强文体活动。早期发现嗜酒者，早期戒酒，进行治疗及康复治疗。控制饮酒量，避免对生活造成负面影响，严重的饮酒过量造成的后果会触犯法律，与家人、朋友发生矛盾，这时，需要求助心理医师或精神科医师，寻求戒酒帮助。避免突然减少饮酒造成的戒断症状。及时观察酒精中毒的危险迹象：对于一起饮酒的朋友，需要注意观察对方的身体和精神状态，当对方趴在桌子上休息或昏睡时，需要注意对方是不是在"休养生息"，或可能发生了酒精中毒，需要及时救助。

第四节　有机磷农药中毒案例

（一）案例概要

患者，女，37 岁。于喷洒敌敌畏环境中工作后周身不适约 19 小时。

1. 病史

（1）现病史：患者于 19 小时前于喷洒敌敌畏环境中工作后，出现胸闷，大汗，恶心，呕吐 4 次，为胃内容物，无咖啡样物，腹痛、稀便 1 次，量不多，无腹胀，无反酸、烧心，无昏迷、四肢抽搐及二便失禁等，未予特殊处理。随时间推移，患者症状无缓解，为进一步治疗而入院。外院查毒物分析示：送检血液中检出有机磷农药（敌敌畏）成分 0.015μmol/L，未检出其他毒性成分，全血胆碱酯酶活力为 100%。门诊遂以"有机磷中毒"收入院。

（2）既往史：两年前因"急性心肌炎"于外院治疗（具体不详），有地塞米松及头孢类药物过敏史。

2. 体格检查　T 36.3℃，P 69 次/分，R 18 次/分，BP 110/85mmHg。发育正常，营养中等，神志清楚，痛苦面容，查体合作。头颅无畸形，双侧瞳孔左：右为 5mm：5mm，对光反射灵敏。双肺呼吸音粗，未闻及干、湿啰音。HR 69 次/分，律齐，各瓣膜听诊区未闻及杂音。腹软，上腹部稍有压痛，无反跳痛及肌紧张，双下肢无凹陷性水肿，四肢肌力及肌张力正常，双侧 Babinski 征阴性。

3. 辅助检查

（1）毒物分析：送检血液中检出有机磷农药（敌敌畏）成分 0.015μmol/L，未检出其他毒性成分，全血胆碱酯酶活力为 100%。

（2）血常规：红细胞平均体积 78.5fl，平均血红蛋白量 24.7pg，平均血红蛋白浓度 315g/L，血小板压积 0.37%，血细胞比容 34.3%，血红蛋白 108g/L，血小板 356×10^9/L。

（3）凝血：纤维蛋白原 1.91g/L，部分活化凝血活酶时间 24.60 秒，D－二聚体 0.58mg/L。

（4）急诊生化：钾 3.30mmol/L，镁 0.80mmol/L，二氧化碳 17mmol/L，氯离子

108.00mmol/L，胆碱酯酶6139U/L。

（5）BNP、心肌梗死三项未见明显异常。

（6）头颅、肺CT扫描：①颅脑CT平扫未见明确异常；②左肺下叶内侧段微小结节；③双侧腋下多发稍大淋巴结。

（7）心电图：窦性心律，大致正常心电图。

4. 诊断

（1）有机磷农药中毒。

（2）电解质代谢紊乱。

（3）低镁血症。

（4）低钾血症。

5. 病情评估　急性中毒：个别患者在重度中毒症状消失后2～3周可发生迟发性脑病，主要累及肢体末端，且可发生下肢瘫痪、四肢肌肉萎缩等神经系统症状。目前认为这种病变不是由胆碱酯酶受抑制引起的，可能是由于有机磷杀虫药抑制神经靶酯酶（NTE）并使其老化所致。少数病例在急性中毒症状缓解后和迟发性脑病发生前，约在急性中毒后24～96小时突然发生死亡，称"中间型综合征"。其发病机制与胆碱酯酶受到长期抑制，影响神经－肌肉接头处突触后的功能有关。死亡前可先有颈、上肢和呼吸肌麻痹。累及脑神经者，出现睑下垂、眼外展障碍和面瘫。

6. 诊疗计划

（1）诊断项目

1）全血胆碱酯酶活力测定：全血胆碱酯酶活力是诊断有机磷农药中毒的特异性实验指标，对判断中毒程度轻重、疗效判断和预后评估均极为重要。以正常人血胆碱酯酶活力值作为100%，急性有机磷农药中毒时，胆碱酯酶活力值在50%～70%为轻度中毒；30%～50%为中度中毒；30%以下为重度中毒。对长期有机磷农药接触者，全血胆碱酯酶活力值测定可作为生化监测指标。

2）尿中有机磷农药分解产物测定：对硫磷和甲基对硫磷在体内氧化分解生成对硝基酚由尿中排出，而敌百虫中毒时在尿中出现三氯乙醇，均可反映毒物吸收，有助于有机磷农药中毒的诊断。

3）有机磷农药接触史，结合临床呼出气多有蒜味、瞳孔针尖样缩小、大汗淋漓、腺体分泌增多、肌纤维颤动和意识障碍等中毒表现。

（2）治疗计划

1）迅速清除毒物：立即离开现场，脱去污染的衣服，用肥皂水清洗污染的皮肤、毛发和指甲。口服中毒者用清水、2%碳酸氢钠溶液（敌百虫忌用）或1∶5000高锰酸钾溶液（对硫磷忌用）反复洗胃，直至洗清为止。然后再用硫酸钠20～40g，溶于 20ml 水中，一次口服，观察 30 分钟无导泻作用则再追加水 500ml 口服。这种方法适用于多种中毒。眼部污染可用 2% 碳酸氢钠溶液或生理盐水冲洗。在迅速清除毒物的同时，应争取时间及早用有机磷解毒药治疗，以挽救生命和缓解中毒症状。

2）特效解毒药的应用

胆碱酯酶复活剂：肟类化合物能使被抑制的胆碱酯酶恢复活性。其原理是肟类化合物的吡啶环中的季胺氮带正电荷，能被磷酰化胆碱酯酶的阴离子部位所吸引。而其肟基与磷原子有较强的亲和力，因而可与磷酰化胆碱酯酶中的磷形成结合物，使其与胆碱酯酶的酯解部位分离，从而恢复了乙酰胆碱酯酶活力。常用的药物有碘解磷定（PAM；解磷定）和氯磷定（PAMC）。此外还有双复磷（DMO）和双解磷（TMB）、甲磺磷定（PS）等。

胆碱酯酶复活剂对解除烟碱样毒作用较为明显，但对各种有机磷农药中毒的疗效并不完全相同。碘解磷定和氯磷定对内吸磷、对硫磷、甲胺磷、甲拌磷等中毒疗效好，对敌百虫、敌敌畏等中毒疗效差，对乐果和马拉硫磷中毒疗效可疑。双复磷对敌敌畏及敌百虫中毒效果较碘解磷定为好。胆碱酯酶复活剂对已老化的胆碱酯酶无复活作用，因此对慢性胆碱酯酶抑制的疗效不理想。对胆碱酯酶复活剂疗效不好的患者，应以阿托品治疗为主或两药合用。

胆碱酯酶复活剂应用后的副作用有短暂的眩晕、视物模糊、复视、血压升高等。用量过大，可引起癫痫样发作和抑制胆碱酯酶活力。碘解磷定在剂量较大时，尚有口苦、咽干、恶心。注射速度过快可导致暂时性呼吸抑制。双复磷副作用较明显，有口周、四肢及全身麻木和灼热感，恶心呕吐，颜面潮红。剂量过大可引起室性期前收缩和传导阻滞。个别患者发生中毒性肝病。

抗胆碱药阿托品的应用：抗胆碱药能与乙酰胆碱争夺胆碱受体，起到阻断乙酰胆碱的作用。阿托品具有阻断乙酰胆碱对副交感神经和中枢神经系统毒蕈碱受体的作用，对缓解毒蕈碱样症状和对抗呼吸中枢抑制有效，但对烟碱样症状和恢复胆碱酯酶活力没有作用。阿托品剂量可根据病情每 10～30 分钟或 1～2 小时给药 1 次，直到毒蕈碱样症状明显好转或患者出现"阿托品化"表现为止。阿托品化即临床出现瞳孔较前扩大、口干、皮肤干燥和颜面潮红、肺湿啰音消失及心率加快，就应减少阿托品剂量或停用。如出现瞳孔扩大、神志模糊、烦躁不安、抽搐、昏迷和尿潴留等，提示阿托品中毒，应停用阿托品。对有心动过速及高热患者，应慎用阿托品。在阿托品应用过程中应密切观察患者的全身反应和瞳孔大小，并随时调整剂量。

有机磷农药中毒最理想的治疗是胆碱酯酶复活剂与阿托品两药合用。轻度中毒亦可单独使用胆碱酯酶复活剂。两种解毒药合用时，阿托品的剂量应减少，以免发生阿托品中毒。

3）对症治疗：有机磷农药中毒的主要死因是肺水肿、呼吸肌麻痹、呼吸衰竭。休克、急性脑水肿、中毒性心肌炎、心搏骤停等均是重要死因。因此，对症治疗应以维持正常心肺功能为重点，保持呼吸道通畅，正确氧疗及应用人工呼吸机。肺水肿用阿托品，休克用升压药，脑水肿用脱水剂和糖皮质激素，按心律失常类型及时应用抗心律失常药物。危重患者可用输血疗法。为了防止病情复发，重度中毒患者中毒症状缓解后应逐步减少解毒药的用量，直至症状消失后停药，一般至少观察 3~7 天。

（二）案例分析

流行病史：多见于以下 3 种情况。①在职业工作中长期接触农药：如农民经常要给庄稼打农药，打完农药后未能及时清洗身体，导致农药进入人体，引发中毒。②自杀：这是有机磷农药中毒的主要原因，因工作生活压力、学习压力、个人情感受挫等是青少年有机磷农药中毒的常见原因。③年龄因素：儿童识别危险能力差，药物放置不当，儿童易于获取，容易误服有机磷农药而导致中毒。

（三）预防措施

生产和喷洒有机磷农药应严格执行各种操作规程，做好个人防护。普及防治中毒知识，定期体检，并测定全血胆碱酯酶活力。合理使用及存放有机磷农药，使用农药时采用必要的防护措施，控制危险因素，有助于疾病预防。有一些危险因素可以通过改变自己的行为及生活方式，避免患病或复发。喷洒农药时，注意佩戴防护器具，喷洒后及时清洁身体及皮肤，对可能出现自杀倾向的患者及时接受心理咨询或远离疾病，农药需妥善存放保管，避免家中婴幼儿误取、误服。

第五节　镇静催眠类药物中毒案例

（一）案例概要

患者，女，32 岁。被人发生意识不清约 1 小时。

1. 病史

（1）现病史：患者于入院前 1 小时，被家属发现意识不清，呼之不应，家属急拨打"120"，急救人员到达现场后发现患者身边放有"阿普唑仑"空药袋，无发热及抽搐，无呕吐，无二便失禁等，急给予相关处理后送医院。入院后完善相关检查，并给予洗胃等措施，患者仍神志不清，为求进一步治疗，门诊以"药物中毒"收入院。

（2）既往史："抑郁症"病史 2 年，曾就诊于当地医院精神科，并给予药物治疗（具体不详），未规律用药。

2. 体格检查 T 36.6℃，P 79 次／分，R 20 次／分，BP 120/80mmHg。发育正常，营养中等，昏睡状态，不能正确回答问题，头颅无畸形，毛发分布正常，双瞳孔正大等圆，直径约 3mm，对光反射迟钝，双侧鼻唇沟无变浅，口角无明显歪斜，口唇无发绀；颈软，无抵抗，气管居中，无颈静脉怒张，双侧甲状腺无明显肿大；胸廓对称，无畸形，双肺呼吸音粗，未闻及明显干、湿啰音，HR 79 次／分，律齐，各瓣膜听诊区未闻及病理性杂音；腹软，肝脾未触及，肠鸣音正常存在；脊柱四肢无畸形，双下肢无水肿，肌张力减弱，肌力查体不配合，双侧 Babinski 征未引出。

3. 辅助检查

（1）胃液毒物分析：可检出地西泮成分 7.2mg/L（中毒量 >2.0mg/L），未检出酒精及其他毒物成分。

（2）血常规：白细胞 11.84×10^9/L，中性粒细胞 9.68×10^9/L，中性粒细胞比率 81.8%。

（3）凝血六项、急诊生化、心肌梗死三项、BNP，动脉血气分析均未见明显异常。

（4）颅脑、胸部 CT：①左侧脑室旁一缺血灶；②右肺上叶前段一钙化结节；③右肺中叶及左肺下叶炎性改变；④双肺背侧对称性高密度，考虑坠积效应；⑤肝右叶一点状钙化灶。

4. 诊断

（1）地西泮中毒。

（2）肺部感染。

（3）抑郁症。

5. 诊疗计划

（1）诊断计划

1）行胃液或血液毒物监测。

2）完善电解质、肝功能、肾功能、心肌酶及血气分析等检查。

（2）治疗计划

1）改善多个受抑制的器官，使其维持正常生理功能，直到机体各药物代谢和排出体外。

2）保护昏迷患者的重要脏器功能：①保持气道通畅：深昏迷患者气管插管。保证吸入足够的氧和排出二氧化碳。②维持血压：急性中毒出现低血压多由于血管扩张所致，应输液补充血容量，如无效，可考虑给予适量多巴胺［$10 \sim 20\mu g$/（kg·min）作为参考剂量］。③心脏监护：心电图监护，如出现心律失常，给予抗心律失常药。

④促进意识恢复：给予葡萄糖、B族维生素、纳络酮。用纳络酮有一定疗效，每次0.4~0.8mg静脉注射，可根据病情间隔15分钟重复1次。

3）清除毒物：①洗胃。②活性炭应用。对吸附各种镇静催眠药有效。③强力利尿、碱化尿液。用呋塞米和碱性液，只对长效巴比妥类有效，对吩噻嗪类中毒无效。④血液透析、腹膜透析、血液灌流：对苯巴比妥和吩噻嗪类中毒有效，危重患者可考虑应用，对苯二氮䓬类无效。

4）特效解毒疗法：巴比妥类中毒无特效解毒药。氟马西尼（flumazenil）是苯二氮䓬类拮抗剂，能通过竞争抑制苯二氮䓬受体而阻断苯二氮䓬类药物的中枢神经系统作用。剂量：0.2mg缓慢静脉注射，需要时重复注射，总量可达2mg。

5）对症治疗：吩噻嗪类药物中毒无特效解毒剂。首先要彻底清洗胃肠道，治疗以对症及支持疗法为主。中枢神经系统抑制较重时可用苯丙胺、苯甲酸钠咖啡因（安钠加）等。如进入昏迷状态，可用哌甲酯（利他林）40~100mg肌内注射，必要时每半小时至1小时重复应用，直至苏醒。如有震颤麻痹综合征可选用苯海索（安坦）、东莨菪碱等。若有肌肉痉挛及张力障碍，可用苯海拉明25~50mg口服或肌内注射20~40mg。应积极补充血容量，以提高血压。拟交感神经药物很少需用，必要时可考虑应用间羟胺、去氧肾上腺素（新福林）等α受体兴奋剂。至于β受体兴奋剂如异丙肾上腺素、多巴胺，即使是小剂量，也应慎重，否则可加重低血压（因周围β肾上腺素受体兴奋有扩张血管作用）。用利多卡因纠正心律不齐，最为适当。由于本类药物与蛋白质结合，所以应用强力利尿排出药物的意义不大。病情急需，可考虑腹膜或血液透析，但因药物在体内各组织分布较广，效果也不肯定。

6）治疗并发症：①肺炎。昏迷患者可发生肺炎，应定期翻身、拍背，定期吸痰。针对病原菌给予抗生素治疗。②皮肤大疱。防止肢体压迫，清洁皮肤，保护创面。③急性肾衰竭。多由休克所致，应及时纠正休克。如已进入无尿期，应注意水、电解质平衡。

（二）案例分析

1. 流行病学　镇静催眠药物包括巴比妥类、苯二氮䓬类、非巴比妥非苯二氮䓬类及吩噻嗪类。急性镇静催眠药物中毒以苯二氮䓬类药物中毒最常见，本类药物安全度大，但长期滥用可引起耐药性和依赖性而导致慢性中毒。突然停药或减药可引起戒断综合征；一次误服大剂量则可引起急性中毒，它对中枢有抑制作用，治疗剂量具有安定、松弛横纹肌及抗惊厥效应，过量则可中毒。脑细胞过度抑制产生昏迷而导致呼吸、循环衰竭；催眠药物中毒的原因多为自杀性服药，从流行病学分布情况来说多发生于青壮年；从心理上讲，多为个人心理发育不健全因素所致，性别分布中女性明显多于男性，中毒职业分布中无业者和职员多见，可能与患者的心理素质及文化素质、人际关系等因素有关。

2. 病例评估 轻度中毒无须治疗即可恢复。中度中毒经精心护理和适当治疗，在 24～48 小时可恢复。重度中毒患者可能需要 3－5 日才能恢复意识。其病死率低于 5%。

（三）预防措施

镇静药、催眠药的使用、保管应严加管理。要防止药物的依赖性。长期服用大量催眠药的人，包括长期服用苯巴比妥的癫痫患者，不能突然停药，应逐渐减量后停药。

第六节　中暑案例

（一）案例概要

患者，男，39 岁。被人发现意识不清 1 小时。

1. 病史

（1）现病史：患者来院前 1 小时，于高温环境（约 36℃）工作时被同事发现意识不清，呼之不应，小便失禁，口周无呕吐物，近期无上呼吸道感染病史，现场未做特殊处理，送至当地开发区医院，给予物理降温及"醒脑静"静脉滴注，症状未见好转，为求进一步治疗，由"120"救护车送至上级医院。

（2）既往史：既往体健。

2. 体格检查 T 36.4℃，P 74 次/分，R 16 次/分，BP 103/53mmHg，意识不清，呼之不应，压眼眶无皱眉及肢体动作，头颅无畸形，双侧瞳孔左：右约为 2mm：2mm，对光反射迟钝，张口伸舌不合作，颈部轻度抵抗，双肺呼吸音清，未闻及干、湿啰音，腹平软，肝脾未触及，四肢肌力查体不合作，肌张力正常，双侧 Babinski 征阴性。

3. 辅助检查

（1）心电图：窦性心律。

（2）血常规：白细胞 $21.38 \times 10^9/L$，中性粒细胞数 $18.27 \times 10^9/L$，中性粒细胞比率 85.50%。血清肌红蛋白 58ng/ml，BNP 19pg/ml。急诊生化：尿素 8.7mmol/L，肌酐 122μmol/L，葡萄糖 6.20mmol/L，钾 3.20mmol/L。动脉血气分析：钾 3.42mmol/L，钠 133.20mmol/L，pH 7.33，PO_2 95mmHg，PCO_2 44.80mmHg。凝血：D－二聚体 0.16mg/L，纤维蛋白原 1.61g/L，部分活化凝血活酶时间 36.50 秒。

（3）头胸部 CT：①双侧大脑半球部分脑沟似变浅；②大脑镰及小脑幕密度略

增高；③左肺下叶胸膜下见一小结节；④肝脏及脾脏密度欠均匀，不除外伪影。

4. 诊断

（1）中暑。

（2）急性肾功能损伤。

5. 诊疗计划 虽然中暑类型和病因不同，但治疗基本相同。

（1）降温治疗：降温速度决定患者预后，通常应使直肠温度降至 $37.8 \sim 38.9℃$。

1）体外降温：将患者转移到通风良好的低温环境，脱去衣服，进行皮肤肌肉按摩，促进散热。对无循环虚脱的中暑患者，可用冰水擦浴或将躯体浸入 $27 \sim 30℃$ 水中传导散热反应降温。对循环虚脱者可采用蒸发散热反应降温，如用 $15℃$ 冷水反复擦拭皮肤或同时应用电风扇、空气调节器。有条件者可将患者放置在特殊的蒸发降温房间。

2）体内降温：体外降温无效者，用冰盐水进行胃、直肠灌洗，也可用 $20℃$ 或 $9℃$ 无菌生理盐水进行腹膜透析或血液透析，或将自体血液体外冷却后回输体内降温。

3）药物降温：药物降温是无效的。患者出现寒战时可应用氯丙嗪 $25 \sim 50mg$ 加入 $500ml$ 溶液中静脉输注 $1 \sim 2$ 小时，用药过程中应进行血压监测。

（2）并发症治疗

1）昏迷应进行气管插管，防止胃液误吸，保持呼吸道通畅。脑水肿和颅内压增高者常规静脉输注甘露醇 $1 \sim 2g/kg$，$15 \sim 20$ 分钟输毕。有癫痫发作者，可静脉输注地西泮。

2）心律失常、心力衰竭和代谢性酸中毒应予对症治疗。心力衰竭合并肾衰竭，有高钾血症时，应避免应用洋地黄。

3）低血压应静脉输注生理盐水或乳酸林格液恢复血容量，提高血压。必要时也可静脉滴注异丙肾上腺素提高血压。勿用血管收缩剂，以防影响皮肤散热。

4）肝衰竭合并肾衰竭：为保护肾脏灌注，可静脉输注甘露醇。发生急性肾衰竭时，可行血液透析或腹膜透析治疗。肝衰竭者可行肝移植。应用 H 受体拮抗药或质子泵抑制剂预防上消化道出血。

（二）案例分析

1. 流行病学 中暑常发生在夏季、高温、高湿及通风不良的环境，我国每年因高温中暑导致的疾病和死亡，日益成为公众关注的公共卫生问题，提高公共自我防护能力，是预防和减少高温中暑发生的重要干预途经。

2. 诱因及危险因素 与环境因素、个体因素及训练因素（体力活动）均密切相关。对高温环境的适应能力不足是致病的主要原因。在大气温度升高（＞32℃）、湿度较大（＞60％）环境中，由于长时间工作或强体力劳动，又无充分防暑降温措施时，极易发生中暑。此外，在室温较高、通风不良的环境中，年老体弱、肥胖等也易发生中暑，促使中暑的原因有：①环境温度过高，人体可获取热量；②产热增加，如从事重体力劳动、发热、甲状腺功能亢进和应用某些药物（如苯丙胺）；③散热障碍，如湿度较大、过度肥胖、穿透气不良的衣服等；④汗腺功能障碍，见于硬皮病、先天性汗腺缺乏症、广泛皮肤烧伤后瘢痕形成等。

3. 病例评估 中暑的病死率为20％～70％，50岁以上患者可高达80％。体温升高的程度和持续时间与病死率直接相关。影响预后的因素主要与神经系统、肝、肾和肌肉损伤程度及血乳酸浓度有关。昏迷超过6～8小时或出现弥散性血管内凝血者预后恶劣。体温恢复正常后，神经功能通常也很快恢复，但有些患者也可遗留轻度神经功能紊乱。轻或中度肝、肾衰竭病例可以完全恢复。严重肌肉损伤者，中度肌无力可持续数月。

（三）预防措施

1. 暑热季节要加强防暑卫生宣传教育。改善年老体弱者、有心脑血管器质性疾病患者及产褥期妇女的居住环境，隔离热源、降低环境温度。

2. 有慢性心血管、肝肾疾病和年老体弱者不应从事高温作业。暑热季节要改善劳动及工作条件。在高温环境中停留2～3周时，应饮用含钾、镁、钙盐的防暑饮料。

3. 炎热天气应穿宽松透气的浅色服装，避免穿着紧身绝缘服装，适当补充防暑饮料。

4. 中暑恢复后数周内，应避免室外剧烈活动和暴露阳光。

5. 避免儿童单独在汽车内或狭小空间内。

第十三章 全科医生规范化培训的神经系统案例解析

本章通过案例概要（病史、体格检查、辅助检查、诊断、病情评估和诊疗计划）、案例分析（流行病学、诱因及危险因素和病例评估）和预防措施等对神经系统的 6 个病例进行案例解析，树立规范的病案格式，解决医学生理论与实践相结合的问题。

第一节 病毒性脑膜炎案例

（一）案例概要

患者，女，24 岁。发热、头痛 10 天入院。

1. 病史

（1）现病史：患者 10 天前无明显诱因出现发热头痛，体温最高达 38.7℃，头痛为持续性钝痛，伴有头晕、恶心、呕吐，无视物旋转，无耳鸣、耳聋，无肢体抽搐及意识障碍，在当地门诊就诊给予退热及输液治疗（具体不详），未见明显好转，后去当地县医院就诊，头颅 CT 未见明显异常，脑电图轻度异常，医生给予抗炎、保护胃黏膜等药物治疗，恶心呕吐较前略有好转，但发热、头痛及头晕症状持续不缓解，并且患者不欲饮食，四肢乏力，精神极差，遂入院就诊，门诊以"发热头痛原因待查"收住院治疗。

（2）既往史：甲状腺功能亢进症病史 6 年，近 3 年未服用相关药物控制，自诉平时无不适表现。

2. 体格检查 T 38.3℃，P 117 次/分，R 18 次/分，BP 111/73mmHg，神清语利，查体合作，双瞳孔正大等圆，对光反射灵敏，双侧额纹及鼻唇沟对称，伸舌居中，四肢肌力肌张力正常，四肢腱反射（＋）双侧病理征未引出。颈部抵抗，双侧 Kernig 征阴性。心率偏快为 117 次/分，律齐，肺部听诊未见异常，肝脾肋下未触及，双下肢无水肿。

3. 辅助检查

（1）影像学检查：颅脑 CT 未见明显异常。

头颅核磁平扫＋增强：颅脑 MRI 平扫、增强扫描未见明确异常，头颅 MRV 未见明确异常，建议结合临床或 DSA 进一步检查。

肺部 CT 扫描：纵隔内血管前脂肪间隙三角形等密度，考虑胸腺；甲状腺双侧叶密度减低；脾脏形态饱满。

（2）脑电图检查：轻度异常脑电图。

（3）实验室检查：血常规示红细胞平均体积76.7fl↓，平均血红蛋白量26.4pg↓，白细胞计数及中性粒细胞比率均正常。

急诊生化：钠 134mmol/L↓，氯离子测定 94mmol/L↓，肌酸激酶 24U/L↓，肌酐 40μmol/L↓。

甲状腺功能七项：三碘甲状腺原氨酸 4.53ng/ml↑，甲状腺素 38μg/dl↑，游离三碘甲状腺原氨酸 20.6pmol/L↑，甲状腺过氧化物酶抗体＞300IU/ml↑，游离甲状腺素 102.96pmol/L↑，甲状腺球蛋白抗体＞300IU/ml↑，促甲状腺激素 0.01μIU/ml↓。

（4）腰椎穿刺检查：脑脊液压力正常，色清亮无混浊。

脑脊液常规：红细胞计数 $90 \times 10^6/L$↑，白细胞计数 $150 \times 10^6/L$↑。

脑脊液生化：氯离子测定 113.00mmol/L↑，脑脊液蛋白测定 1.3g/L↑。

脑脊液结核 DNA 结果为阴性。

脑脊液墨汁染色为阴性，隐球菌抗原为阴性。

脑脊液常规（治疗 10 天后）：红细胞计数 $20 \times 10^6/L$↑，白细胞计数正常。

脑脊液生化（治疗 10 天后）：未见异常

4. 诊断

（1）病毒性脑膜炎。

（2）甲状腺功能亢进症。

5. 病情评估　患者为病毒性脑膜炎，本病大多呈良性过程，预后较好，但若逐渐加重出现严重的神志障碍或神经系局限性体征或癫痫发作则意味着病毒侵犯到脑实质而发展为脑膜脑炎，脑膜脑炎较为严重，虽经积极治疗后仍可能留下神经功能缺损症状或者认知障碍等后遗症。

主要危险因素：病毒感染。

患者为青年女性，患者近 10 日进食较少，持续发热、头痛、恶心、呕吐，身体极其虚弱，精神状态极差，并且患者思想负担较重，心情不佳，常常哭泣、着急生气。患者家庭和睦，经济条件尚可，治疗依从性良好。

6. 诊疗计划

（1）诊断计划：诊断为病毒性脑膜炎，需检测心肌酶、电解质、血常规等指标变化，行腰椎穿刺明确颅内压，脑脊液性状及常规、生化等指标变化。

（2）治疗计划

1）一般处理：嘱患者卧床休息；至少每 4 小时测体温 1 次，补充足够水分和热量。饮食要求清淡有营养，可选择新鲜蔬菜、水果及蛋类。保持良好的心情。

2）药物治疗：具体如下。

病因治疗：抗病毒治疗可明显缩短病程和缓解症状。对于由柯萨奇或埃克病毒引起的病毒性脑膜炎，一般采用激素地塞米松静脉滴注以控制炎症反应，成人剂量为 10mg/d，儿童酌减。对于由单纯疱疹病毒引起的病毒性脑膜炎一般选择阿昔洛韦，每次 5 ~ 10mg/kg，静脉滴注给药，每 8 小时 1 次，连用 10 ~ 14 天；或更昔洛韦，每次 5mg/kg，静脉滴注给药，每 12 小时 1 次，连用 10 ~ 14 天。

对症治疗：头痛严重者可选用镇痛药，如布洛芬等；恶心呕吐严重者可选用维生素 B_6、甲氧氯普胺等；合并癫痫发作者，根据发作类型可选用丙戊酸钠、卡马西平等；脑水肿在病毒性脑膜炎不常见，可适当应用甘露醇。

营养支持治疗：对于严重呕吐或消化道出血等情况，不能正常进食的患者，可适当增加液体量，并应用氨基酸注射液及脂肪乳等补充热量。

（二）案例分析

1. 流行病学 病毒性脑膜炎一般好发于夏秋季，多见于儿童和青年人。由于肠道病毒是导致病毒性脑膜炎最主要的病原体，因此，病毒性脑膜炎总的流行病学与肠道病毒感染的特性密切相关。肠道病毒主要侵犯胃肠道，其次为呼吸道，在热带和亚热带地区终年保持高发病率。有报道显示男性发病率高于女性，在经济较为落后的地区或人口密集区的发病率较高。

2. 诱因及危险因素

（1）85% ~95% 的病例由肠道病毒如柯萨奇病毒、埃可病毒等和非麻痹性脊髓灰质炎病毒引起，虫媒病毒和单纯疱疹病毒（HSV）也是引起本病的较常见病因，腮腺炎病毒和腺病毒是较少见的病因。

（2）患者基础体质较差，营养不良，不注意饮食卫生，增加了肠道病毒及其他病毒感染的概率。

3. 病例评估 患者的孩子约 2 岁，孩子出生后患者就未出去工作，在家全身心地照顾孩子及家庭，但平时仅她一人照顾孩子及做家务，丈夫经常出差不在家，所以平时生活较为辛苦，心中不免有生气及抱怨，并且患者平时体质不佳，常感冒、胃肠道不适及头痛等病症。此次发病后患者近 10 日进食量较少，身体极其虚弱，心情不佳，不能照顾孩子，常常因此而哭泣和着急生气。反复与患者进行沟通，使患者放松心情，积极治疗疾病，争取早日康复。

（三）预防措施

1. 注意饮食均衡及注意食品卫生安全。

2. 平时多锻炼，提高抗病能力，预防感冒与肠道感染。

3. 尽量避免与病毒感染的患者接触，以免引起呼吸道传染。

4. 保证居家环境清洁，经常用肥皂洗手，搞好个人卫生。

5. 保持心情愉悦，避免经常生气。

6. 对于儿童应按时接种麻疹、风疹、腮腺炎等疫苗，预防可导致病毒性脑膜炎的疾病。

第二节　脑出血案例

（一）案例概要

患者，男，56 岁。主因左侧肢体无力伴麻木 1 天入院。

1. 病史

（1）现病史：患者 1 天前无明显诱因出现左侧肢体无力，不能站立及行走，左上肢可抬起，晃动感明显，伴左侧肢体麻木、头晕、视物成双及胸闷不适，自感言语稍不利，右侧肢体活动正常，无恶心、呕吐，无耳鸣及听力下降，无饮水呛咳及吞咽困难，无肢体抽搐，无尿便失禁，症状呈持续性，休息后不缓解，未行特殊处理。后左侧肢体无力逐渐加重至不能活动，视物成双较前改善，出现双眼视物不清，仍未引起重视及特殊处理。后患者感左侧肢体无力症状较前逐渐缓解，现可行走，左下肢行走拖曳，仍有视物不清，无明显头晕不适，未行进一步诊疗，就诊于医院，门诊以"脑血管病"收入院。

（2）既往史：高血压病史 6 年，血压最高达 194/136mmHg，平时未规律服用药物，主诉既往有胸闷不适症状，未行特殊检查及处理，否认糖尿病等病史，有饮酒史 30 余年，每日半斤。

2. 体格检查　T 36.4℃，P 110 次/分，R 22 次/分，BP 194/136mmHg。神志清，言语流利，查体合作，双眼球活动正常，双瞳孔正大等圆，对光反射灵敏，双侧额纹对称，左侧鼻唇沟变浅，左侧口角下垂，示齿向右偏斜，伸舌居中，左侧肢体肌力 4 级，右侧肢体肌力 5 级，肌张力正常，双侧肱二、肱三头肌腱反射（＋＋），双侧膝腱反射（＋＋），Brudzinski 征双侧（－），左侧肢体痛温觉减退，颈软，无抵抗。心肺腹查体未见明显异常。

3. 辅助检查

（1）颅脑 CT：右侧丘脑脑出血（图 13－1）。

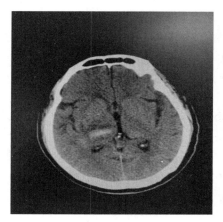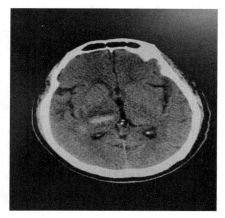

图 13－1 颅脑 CT

（2）颅脑 MRA：①右侧大脑前动脉 A2 段至远端管腔显示欠佳；②左侧大脑前动脉 A2 段管腔局限性稍扩张；③右侧大脑后动脉 P1 段管腔局限性狭窄。

肺部 CT 扫描：①左肺上叶及双肺下叶多发点状钙化灶；②双肺下叶索条；③纵隔多发稍大淋巴结；④纵隔内大血管管壁钙化形成；⑤右侧迷走锁骨下动脉；⑥双侧胸膜局限性增厚。

超声心动图：①主动脉弓钙化；②左心增大；③升主动脉增宽；④左心室舒张功能减低；⑤二尖瓣少量反流。

（3）实验室检查：总胆固醇 6.8mmol/L↑，低密度胆固醇 4.01mmol/L↑，甘油三酯 3.0mmol/L↑，载脂蛋白 B 1.55g/L↑，C 反应蛋白 28.13mg/L↑，血同型半胱氨酸测定 44.82μmol/L↑。

（4）血尿便常规、凝血六项结果未见明显异常。

4. 诊断

（1）脑出血。

（2）高血压 3 级，极高危。

5. 病情评估 患者为脑出血，既往长期饮酒史，目前发病时间较短，病灶形态不规则，可能有血肿继续扩大的可能而导致病情加重，出现左侧肢体瘫痪加重、意识障碍等情况，严重时可因脑水肿、脑疝等情况危及生命，必要时需外科手术治疗，患者长期大量饮酒，一旦不饮酒可能出现戒断综合征，另外患者诉间断有胸闷不适，随时有发生心搏骤停的可能而危及生命。

主要危险因素：高血压，长期饮酒。

患者为老年男性，因本病要求安静卧床，患者担心不能正常进食以及大小便不方便等问题，患者左侧肢体麻木无力明显，患者担心将来生活不能自理，思想负担较重。患者家庭和睦，经济条件尚可，治疗依从性良好。

6. 诊疗计划

（1）**诊断计划**：脑出血诊断明确，完善心电图、心脏彩超、血常规、凝血功能、肝肾功能、血糖、血脂等评估患者一般情况，观察眼底，进一步检查颅脑 MRA 或颈脑 CTA。

（2）**治疗计划**：治疗原则为安静卧床，脱水降颅压，调整血压，防治继续出血及预防并发症。

1）一般处理：要求患者安静卧床（2～4 周），吸氧，心电、血压、血氧饱和度监护，观察生命体征变化，生命体征不稳定者应收入重症监护室。嘱患者避免用力咳嗽、用力大便、情绪波动等。给予高纤维、高能量食物，注意维持水、电解质平衡，加强护理，避免肺部及尿路感染。

2）药物治疗：具体如下。

脱水降颅内压：因患者发病时间较短，处于脑出血的急性期，出血部位周围的脑组织可压迫止血，并且无头痛、恶心、呕吐、瞳孔改变、眼底改变、意识障碍等颅内压增高表现，因此未给予甘露醇等脱水剂降颅内压治疗。

调控血压：入院时患者血压较高为 194/136mmHg，根据《中国脑出血诊治指南2019》推荐，对于收缩压 150～220mmHg 的住院患者，在没有急性降压禁忌证的情况下，数小时内降压至 130～140mmHg 是安全的（Ⅱ级推荐，B 级证据），对于收缩压 >220mmHg 的脑出血患者，在密切监测血压的情况下，持续静脉输注药物控制血压可能是合理的，收缩压目标值为 160mmHg（Ⅱ级推荐，D 级证据）。本例患者给予泵入乌拉地尔降压治疗，并动态监测血压，避免血压波动，每隔 5～15 分钟进行 1 次血压监测。

止血药物：一般不选择应用，对于有凝血功能障碍者可针对性选择应用。

稀释性低钠血症的治疗：对发现尿钠增多、血钠降低的患者应限制水摄入量为800～1000ml/d，补钠为 9～12g/d。本例患者未出现尿钠增多，血钠正常，未给予补钠治疗。

3）外科治疗：病情严重者选择外科治疗，本例患者入院后病情逐渐平稳，无需联系外科治疗。

（二）案例分析

1. 流行病学　目前我国脑卒中发病率较高，脑梗死的发病率居第一位，虽然脑出血的发病率比脑梗死偏低，但其致死率却高于脑梗死，是全球范围内造成人类死亡的重要原因。根据相关调查，我国脑出血的患病率约为112/10万，年发病率约为81/10万，在整个急性脑血管病中占比为20%～30%。脑出血已经成为严重威胁我国人民身体健康和生命的疾病之一。近年来脑出血的发病率呈逐年增高态势，年轻化趋势明显，这与目前人们饮食结构、肥胖、运动量减少、熬夜、精神压力增加等因素有关，并且男性患者较多，这与男性患者多有吸烟饮酒等不良生活习惯有关。

2. 诱因及危险因素

（1）不可干预的危险因素：年龄，性别，遗传，先天性动静脉畸形等。全科医生要对高龄老人实行精细化管理，包括定期监测血压、血糖，督促老人戒烟、戒酒及按时服药等；本病一般男性患者居多，需要对男性居民加强脑出血的健康教育；有脑出血家族史的居民发生脑出血的风险较高，需督促这类人建立良好的生活习惯；对于儿童颅内先天性动静脉畸形的患者可考虑手术或介入治疗，避免颅内大出血而急诊手术。

（2）可干预的危险因素

1）高血压：高血压是脑出血最主要的独立危险因素，长期高血压导致细小动脉硬化，高血压患者在情绪激动、剧烈运动、搬重物等情况下出现血压急骤升高可导致脑血管破裂出血。

2）糖尿病：长期血糖升高可加速动脉粥样硬化的发生发展，患者常出现肾病、眼底改变、周围神经病变及脑血管动脉硬化等糖尿病并发症，在血压急剧增高时可增加患者脑出血的风险。

3）房颤：房颤患者长时间服用抗血小板聚集药物、抗凝血药物，如华法林、阿司匹林等，增加脑出血的风险，需定期检测血常规及凝血指标，避免造成凝血障碍。

4）溶栓药物的应用：各种溶栓药物的广泛应用对治疗原发病如急性脑梗死及心肌梗死等取得了良好的成效，但同时增加了脑出血的发生风险。

5）脑淀粉样变性：是老年人一种独立的脑血管病变，可见反复多发性脑叶出血。

6）血液系统疾病：凝血功能障碍增加颅内出血的风险，应积极控制原发病。

7）吸烟、酗酒：吸烟和酗酒都是脑血管疾病的主要危险因素，都可加速动脉粥样硬化，并且经常喝酒的人容易情绪激动，导致发生脑出血的概率增加。

8）过度劳累、精神紧张：过度劳累及精神紧张容易造成血管内皮受损，促发脑血管疾病的发生，也是脑出血的危险因素。

3. 病例评估　患者平素高血压，但未积极控制，从事体力劳动，劳动量较大，长期饮酒，并且性格要强，容易着急生气。此次发病后患者必须绝对卧床，吃饭、如厕等非常不方便，患者存在很大的烦躁和焦虑情绪，不愿一直卧床，常常在周边无人时坐起及站立，增加了再出血的风险，并影响预后。医生应积极进行心理安慰，对患者及其家属均加强健康教育，让患者及其家属理解本病的诱发因素及防治措施，让家属积极监督患者，争取让患者积极配合，提高患者战胜疾病的信心。

（三）预防措施

1. 纠正不良生活习惯

（1）低盐、低脂饮食，减肥减重，每人每日平均食盐量降至 6g 以下，多食膳食纤维。

（2）戒烟戒酒

（3）保持情绪平稳，避免常常着急生气及过度劳累。

（4）应用抗血小板聚集药物及抗凝血药物时要遵医嘱，避免自行加量。

2. 病因预防

（1）控制血压：一般患者血压应控制在 140/90mmHg 以下，高血压合并糖尿病或肾病患者，血压控制在 130/80mmHg 以下。

（2）治疗心脏疾病：患者≥40 岁，应定期体检，以发现早期心脏病。如确诊为非瓣膜性房颤患者，应在监测 INR 情况下使用华法林抗凝治疗，INR 控制在 2.0～3.0。也可选择新型口服抗凝血药物如达比加群、阿哌沙班、利伐沙班等，无须频繁检测 INR 值。

（3）监测血糖：对有糖尿病家族史或心脑血管疾病危险因素者应定期监测血糖，必要时测定糖化血红蛋白。一旦确诊血糖水平升高，应及时转诊到上级医院，为患者制订系统的治疗方案，并在社区进行系统管理。

（4）积极控制血液系统疾病，定期检测凝血功能，并在社区进行系统管理，一旦发现凝血指标明显异常，要及时转诊到上级医院治疗。

（5）药物应用相关性脑出血：应用新型口服抗凝血药物引发的脑出血，有条件者可应用相应拮抗药物如依达赛珠单拮抗。对于普通肝素相关性脑出血，可使用硫酸鱼精蛋白治疗。

第三节　癫痫案例

（一）案例概要

患者，女，65 岁，已婚，汉族。发作性意识障碍伴肢体抽搐两年。

1. 病史

（1）现病史：患者于两年前夜间睡觉时突发声响，家属惊醒后发现患者意识不清，双眼上视，口吐白沫，面色青紫，伴有肢体肌肉阵挛抽搐，伴有小便失禁，经"掐人中"等10余分钟抽搐停止，抽搐停止后患者出现精神症状，大喊大叫，躁动不安，前往医院就诊，查脑电图显示"左颞尖波"，经注射镇静药物地西泮等，患者精神症状缓解。出院后患者未口服抗癫痫药物，症状间断发作，两年来共发作5次，3个月前再次发作后开始口服"丙戊酸钠缓释片0.5g，每日2次"，规律服药未间断，于入院前约3小时前无明显诱因出现意识不清，伴恶心、呕吐，呕吐物为胃内容物，急呼"120"，来院过程中出现四肢抽搐，牙关紧闭，无二便失禁，给予建立静脉通道，地西泮10mg静脉注射，由急诊收入院。

（2）既往史：高血压6年，最高血压达220/120mmHg，口服硝苯地平缓释片20mg，每日1次；依那普利片10mg，每日2次，血压控制在130/80mmHg左右；左侧颞叶脑梗死病史2年，出院后长期口服阿司匹林肠溶片100mg，每日1次；阿托伐他汀钙20mg，每日1次。否认糖尿病病史，否认烟酒嗜好。

2. 体格检查　T 36.4℃，P 93次/分，R 18次/分，BP 171/108mmHg。谵妄状态，躁动不安，易激惹，双瞳孔正大等圆，左：右＝4mm：4mm，对光反射灵敏，双侧鼻唇沟对称，口角无明显歪斜，口唇无明显发绀；气管居中，双侧颈静脉无怒张；胸廓对称，无畸形，双肺呼吸音粗，未闻及明显干、湿啰音。HR 93次/分，律齐，各瓣膜听诊区未闻及杂音；腹软，肝脾未触及，肠鸣音正常存在；脊柱四肢无畸形，四肢可见自主活动，双侧肱二头肌、肱三头肌、膝腱反射（＋＋），双Babinski征（－），颈软无抵抗，Kernig征（－），余查体欠合作。

3. 辅助检查

（1）颅脑＋胸部CT：①右侧小脑半球、左侧颞叶、左侧丘脑及双侧基底节区、侧脑室旁多发脑梗死，部分软化灶形成；②白质稀疏；③老年脑改变；④双肺慢性炎性改变；⑤主动脉管壁钙化灶；⑥心影略大。

（2）心电图：窦性心律，偶发室性期前收缩。

（3）血常规：白细胞 7.78×10^9/L，中性粒细胞比率80.4%↑。

（4）血气分析：pH 7.35，PO_2 82.4mmHg，PCO_2 31.8mmHg。

（5）急诊生化：随机葡萄糖10.3mmol/L，乳酸8.5mmol/L↑。

4. 诊断

（1）症状性癫痫。

（2）多发性脑梗死。

（3）高血压3级，很高危。

（4）高乳酸血症。

（5）室性期前收缩。

5. 病情评估　患者颞叶梗死后出现癫痫发作，考虑为继发性癫痫（症状性癫痫），发作形式为全面强制－阵挛发作，可能出现癫痫持续状态，导致代谢性酸中毒，休克，电解质紊乱，肌红蛋白尿等，严重者可能发生心、脑、肝、肺等多脏器功能衰竭。

社会心理：患者家庭关系和谐，其丈夫对患者疾病较为重视，依从性较好。

6. 诊疗计划

（1）诊断计划

1）尽快转往上级医院神经内科转科就诊。

2）完善头颅 CT、胸部 CT、心电图、血常规、血气分析、急诊生化、凝血等相关检查。定期随访血、尿常规，肝肾功能，并监测抗癫痫药物血药浓度情况，确保血药浓度在有效剂量范围。

3）严密观察抗癫痫药物的不良反应，防止各种近期及远期并发症。

（2）治疗计划

1）一般支持：①移开患者周围可能造成伤害的物品。②保持呼吸道通畅，有活动性义齿者，取下义齿，有牙关紧闭者，将裹好纱布的压舌板置于上、下磨牙之间，防止唇舌咬伤。③切忌紧按患者肢体，防止人为造成骨折。④有条件者给予低流量吸氧，降低脑细胞耗氧量。

2）药物治疗：患者为全面强直－阵挛发作，首选丙戊酸钠，成人起始剂量 200mg/d，维持剂量 300～500mg/d。

（二）案例分析

1. 流行病学　癫痫是全球性重大疾病和公共卫生问题。在我国，癫痫患病率 5‰，年发病率（50～70）/10 万，年新发患者 65 万～70 万，其中约 60% 为活动性癫痫，30% 为耐药性癫痫，年经济负担超过 200 亿元人民币。公众对癫痫缺乏正确认识，因此约 40% 的癫痫未经治疗，约 50% 未接受规范化治疗，治疗缺口在部分地区可达 70%。同时癫痫患者更易发生躯体及心理共病，如焦虑、抑郁，然而约 70% 患者未进行焦虑、抑郁等共病筛查。育龄期女性癫痫患者面临生育的选择，而我国尚有高达 80% 的患者未得到规范全程的妊娠管理，癫痫诊疗及管理的缺口在广大经济不发达地区尤为突出，成为我国亟待解决的公共卫生问题和社会问题。

2. 诱因及危险因素

（1）年龄

1）特发性癫痫与年龄密切相关：婴儿痉挛，1 岁以内；儿童失神癫痫，6～7

岁；肌阵挛癫痫，青春期前后。

2）不同年龄段癫痫常见病因不同：0～2岁，围生期损伤，先天性疾病，代谢障碍；2～12岁，急性感染，特发性，围生期损伤，高热惊厥；12～18岁，特发性，脑外伤，血管畸形，围生期损伤；18～35岁，脑外伤，脑肿瘤，特发性；35～65岁，脑肿瘤，脑外伤，脑血管病，代谢障碍；＞65岁，脑血管病，脑肿瘤。

（2）遗传因素：影响癫痫易患性。

1）儿童失神癫痫患者的兄弟姐妹在5～16岁出现，40%以上脑电图出现3Hz棘-慢波，约1/4发作。

2）症状性癫痫患者近亲患病率为15%。

3）单卵双生儿童失神和全面强直-阵挛发作的一致率为100%。

（3）睡眠：癫痫发作与睡眠觉醒周期密切相关。

1）全面强直-阵挛发作常在晨醒后发作。

2）婴儿痉挛症多在醒后和睡前发作。

3）伴中央颞区棘波的良性儿童癫痫多在睡眠中发作。

（4）内环境的改变：内分泌改变，电解质紊乱，代谢异常可影响神经元的放电阈值，导致病性发作。

1）月经期或妊娠性癫痫。

2）疲劳，睡眠缺乏，饥饿，便秘，饮酒，闪光，情感冲动，一过性代谢紊乱等。

3. 病例评估　患者颞叶梗死后出现癫痫发作，研究发现额-颞神经环路是社会认知加重的重要脑区，颞叶参与了高级社会认知的加工过程，如情绪的加工等。患者的语言理解和表达能力尚可，平素可基本正常交流，但因担心受到歧视与偏见，有较强的耻辱感，存在明显的焦虑抑郁情绪，日常社交活动受限。患者系无职业人群，家庭经济来源主要依靠丈夫，其家庭关系较和谐，其丈夫受教育程度较高，沟通理解顺畅，对患者疾病较为重视，可配合医生监督患者用药情况。癫痫患者总体预后良好，用目前的治疗方法，能够控制80%左右的癫痫发作，医生和患者均应树立战胜疾病的信心。

（三）预防措施

1. 病因预防　能够找到病因者，均应针对病因进行治疗。

2. 诱因预防　在日常生活中应尽量避免以下引起癫痫的诱因，以减少发作。

（1）不恰当减量或停用抗癫痫药物，如果在治疗过程中突然停药或任意更换抗癫痫药，均容易导致癫痫甚至癫痫持续状态的发生。全科医生应对患者服药情况进行随访监测，防止患者及其家属害怕药物的副作用，或为了服药方便，或因经济状况差等，而自行改变服药方法或随意减少用量，更换治疗方案应在专业医生的指导下进行。

（2）过重的体力劳动，过度紧张的脑力劳动，剧烈的体育运动。

（3）精神多度紧张或兴奋，睡眠不足。

（4）过饱饮食、饮酒等。

（5）急性感染性疾病。

第四节　短暂性脑缺血发作案例

（一）案例概要

患者，男，65 岁。主因发作性左侧肢体无力 3 小时入院。

1. 病史

（1）现病史：患者于入院前 3 小时吃饭时无明确诱因出现左侧肢体无力，当时自觉左手端碗费力，站起时感觉左下肢无力，行走左下肢拖曳，需家人搀扶，不伴言语不清，无饮水呛咳及吞咽困难，无视物成双，无肢体麻木等症，症状持续 10 余分钟自行缓解。约 1 小时后患者于床上平卧休息时再次出现左侧肢体无力，左上、下肢可抬举，但抬举费力，为进一步诊治来我院，来院过程中左侧肢体无力缓解，由急诊收入院。

（2）既往史：高血压病史 8 年，血压最高 220/140mmHg，间断口服左旋氨氯地平 2.5mg，每日 1 次；依那普利 10mg，每日 2 次；未规律服药，平素血压控制在 160/100mmHg 左右；否认糖尿病及心脏病史，吸烟 40 年×20 支，饮白酒 250ml/d。

2. 体格检查　T 36.2℃，P 89 次/分，R 18 次/分，BP 151/102mmHg、神志清楚，言语流利，记忆力、计算力及定向力正常，双瞳孔正大等圆，左：右 =3mm：3mm，对光反射灵敏，眼球各方向运动自如，无眼震，双侧额纹和鼻唇沟对称，伸舌居中，软腭抬举正常，悬雍垂居中，双侧咽反射存在，转头耸肩有力，四肢肌力 5 级，肌张力正常，双侧桡骨膜、肱二头肌、肱三头肌腱反射、膝腱、跟腱反射（＋＋），双侧 Babinski 征（－），感觉及共济查体未见明显异常，脑膜刺激征，心、肺、腹查体未见明显异常。

3. 辅助检查　头 MRI 平扫 DWI 未见扩散受限。头 MRA 可见右侧大脑中动脉 M1 段局限性重度狭窄（图 13 - 2）。

血脂低密度脂蛋白 3.63mmol/L↑，总胆固醇及甘油三酯在正常范围。

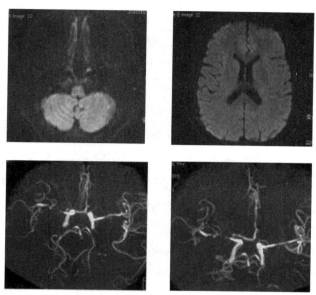

图 13 – 2　头 MRI 平扫图

4. 诊断

（1）短暂性脑缺血发作。

（2）右侧大脑中动脉 M1 段局限性重度狭窄。

（3）高血压 3 级，很高危。

5. 病情评估　患者目前主要考虑短暂性脑缺血发作，ABCD2 评分为 4 分，属中度危险组，可能再次发作左侧肢体无力或进展为脑梗死。

危险因素：男性，吸烟，高血压及大脑中动脉狭窄。

社会心理：患者为家中独子，父母患病卧床，担心自己进展为脑梗死偏瘫，无法自理生活，精神心理压力较大。家庭关系较为和睦，治疗依从性良好。

6. 诊疗计划

（1）诊断计划

1）新发 TIA 按急症处理：如果患者在症状发作 72 小时内存在以下情况之一，建议入院治疗：①ABCD2 评分≥3 分；②ABCD2 评分 0～2 分，但不能保证系统检查 2 天内在门诊完成的患者；③ABCD2 评分 0～2 分，并有其他证据提示症状由局部缺血造成。

此患者 ABCD2 评分 4 分，应尽早转入有全面评估及治疗条件的医院。

2）对新发 TIA 患者全面检查：①一般检查。包括心电图、血常规、快速血糖测定、血脂测定、肝肾功能、凝血功能检查。②颅脑血管检查。MRI 平扫推荐尽可能应用弥散加权成像（DWI），以及时发现新发急性梗死，血管相关检查如 MRA、CTA，必要时 DSA 血管造影。③易损斑块检查：易损斑块是动脉栓子重要来源，颈部血管超声，TCD 微栓子监测有助于对动脉粥样硬化易损斑块进行评价。④心脏评估。疑为心源性栓塞完善超声心动图，以发现有无心脏附壁血栓，房室间隔异常，二尖瓣赘生物等栓子来源。

（2）治疗计划

1）药物治疗：①对于 ABCD2≥4 分非心源性 TIA 患者，尽早给予阿司匹林＋氯吡格雷治疗 21 天，对于发病 30 天内伴有症状性颅内动脉严重狭窄患者，尽早给予阿司匹林＋氯吡格雷治疗 90 天。此患者右侧大脑中动脉 M1 段局限性重度狭窄，故给予阿司匹林 100mg＋氯吡格雷 75mg 联合治疗 90 天。②患者低密度脂蛋白 3.63mmol/L，且存在颅内大动脉粥样硬化狭窄，推荐高强度他汀长期治疗以减少卒中和心血管事件风险，给予阿托伐他汀 20～40mg，每晚 1 次，口服，推荐目标 LDL－C 值≤1.8mmol/L。

2）手术治疗：对于症状性颅内动脉粥样硬化≥70％的 TIA 患者，在标准内科药物治疗无效情况下，可选择血管内介入治疗作为内科药物治疗的辅助技术手段，但患者选择应严格和慎重。此患者经标准内科药物治疗后症状未再发作，未行手术治疗。

（二）案例分析

1. 流行病学　传统观点认为，TIA 是良性、可逆性脑缺血综合征，复发风险低于脑梗死，然而研究表明，TIA 患者发生卒中的概率明显高于一般人群。一次 TIA 后 1 个月内发生卒中概率 4％～8％，1 年内 12％～13％，5 年内达 24％～29％。TIA 不仅发生脑梗死，心肌梗死和猝死风险同样很高，90 天内 TIA 复发，心肌梗死和死亡事件总风险高达 25％。因此，TIA 是严重的、急需干预的"卒中预警"事件，是最为重要的急症，同时也是二级预防的最佳时机，必须重视。

我国 TIA 人群患病率约为 180/10 万，男：女约为 3：1，TIA 发病率随年龄增长而增加。目前我国 TIA 的诊治领域低估、误判现象严重，住院率仅约 6％，远低于发达国家 30％左右的比例。

2. 诱因及危险因素

（1）不可干预危险因素：①年龄；②性别；③种族；④家族史。

（2）可干预危险因素：①高血压；②糖尿病；③冠心病；④吸烟；⑤高脂血症；⑥颈动脉狭窄；⑦血液成分改变，真性红细胞增多症、血小板增多症、白血病、高凝状态等；⑧脑外盗血综合征。

3. 病例评估　患者平素身体健康，按时锻炼，此次患病后频繁发作左侧肢体无力，担心病情进展为脑梗死偏瘫，无法自理生活，也担心会被周围朋友及邻居嘲笑，精神心理负担较重，影响夜间睡眠。患者文化水平尚可，能理解医师的指导建议，治疗依从性良好。

（三）预防措施

TIA 患者二级预防依从性影响患者的临床预后，而医生因素、患者因素及医疗体系因素均影响患者二级预防药物依从性。全科医生应积极干预 TIA 患者的基础疾病及生活方式。

1. 生活方式干预

（1）低盐饮食，每日食盐摄入量 <6g，限制高脂肪、高胆固醇及高反式脂肪酸食物摄入，如肥肉、油炸食品等，每日脂肪摄入量限制在 25g 左右，多食新鲜蔬菜，保证食物多样化。

（2）适当运动，每周至少 3 次以上 ≥30 分钟中等强度体力劳动，控制体重，戒烟限酒，同时避免被动吸烟，远离吸烟场所。

2. 病因治疗

（1）降压治疗：对于高血压患者应控制血压，发病数天后如果收缩压 ≥140mmHg 或舒张压≥90mmHg，应启动降压治疗，由于血流动力学低下原因导致的 TIA 患者，应权衡降压速度与幅度对患者耐受性及血流动力学影响。

（2）降脂治疗：对于脂代谢异常患者，或总胆固醇及甘油三酯在正常范围，但低密度脂蛋白（LDL – C）≥2.6mmol/L 患者，推荐使用他汀类药物降脂治疗。应用他汀类药物期间如果检测指标持续异常并排除其他因素影响，应减药或停药观察（参考：肝酶超过 3 倍正常值上限，肌酶超过 5 倍正常值上限，应停药观察），老年人或合并严重脏器功能不全患者，初始剂量不宜过大。

（3）降糖治疗：TIA 患者糖代谢异常患病率高，建议 TIA 患者发病后均应接受空腹血糖、糖化血红蛋白监测。对于糖尿病或糖尿病前期患者，推荐糖化血红蛋白治疗目标为 <7%。降糖方案应充分考虑患者的临床特点、经济水平及药物安全性，制订个体化降糖目标，要警惕低血糖事件带来的危害。

（4）降低同型半胱氨酸：对近期发生的 TIA 患者，补充叶酸，维生素 B_6 以及维生素 B_{12} 可降低同型胱氨酸水平。

3. 口服抗血小板药物治疗

（1）阿司匹林 75～150mg/d，餐后服用。

副作用：消化不良，恶心，腹痛，腹泻，皮疹，消化性溃疡，胃炎，胃肠道出血。

（2）双嘧达莫 200mg + 阿司匹林 25mg，每日 2 次。

副作用：皮疹、腹泻，严重中性粒细胞减少症。

（3）氯吡格雷 75mg/d。

副作用：腹泻皮疹等较阿司匹林常见。

4. 抗凝治疗 对于伴有心房颤动的 TIA 患者，推荐使用适当剂量的华法林抗凝治疗，预防再发的血栓时间，华法林目标剂量是维持 INR 在 2.0～3.0。

第五节 脑梗死案例

（一）案例概要

患者，男，56 岁，汉族，已婚。右侧肢体无力伴言语不清 1 天。

1. 病史

（1）现病史：患者于 1 天前无明确诱因出现右侧肢体无力，自觉右侧肢体不适感，具体不能详述，无肢体麻木等，未予注意。今日晨起后觉右侧肢体无力加重，活动如行走、上楼梯等右下肢肌力较左下肢肌力弱，行走拖曳感，伴言语不清，伴右上肢无力，右手为著，写字时手不灵活感，伴舌根发音舌不灵活，吐字不清，病程中无饮水呛咳，无吞咽困难等，现为求进一步诊治入院，由门诊收住院。

（2）既往史：既往高血压病史 15 年，血压最高 200/110mmHg，长期口服"左旋氨氯地平 2.5mg，每日 1 次，血压控制在 150/90mmHg 左右，否认糖尿病病史，否认吸烟史。

2. 体格检查
T 36.5℃，P 97 次/分，R 18 次/分，BP 139/103mmHg。神志清楚，轻度构音障碍，双瞳孔正大等圆，对光反射灵敏，眼球各方向运动自如，无眼震，双侧额纹及鼻唇沟基本对称，伸舌居中，右侧肢体肌力 4 级，左侧肢体肌力正常，双侧肱二头肌、肱三头肌、膝腱反射（++），左 Babinski 征（-）、右 Babinski 征（+），感觉及共济粗测未见明显异常，脑膜刺激征（-），心肺腹查体未见明显异常。

3. 辅助检查

（1）头 MRI + MRA（图 13 - 3）：①脑桥急性期脑梗死；②考虑基底动脉扩张、延长，请进一步结合临床。建议结合临床确诊，随诊复查。

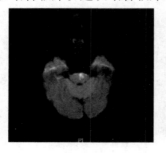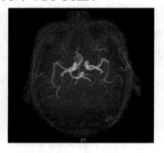

图 13 - 3 头 MRI + MRA

（2）颈部血管＋锁骨下动脉：双侧颈部血管粥样硬化并左侧颈动脉附壁斑块，右侧椎动脉血流速度偏低。

（3）生化：总蛋白 59.7g/L↓，白蛋白 37.4g/L↓，总胆固醇 7.21mmol/L↑，低密度胆固醇 3.36mmol/L↑，载脂蛋白 B 1.16g/L↑。

（4）血尿便常规、凝血六项正常范围。

4. 诊断

（1）急性桥脑梗死。

（2）高血压 3 级，极高危。

（3）高胆固醇血症。

5. 病情评估　患者为急性脑梗死，发病 1 天，超过溶栓时间窗，梗死部位在脑桥，为脑桥旁正中支及短旋支供血范围，TOAST 分型属小动脉闭塞型，有较大可能发展为进展性卒中，肢体瘫痪逐渐加重。

主要危险因素：男性，缺乏体育锻炼，高血压，高胆固醇血症。

患者处于脑梗死急性期，病情尚不稳定，较大可能肢体瘫痪加重，患者系银行文员，目前在职尚未退休，右侧肢体瘫痪，担心自己无法写字等，无法正常工作，思想负担较重，存在社会心理压力。患者家庭和睦，经济条件尚可，治疗依从性良好。

6. 诊疗计划

（1）诊断计划

1）脑梗死诊断明确，纳入脑梗死临床路径及单病种管理，纳入社区卒中规范管理。

2）完善心电图、颈部血管彩超、心脏彩超、肝肾功能、血糖血脂等评估危险因素情况，必要时进行 TCD 微栓子监测，并定期监测复查。

3）康复科进行康复评估，并指导锻炼。

（2）治疗计划

1）非药物治疗：低盐饮食，每日食盐摄入量＜6g，限制高脂肪、高胆固醇及高反式脂肪酸食物摄入，如肥肉、油炸食品等，每日脂肪摄入量限制在 25g 左右，多食新鲜蔬菜，保证食物多样化。适当锻炼，控制体重，同时避免被动吸烟，远离吸烟场所。

2）药物治疗：阿司匹林 100mg，每日 1 次抗血小板；阿托伐他汀 20mg，每日 1 次稳定斑块；左旋氨氯地平 2.5mg，每日 1 次降压；神经保护剂依达拉奉右莰醇 15ml，每日 2 次清除氧自由基；丁苯酞氯化钠 25g，每日 2 次促进侧支循环建立。

3）偏瘫肢体综合训练，每日 1 次；手功能训练，每日 1 次；生物电反馈，每日 1 次，同时辅以针灸治疗辅助肢体功能恢复。

（二）案例分析

1. 流行病学 我国卒中发病率是全世界较高的国家之一，脑卒中对人类生命和健康的危害极大。近期的流行病学研究结果表明，全国脑卒中年发病率为（110～180）/10 万，患病率（719～745）/10 万，死亡率为（116～148）/10 万，人口基数众多。我国卒中在空间上呈北高南低、东高西低的发病趋势，发病具有明显季节性，寒冷季节发病率高。据国内流行病学资料显示，脑卒中的发病率和死亡率男性显著高于女性，男女之比为（1.1～1.5）：1。随着社会的进步和人民生活水平的提高，以及人口的老龄化趋势，脑卒中的发病年龄有提前趋势，但发病高峰逐渐向后推迟。

脑卒中具有高发病率、高死亡率、高致残率、高复发率的特点。据统计，在存活的脑卒中患者中，约有 70% 不同程度地丧失劳动能力，其中，中重度致残者约占 40%，不但患者本人及其亲属痛苦不堪，还给家庭和社会造成沉重的经济负担。

2. 诱因及危险因素

（1）不可干预的危险因素：①年龄；②性别；③种族；④家族遗传性。值得注意的是，这些危险因素虽然无法进行干预，但可以筛查出高危人群。研究表明，遗传因素对脑梗死的影响较大，有阳性家族史者发生脑卒中的风险比正常人群约增加 30%。因此，全科医生需要仔细询问脑梗死的家族史，便于强化管理。

（2）可干预的危险因素：

1）高血压：国内外几乎所有研究都证实，高血压是脑梗死最重要的危险因素，脑梗死的发病率、死亡率上升与血压升高关系密切，且这种关系是直接的、持续的，并且是独立的。在其他危险因素控制良好的情况下，收缩压每升高 10mmHg，脑卒中发病相对风险增加 49%，舒张压每升高 10mmHg，脑卒中发病的相对风险增加 46%。

2）心脏病：心房颤动、瓣膜性心脏病、冠心病、充血性心力衰竭、扩张型心肌病及先天性心脏病均为脑血管病危险因素，其中以心房颤动最为重要。

3）糖尿病：高血糖是缺血性卒中发病独立危险因素，糖尿病患者发生卒中的危险性是普通人群的 4 倍，脑卒中的病情轻重与预后与糖尿病患者血糖水平及血糖控制情况有关。

4）血脂异常：高胆固醇血症、高密度脂蛋白减低、低密度脂蛋白增高及高甘油三酯血症，均为脑卒中的危险因素。

5）吸烟：吸烟为脑卒中的独立危险因素，被动吸烟同样有害。

6）饮酒：长期大量饮酒和急性酒精中毒均为脑梗死的危险因素。

7）颈动脉狭窄：对于成年人或心脑血管病高危人群，需要定期对脑血管进行检查和评估，颈动脉狭窄 60% ~ 99% 的人群，每年发生卒中的危险率为 3.2%。

8）其他脑梗死的危险因素：如偏头痛、代谢综合征、高凝状态、感染等，其治疗的获益尚不肯定，属于潜在可改变的危险因素，因此还需要进一步研究和长期观察。但作为社区全科医生，也应该重视对这部分居民的疾病筛查和管理。

3. 病例评估 患者平素身体健康，性格要强，为在职状态，目前尚未退休，此次发病后右侧肢体活动不利，右手无法写字，存在焦虑情绪。焦虑情绪主要来自单位压力，担心长时间请假无法重返工作岗位，也担心同事的看法，担心自己受到嘲笑。偏瘫肢体康复训练是长期过程，并不是一蹴而就的，医生应积极改善患者的精神及心理负担，消除精神压力，提高患者战胜疾病的信心。

（三）预防措施

1. 纠正不良生活习惯

（1）减重，减少热量，膳食平衡，增加运动，BMI 保持在 20 ~ 26kg/m^2。

（2）限盐，每人每日平均食盐量降至 6g 以下。

（3）减少膳食脂肪含量，总脂肪 < 总热量的 30%，饱和脂肪 < 10%，增加新鲜蔬菜每日 400 ~ 500g，水果每日 100g，肉类每日 50 ~ 100g，鱼虾类每日 50g，蛋类每周 3 ~ 4 个，奶类每日 250g。

（4）戒烟限酒，不吸烟，限酒，嗜酒者男性每日饮用酒精 < 20 ~ 30g，女性 < 15 ~ 20g，孕妇不饮酒。

（5）运动规律，适度的体育锻炼。

2. 病因预防

（1）控制血压：一般患者血压应该控制在 140/90mmHg 以下，高血压合并糖尿病或肾病患者，血压控制在 130/80mmHg 以下。

（2）治疗心脏疾病：≥40 岁应定期体检，以发现早期心脏病。如确诊为非瓣膜性房颤患者，应在监测 INR 情况下使用华法林抗凝治疗，INR 控制在 2.0 ~ 3.0。

（3）降低血脂：患者总胆固醇及低密度脂蛋白均升高，建议应用阿托伐他汀 20mg，每晚 1 次降脂治疗。若仅甘油三酯升高，可选用贝特类药物。用药期间需监测血常规、肝功能等情况。

（4）监测血糖：有心血管危险因素者应定期监测血糖，必要时测定糖化血红蛋白。一旦确诊血糖水平升高，应及时转诊到上级医院，为患者制订系统的治疗方案，并在社区进行系统管理。

3. 预防用药

（1）抗血小板药物：阿司匹林，常用剂量 75 ~ 150mg/d；氯吡格雷，常用剂量

75mg/d。

（2）他汀类药物：此类药物除可以调脂外，还可以稳定血管内斑块，从而预防缺血性卒中的发生。常用药物如辛伐他汀、阿托伐他汀、瑞舒伐他汀等。

4. 关注卒中后认知障碍 卒中后认知障碍以血管性痴呆发生率较高，是仅次于阿尔茨海默病的最常见痴呆类型。已发生持续性认知功能障碍甚至痴呆的患者可在积极治疗原发性脑血管病基础上，加用改善认知的药物，如石杉碱甲、银杏叶制剂、胞磷胆碱、多奈哌齐等。

5. 关注卒中后抑郁 卒中后抑郁在发病后 3～6 个月为高峰，2 年内发生率 30%～60%，已发生抑郁的患者应在专科医生指导下服用抗抑郁药物，并辅以社区心理治疗。

第六节　蛛网膜下腔出血案例

（一）案例概要

患者，女，71 岁，汉族，已婚。主因头晕伴恶心、呕吐 4 小时入院。

1. 病史

（1）现病史：患者于 4 小时前无明显诱因出现头晕伴恶心、呕吐，呕吐物为胃内容物，无发热、头痛，无视物成双，无饮水呛咳及吞咽困难，无肢体活动障碍及感觉障碍，无肢体抽搐及意识障碍，门诊行颅脑 CT 可见蛛网膜下腔异常高密度影，诊断为蛛网膜下腔出血，收住院治疗。

（2）既往史：高血压病史 10 年，血压最高达 180/100mmHg，长期口服"尼群地平 10mg，每日 2 次"，血压控制情况不详，否认冠心病及糖尿病病史。

2. 体格检查 T 36.4℃，P 86 次/分，R 18 次/分，BP 136/100mmHg。神清，精神差，言语流利，记忆力及计算力正常，双瞳孔正大等圆，对光反射灵敏，双侧眼球各方向活动自如，额纹对称，双侧面部出汗无异常，双侧侧鼻唇沟对称无变浅，无口角下垂，示齿口角无偏斜。悬雍垂居中，伸舌居中。四肢肌力 5 级，肌张力正常，感觉系统查体未见异常。双侧肱二头肌腱反射（＋＋），膝腱反射（＋＋），双侧 Babinski（－），颈部抵抗，心肺腹未见明显异常，双下肢无水肿。

3. 辅助检查

（1）头 CT（图 13 - 4）：蛛网膜下腔异常高密度影。

（2）心电图：心肌供血不足。

（3）生化：磷酸肌酸酶 443U/L↑，乳酸脱氢酶 279U/L↑。

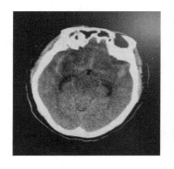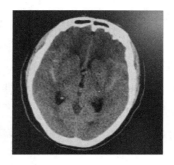

图 13 - 4　头 CT 示图

（4）血尿便常规、凝血六项、肝肾功能均未见明显异常。

4. 诊断

（1）蛛网膜下腔出血。

（2）高血压 3 级，极高危。

5. 病情评估　患者为蛛网膜下腔出血，病情较为严重。发病后 10 ~ 14 天可发生再出血，使死亡率约增加 1 倍；并发脑血管痉挛可出现继发脑梗死；另外容易出现急性胃溃疡、肺部感染、下肢静脉血栓等并发症。

主要危险因素：高血压。

患者年龄较大，因本病要求绝对卧床，患者担心不能正常进食以及大小便不方便等问题，并且本病较为严重，患者思想负担较重。患者家庭和睦，经济条件尚可，治疗依从性良好。

6. 诊疗计划

（1）诊断计划：蛛网膜下腔出血诊断明确，完善心电图、心脏彩超、血常规、肝肾功能、血糖血脂等评估患者一般情况，进一步检查头颈 CTA。

（2）治疗计划：治疗的基本原则为防治再出血，降低颅内压，减少并发症，治疗原发病和预防复发，患者 Hunt - Hess 分级 < Ⅲ级，检查头颈 CTA 显示双侧颈内动脉交通段动脉瘤，右侧椎动脉 V4 段动脉瘤，最大直径约 5.3mm × 2.9mm，建议行手术夹闭动脉瘤或介入栓塞治疗，但患者家属考虑风险太大，表示不能承受手术风险。

1）一般处理：安静卧床（4 ~ 6 周），吸氧，心电、血压、血氧饱和度监护，观察生命体征变化，若生命体征不稳定则转入重症监护室。嘱患者避免用力咳嗽、用力大便及情绪波动等。给予高纤维、高能量食物，注意维持水、电解质平衡，加强护理，避免肺部及尿路感染。

2）药物治疗：具体如下。

脱水降颅内压：患者恶心呕吐明显，考虑为颅内压增高，给予甘露醇降颅内压治疗后症状明显好转，也可选用呋塞米、甘油果糖等脱水剂。

调控血压：根据患者基础血压情况，一般将收缩压控制在 160mmHg 以下，可选用尼卡地平、拉贝洛尔等降压药。一般不选用硝普钠，因为硝普钠可升高颅内压。

止血药物：蛛网膜下腔出血患者不同于脑内出血，出血部位没有来自脑组织的压迫止血，可适当应用止血药如氨基己酸、氨甲苯酸和酚磺乙胺等，但考虑到可增加缺血性卒中的风险，一般在早期 3 天内应用，3 天后酌情使用。本例患者选择酚磺乙胺静脉滴注了 3 天。

预防血管痉挛：推荐早期口服或者静脉应用尼莫地平。

3）破裂动脉瘤的外科和血管内治疗：Humt－Hess 分级 ≤ Ⅲ 级时，推荐发病 3 天内进行治疗，但对于 Ⅳ、Ⅴ 级患者是否进行血管内治疗或手术治疗存在争议，因为这些患者整体预后较差。本例患者发病 1 个月后出现再出血，患者家属决定行动脉瘤栓塞术，手术过程顺利，术后给予放脑脊液疗法，颅内出血逐渐吸收后出院。

（二）案例分析

1. 流行病学 脑卒中是目前导致人类死亡的第二大原因，与心脏病、恶性肿瘤构成人类三大致死疾病。我国卒中发病率是全世界最高的国家之一，脑卒中对人类生命和健康的危害极大。原发性蛛网膜下腔出血占急性脑卒中的 10% 左右，为一种严重的疾病，病死率较高，总体预后较差，存活者亦有很高的致残率，不但给患者带来极大的痛苦，也给家庭和社会造成沉重的经济负担。蛛网膜下腔出血颅内血管常存在动脉瘤，动脉瘤破裂导致的蛛网膜下腔出血的发病率居于脑血管意外的第三位，每年在普通人群中有（8～10）/10 万人发病，在急诊就诊的头痛患者中发生率为 3%，死亡率高达 50%，幸存者中有 1/3 丧失自理能力。动脉瘤无论外科手术或介入栓塞治疗存在极大的手术风险及经济负担，并且部分患者手术后会再次出现新发动脉瘤，无疑对患者及患者的家庭都造成极大的心理压力及经济负担。

2. 诱因及危险因素

（1）不可干预的危险因素：遗传、先天性颅内动脉瘤、动静脉畸形等。如果一级亲属中有 2 例以上动脉瘤性蛛网膜下腔出血者，建议做头颈 CTA 或颅脑 MRA 进行动脉瘤筛查。这些危险因素虽然无法进行干预，但在筛查出本类人群后可酌情处理尚未破裂的动脉瘤或动静脉畸形，全科医生对本类人群要强化管理，要求患者定期复查，必要时经行外科手术或血管内治疗。

（2）可干预的危险因素

1）高血压：众所周知，高血压是造成动脉粥样硬化的关键因素，高血压脑动脉硬化可造成颅内血管出现微动脉瘤、夹层动脉瘤等，破裂后导致蛛网膜下腔出血。

2）血液系统疾病：凝血功能障碍增加颅内出血的风险，应积极控制原发病。

3）感染性疾病：真菌感染可导致真菌性动脉瘤，破裂后导致蛛网膜下腔出血。

4）吸烟、酗酒：吸烟、酗酒均可促进脑动脉粥样硬化，进一步导致颅内血管微动脉瘤的发生。

5）滥用药物：如可卡因和苯丙醇胺与蛛网膜下腔出血的发病相关，作为社区全科医生，应对有吸烟、酗酒嗜好及滥用相关药物的居民加强关于蛛网膜下腔出血的健康教育。

3. 病例评估　患者平素患有高血压，虽年龄极大，但仍需照顾老伴，并且性格要强，容易着急生气，生活较为节俭。此次发病后患者必须绝对卧床，吃饭、如厕等非常不方便，加之本病死亡率较高，经济负担较大，患者及其家属均存在极大的痛苦及焦虑情绪，医生应积极进行心理安慰，消除患者及其家属的痛苦焦虑情绪，提高患者及其家属战胜疾病的信心。

（三）预防措施

1. 纠正不良生活习惯

（1）低盐低脂饮食，减肥减重每人每日平均食盐量降至 6g 以下，多食膳食纤维。

（2）戒烟戒酒。

（3）保持情绪平稳，避免常着急生气及压力过大。

（4）避免滥用药物，应用各种药物前应咨询医生相关用法用量。

2. 病因预防

（1）对于发现颅内动脉瘤的患者，可考虑在动脉瘤破裂前进行干预，避免发生蛛网膜下腔出血而带来的巨大伤害，但预防性处理未破裂动脉瘤目前的争议很大，应充分权衡其获益和风险，破裂动脉瘤患者经治疗后仍有可能再发，需要对此类患者进行定期的影像学随访。

（2）控制血压，一般患者血压应该控制在 140/90mmHg 以下，高血压合并糖尿病或肾病患者，血压控制在 130/80mmHg 以下。

（3）控制血液系统疾病尽量保证凝血功能正常。

（4）对感染性疾病积极治疗，避免产生真菌性动脉瘤。

第十四章 全科医生规范化培训的皮肤病案例解析

本章通过案例概要（病史、体格检查、辅助检查、诊断、病情评估和诊疗计划）、案例分析（流行病学、诱因及危险因素和病例评估）和预防措施等对皮肤病的5个病例进行案例解析，树立规范的病案格式，解决医学生理论与实践相结合的问题。

第一节 银屑病案例

（一）案例概要

患者，女，35岁。反复躯干四肢皮疹10年伴痒，加重1个月。

1. 病史

（1）现病史：患者10年前无明显诱因四肢伸侧及躯干出现红色皮疹伴瘙痒，外用糖皮质激素后皮疹可部分消退，但皮疹易复发，时轻时重，冬重夏轻。患者诉食辛辣食物、咽部疼痛不适时皮疹易加重。1个月来患者工作繁忙，情绪紧张，作息不规律，皮疹逐渐增多累及躯干、四肢及头部，颜色红，瘙痒明显。

（2）个人史：无高血压、高血脂、糖尿病病史。否认食物、药物过敏史。

（3）家族史：父亲有相同病史30余年，家族其他无类似病史。

2. 体格检查 一般情况好，心、肺、腹物理检查无异常发现。

皮肤科检查：躯干、四肢伸侧、头皮散在多发红色斑块，界清，表面明显白色厚鳞屑。可见蜡滴现象及薄膜现象。

3. 辅助检查 血尿常规、红细胞沉降率、C反应蛋白、肝肾功能、免疫五项等无异常。皮肤组织病理检查：表皮角化不全，呈银屑病样增生，颗粒层减少、表皮内少许中性粒细胞。真皮乳头层毛细血管迂曲、扩张，向上延伸至乳头层。真皮浅层血管周围淋巴细胞灶状浸润。

4. 诊断 银屑病（斑块型）。

5. 病情评估 斑块状银屑病是寻常型银屑病最常见的类型，也是皮肤科的常见病。银屑病的诱发是多因素造成的，与遗传因素、感染、精神、气候、饮食、高代谢综合征等相关，目前银屑病尚无根治方法，治疗时避免使用副作用较大的药物导致患者其他脏器的损伤甚至肿瘤的发生；同时避免为了快速控制病情使用强效的抗炎药物，或者用药规律突然停药而导致银屑病转变为脓疱型银屑病和红皮病型银屑病。

6. 诊疗计划

（1）诊断计划：完善血尿常规、肝肾功能等，局部皮损行皮肤镜检测，必要时行皮肤组织病理检查。

（2）治疗计划

1）外用药物治疗：可选用糖皮质激素霜剂或软膏（卤米松乳膏等），应注意其不良反应，大面积长期应用强效或超强效制剂可引起全身不良反应，突然停药后可诱发脓疱型或红皮病型银屑病。也可选用维A酸类药物、维生素D，衍生物（卡泊三醇或他卡西醇）、钙调磷酸酶抑制剂等，各种角质促成剂（焦油制剂、蒽林软膏、喜树碱软膏、水杨酸软膏等）。也可联合使用外用药物提高疗效。运用保湿剂以加强对皮肤屏障的保护。

2）系统药物治疗：糖皮质激素一般不主张系统用于寻常型银屑病，可选用维A酸类药物（阿维A胶囊），中成药物如银屑颗粒、消银颗粒等。

3）生物制剂（靶向免疫调节剂）：生物制剂适用于常规系统治疗无效或耐受性差的中至重度银屑病和/或银屑病性关节炎的患者。如依那西普、阿达木单抗、司库奇尤单抗等。

4）物理治疗：如光化学疗法（PUVA）、UVB光疗（特别是窄谱UVB）、308nm准分子激光、浴疗等均可应用。

（二）案例分析

1. 流行病学 从世界范围看，银屑病患者在自然人群中的患病率为0.1%～3.0%。患病率世界各地差异很大，与种族、地理位置、环境等因素有关。一般高寒地区患病率高于温暖地区，干旱地区较气候湿润多雨区域高，日照短的地区高于日照长的地区，本病较少发生于热带。据全国1984年银屑病流行调查报告，我国的总患病率为0.123%，比欧美国家要低得多。在我国银屑病患病率北方高于南方，城市高于农村，男性高于女性。由于现代生活节奏加快，青壮年人群生活压力增大，加之各种环境刺激作用，银屑病发病率在逐年增高。

2. 诱因及危险因素 银屑病的病因尚未清楚，目前认为银屑病是在遗传因素与环境因素相互作用下，最终导致疾病发生或加重。

（1）遗传因素：银屑病患者，30% 有家族史，银屑病一级亲属的遗传度为 67.04%，二级亲属为 46.59%。父母一方有银屑病时，其子女银屑病的发病率为 16% 左右；而父母均为银屑病患者时，其子女银屑病的发病率达 50%。

（2）环境因素：环境因素在诱发及加重银屑病中起重要作用，包括感染、精神紧张、应激事件、外伤手术、妊娠、肥胖、酗酒、吸烟和某些药物作用等。其中点滴状银屑病发病常与咽部急性链球菌感染有关。

（3）免疫因素：银屑病是一种 T 细胞异常活化、浸润和皮肤角质形成细胞过度增殖为主要特征的慢性炎症性皮肤病。Th17 细胞及 IL – 23/IL – 17 轴在银屑病发病机制中可能处于关键地位，并成为新的治疗靶标。

3. 病例评估 目前银屑病尚无根治的方法，因为该病反复发作的特点使患者痛苦不堪。治疗的目的是控制症状，提高患者的生活质量，达到与疾病和平共处的状态。引导患者接受现实，耐心治疗，积极避免上呼吸道感染、劳累、精神紧张等诱发或加重因素。避免过激治疗而导致该病向重症银屑病类型转变。

（三）预防措施

银屑病的治疗目的包括控制症状，提高患者的生活质量。根据患者的疾病严重程度进行分级治疗。治疗不能仅局限于皮肤和关节，还应关注已经存在或可能发展的合并症。目前本病的有效治疗只能达到近期效果，不能防止复发。重视辨别患者对外用药治疗顺应性的心理类型，提高患者的疗效和生活质量。治疗中应禁用刺激性强的外用药，慎用可能导致严重不良反应的药物（如系统使用糖皮质激素、免疫抑制剂等），以免使病情加重或向其他严重类型转化。应做到针对不同病因、类型、病期，并考虑患者的受益与风险，给予相应治疗。同时还应重视心理治疗，避免上呼吸道感染、劳累、精神紧张等诱发或加重因素。

第二节　带状疱疹案例

（一）案例概要

患者，女，60 岁。右侧胸背部皮疹伴疼痛 4 天。

1. 病史

（1）现病史：患者 4 天前无明显诱因自觉右侧胸背部针刺样疼痛，数小时后在疼痛部位出现红斑及水疱。同时患者出现发热、乏力等症状。

（2）个人史：既往体健。否认高血压、高脂血症、糖尿病病史。否认食物、药物过敏史。

（3）家族史：家族其他人无类似病史。

2. 体格检查　T 37.5℃，R 20 次/分，P 80 次/分，BP 120/85mmHg。营养中等，自主体位，查体合作，急性痛苦貌。双肺呼吸音粗，未闻及干、湿啰音，心界不大，HR 80 次/分，律齐，各瓣膜听诊区未闻及杂音。腹软，无压痛、反跳痛。肝脾肋下未触及。

皮肤科检查：右侧胸背部分布大片状红斑，其上可见簇集米粒大小水疱，疱壁紧张。皮损呈带状分布，不超过体表中线。

3. 辅助检查　血常规：白细胞 $11.5 \times 10^9/L$，淋巴细胞绝对值 $4.5 \times 10^9/L$。C 反应蛋白、尿常规、便常规正常。肝肾功能、免疫五项、女性肿瘤五项等无明显异常。

4. 诊断　带状疱疹。

5. 病情评估　带状疱疹是由水痘－带状疱疹病毒引起来的病毒感染性疾病，多发生于老年人等免疫力低下人群。由于病毒具有亲神经性，感染后可长期潜伏于脊髓神经后根神经节的神经元内。当抵抗力低下或劳累、感染、感冒时，病毒可再次生长繁殖，并沿神经纤维移至皮肤，使受侵犯的神经和皮肤产生强烈的炎症。本病有一定自限性，但对于炎症反应较重、皮疹面积较大、老年患者应采取积极治疗，以防后期带状疱疹后遗神经痛。其治疗原则是镇痛、抗病毒、消炎、缩短病程及保护局部预防继发感染。

6. 诊疗计划

（1）诊断计划：完善血尿常规、肝肾功能、C 反应蛋白、肿瘤五项、免疫五项、呼吸道病原体等检查，特殊部位（头部）可行颅脑 CT 等排除其他病变。

（2）治疗计划

1）抗病毒药物：早期、足量抗病毒治疗，通常在发疹后48～72小时开始用药。选用核苷类抗病毒药如阿昔洛韦、伐昔洛韦、泛昔洛韦等。

2）镇静镇痛：急性疼痛期可选用非甾体抗炎药如双氯芬酸钠、三环类抗抑郁药物阿米替林。带状疱疹后遗神经痛可以选择单用加巴喷丁或普瑞巴林。

3）糖皮质激素：早期合理应用糖皮质激素可抑制炎症过程，缩短急性期疱疹相关性疼痛的病程，无禁忌证的老年患者可口服泼尼松，疗程1周左右。

4）外用药物治疗：以抗病毒、干燥、消炎为主。疱液未破时可外用炉甘石洗剂、阿昔洛韦乳膏或喷昔洛韦乳膏；疱疹破溃后可酌情用3%硼酸溶液或1：5000呋喃西林溶液湿敷，外用0.5%新霉素软膏或2%莫匹罗星软膏。

5）物理治疗：紫外线、频谱治疗仪、红外线等局部照射，可促进水疱干涸结痂，缓解疼痛。

（二）案例分析

1. 流行病学　带状疱疹是常见病、多发病。带状疱疹发病率终身发病风险约30%，在50岁后呈急剧升高，在 >85岁人群中更高达50%。人口老龄化、糖尿病患病率及HIV感染率高的特点可能使带状疱疹的发病率升高，不堪重负的医疗体系还可能使带状疱疹的并发症发生率升高。

2. 诱因及危险因素　病毒感染与自身免疫异常，机体受到某种刺激，如创伤、疲劳、恶性肿瘤或病后虚弱等导致机体抵抗力下降有关。

好发人群包括免疫力低下的人群，老年人，存在局部创伤的患者，较长时间接受糖皮质激素、免疫抑制剂和放疗的患者，未进行水痘疫苗接种的人群。

传播途径包括：直接接触传播——水痘－带状疱疹病毒主要通过接触水疱里面的液体进行传播，水疱里存在大量病毒颗粒，所以在水痘发出来之前以及结痂之后没有传染性，如果水痘出现破溃，就具有较高的传染性。间接接触传播——如果接触患者的日常用品，如毛巾、贴身衣服等可能会被传染。

3. 案例评估　带状疱疹神经痛是特征性之一，儿童患者疼痛不明显，老年患者疼痛明显甚至难以忍受。带状疱疹的疼痛症状影响患者日常活动及睡眠，疼痛越重影响越大，导致患者生活质量明显下降。带状疱疹后遗神经疼痛还可造成患者负面心理负担，约29%带状疱疹患者和43%带状疱疹后遗神经疼痛患者伴有中度焦虑或抑郁症状。

（三）预防措施

成年人50岁后带状疱疹发病风险急剧上升。因此，提高该群体抵抗力是首要预防措施。提倡健康生活方式，保持心情愉快、作息规律和饮食清淡有营养，适度体育锻炼，积极治疗患者基础疾病。因带状疱疹患者的水疱液含有感染性病毒，应采取接触隔离措施以防止接触者感染发生水痘。对免疫力低下的播散性带状疱疹患者还应采取呼吸道隔离措施直至皮损结痂脱落。

第三节　荨麻疹案例

（一）案例概要

患者，女，18岁。躯干、四肢散在红斑、风团伴瘙痒4天。

1. 病史

（1）现病史：患者 4 天前"咽部疼痛"后躯干出现片状红斑、风团，自觉瘙痒，夜间红斑、风团增多，部分融合大片。边界清，瘙痒加剧。患者自行口服"氯雷他定片"后症状稍缓解，皮疹大部分消退，皮疹消退后不留痕迹。今日患者自觉咽部不适，略有憋喘，同时红斑、风团遍布全身，面部、双手肿胀，瘙痒明显。

（2）个人史：无高血压、高脂血症、糖尿病病史。否认食物、药物过敏史。

（3）家族史：父母体健，家族其他无类似病史。

2. 体格检查　一般情况好，心、肺、腹检查无异常发现。

皮肤科检查：躯干、四肢散在大小不等红斑、风团，部分融合成大片。面部及双手肿胀，双眼睑水肿，睁眼困难。

3. 辅助检查　血常规：白细胞 13.6×10^9/L，C 反应蛋白 22mg/L。红细胞沉降率、肝肾功能、免疫五项等无异常。

4. 诊断　急性荨麻疹。

5. 病情评估　急性荨麻疹往往起病较急，可出现自发性风团和/或血管性水肿。患者常突然自觉皮肤瘙痒，很快于瘙痒部位出现大小不等的红色风团，呈圆形、椭圆形或不规则形，可孤立分布或扩大融合成片，一般 24 小时内风团变为红斑并逐渐消失，不留痕迹。胃肠道黏膜受累时可出现恶心、呕吐、腹痛和腹泻等症状，累及喉头、支气管时可出现呼吸困难甚至窒息。病情严重者可伴有心悸、烦躁甚至血压降低等过敏性休克症状。

6. 诊疗计划

（1）诊断计划：完善血尿常规、肝肾功能、C 反应蛋白、红细胞沉降率、肿瘤五项、免疫五项、自身抗体全项、变应原等检查，必要时行皮肤组织病理检查。

（2）治疗计划：治疗原则为祛除病因，抗过敏和对症治疗。

系统药物治疗：首选抗组胺药物治疗如氯雷他定、西替利嗪、奥洛他定、依巴斯汀等。维生素 C 及钙剂降低血管通透性，与抗组胺药有协同作用。伴腹痛者可给予解痉药物如山莨菪碱、阿托品等，考虑与感染相关的荨麻疹应立即使用抗生素控制感染。

病情严重，伴有休克、喉头水肿及呼吸困难者，应立即抢救。方法为：肾上腺素＋地塞米松皮下注射或肌内注射，必要时可重复使用，心脏病或高血压患者慎用；支气管痉挛严重时可静脉注射氨茶碱；喉头水肿呼吸受阻时可行气管切开，心搏呼吸骤停时，应进行心肺复苏术。

（二）案例分析

1. 流行病学　各种原因导致的肥大细胞等多种炎症细胞释放具有炎症活性的化

学介质，引起血管扩张和血管通透性增加、平滑肌收缩及腺体分泌增加是荨麻疹发病的核心环节。随着人类生活活动范围越来越广泛、复杂，接触致敏的物质越来越多，导致荨麻疹发病率逐渐升高。

2. 诱因及危险因素 致病原因较多，常见包括食物、感染、药物、呼吸道吸入物及皮肤接触物等。物理因素（冷、热、日光、摩擦及压力）、精神及内分泌因素和遗传因素等原因也可导致发生。另外，一些系统性疾病（系统性红斑狼疮、恶性肿瘤、代谢障碍、内分泌紊乱、自身免疫性甲状腺炎、溃疡性结肠炎等）亦可伴发本病。

3. 病例评估 向患者进行宣教，本病诊断容易，找到病因很难。可详细询问病史及做必要的体检。必要时行敏筛试验，积极避免接触变应原，去除病因。如不能去除则应减少各种促发因素，同时避免加重皮肤血管扩张的各种因素。告知患者即使无法找到病因，药物治疗也常能使疾病得到控制或治愈。对于急性荨麻疹要注意患者有无呼吸道及胃肠道症状；慢性荨麻疹患者全身症状一般较轻，风团时多时少，反复发生，常达数月或数年之久。常与感染及系统性疾病有关。此外，注意阿司匹林、非甾体抗炎药、青霉素、血管紧张素转换酶抑制药、麻醉剂、酒精等都会加剧病情。

（三）预防措施

积极避免接触可能的变应原性物质，包括食物（动物蛋白、植物蛋白、食物添加剂等）、感染（肝炎病毒、柯萨奇病毒、链球菌、真菌、寄生虫等）、药物（青霉素类抗生素、血清制剂、各种疫苗等）、呼吸道吸入物及皮肤接触物（花粉、动物皮屑和毛发、尘螨等）等。另外还有物理因素（冷、热、日光、摩擦及压力）、精神及内分泌因素和遗传因素等。

第四节　过敏性紫癜案例

（一）案例概要

患儿，男，9岁。双下肢瘀点、瘀斑9天，踝关节疼痛3天。

1. 病史

（1）现病史：患儿9天前无明显诱因足背出现绿豆大小瘀点，不痛不痒，未予以重视。剧烈活动后双小腿出现散在绿豆至黄豆大小瘀点，脚踝处出现蚕豆大小瘀斑。3天前患者自觉双踝关节肿胀伴疼痛，同时皮疹数目逐渐增多，部分瘀点密集分布融合成瘀斑，压之不褪色。

（2）个人史：无高血压、高脂血症、糖尿病病史。否认食物、药物过敏史。

（3）家族史：父母体健，家族其他人无类似病史。

2. 体格检查　一般情况好，心、肺、腹检查无异常发现。咽部充血明显，双侧扁桃体无肿大。

皮肤科检查：双下肢散在或密集分布绿豆至蚕豆大小的瘀点、瘀斑，部分融合成片，压之不褪色，伴双踝关节肿胀及压痛。

3. 辅助检查　血常规：白细胞 $13 \times 10^9/L$，血小板 $266 \times 10^9/L$，C 反应蛋白 $35mg/L$，尿常规、肝肾功能、免疫五项、红细胞沉降率、凝血四项等无异常。皮肤组织病理检查：表皮正常，真皮浅层毛细血管和细小血管内皮细胞肿胀，管壁有纤维蛋白沉积，血管及周围有中性粒细胞浸润。

4. 诊断　过敏性紫癜（关节型）。

5. 病情评估　过敏性紫癜是一种 IgA 型抗体介导的变态反应性毛细血管和细小血管炎，其特征为非血小板减少的皮肤紫癜，可伴有关节痛、腹痛和肾脏病变。皮肤损害几乎见于所有患者，仅累及皮肤者称为单纯型，50% ~75% 患者出现关节肿痛，称为关节型。近 50% 出现腹痛，主要是脐周和下腹部疼痛伴恶心、呕吐甚至消化道出血，称为腹型，个别严重者可出现肠套叠或穿孔；20% ~50% 会出现程度不等的血尿、蛋白尿及管型，称为肾型，一般预后良好。

6. 诊疗计划

（1）诊断计划：完善血尿常规、肝肾功能、C 反应蛋白、红细胞沉降率、凝血四项、免疫五项、心肌酶、24 小时蛋白尿、变应原等检查，必要时行皮肤组织病理检查。

（2）治疗计划：大多数具有自限性，要积极寻找致病因素。

1）单纯皮肤型：可用芦丁片、钙剂、维生素 C、抗组胺药物等，秋水仙碱、氨苯砜可以缩短病程、改善皮损。

2）关节痛明显时可给予非甾体抗炎药。腹型紫癜需积极治疗，系统给予糖皮质激素甚至联合细胞毒药物（环磷酰胺），严重的肾型紫癜如肾功能受损、大量蛋白尿也需要给予系统糖皮质激素治疗。

（二）案例分析

1. 流行病学　好发于儿童和青少年，75% 的病例发生在 6 岁以下儿童，90% 发生在 10 岁以下儿童，高峰年龄为 4~8 岁，男性多于女性。儿童的年发病率约为 1/10 000。成人也可发生。

2. 诱因及危险因素　该病病因复杂，细菌（如溶血性链球菌）、病毒（如流感病毒）、食物、药物（水杨酸盐类、抗生素类、巴比妥类）等均可导致发病，恶性肿瘤和器官非特异性自身免疫病亦可成为本病的可能病因。

3. 病例评估　过敏性紫癜给儿童的正常生活和发育带来极大困扰，因其属于血管类疾病，在治疗和护理时都需要十分留心。为了防止儿童患过敏性紫癜，家长需要采取措施预防。本病致病原因不明，发病期多有上呼吸道感染症状，常见病毒及链球菌性咽炎。过敏性紫癜是由于变应原刺激，引起变态反应，使体内的微血管脆性出血，不具有传染性。虽然过敏性紫癜性属非遗传性疾病，但存在遗传好发倾向，也就是说如果父母得过敏性紫癜，后代也会容易得此病。在日常生活中要多注意保养，营养要均衡，平时注意休息，养成健康文明的生活习惯和良好的心态。

（三）预防措施

注意避免儿童与变应原接触，如花粉、化学物品、油漆、汽油、尘螨等。过敏体质的儿童不要养宠物，尽量减少与动物皮毛的接触，特别是已经明确致敏原的患儿更应当注意。注意饮食卫生，让儿童养成勤洗手的习惯，不洁瓜果及水生植物不能让儿童吃，以杜绝感染肠道寄生虫的机会。增强体质，多带儿童参加体育锻炼，能提高机体对各种感染的免疫力，避免过敏性紫癜的发生诱因。注意气候变化，及时给儿童增减衣服，预防感冒。家长要注意定时给房间通风换气以保持居室空气清新。儿童患病后，在病情未痊愈之前，不要接种各种预防疫苗，待儿童病情彻底痊愈 3~6 个月才能进行接种，以免病情复发。

第五节　天疱疮案例

（一）案例概要

患者，女，55 岁。反复躯干四肢红斑、水疱 2 年，加重 1 个月。

1. 病史

（1）现病史：两年前患者无明显诱因前胸部出现散在绿豆大小红斑伴瘙痒，当时予以"皮炎"处理，皮疹逐渐好转，但反复发作，红斑逐渐增多至前胸、后背、头皮，并且出现绿豆大小的水疱，疱壁较薄，易破溃。破溃后形成糜烂面，在家予以激素药膏外用（具体不详），效果欠佳，同时口腔出现疼痛性溃疡。

（2）个人史：高血压病史 2 年，目前控制良好。无高脂血症、糖尿病病史。否认食物、药物过敏史。

（3）家族史：父母双亡，家族其他无类似病史。

2. 体格检查　一般情况好，心、肺、腹物理检查无异常发现。

皮肤科检查：躯干、上肢、头皮散在绿豆至蚕豆大小红斑，红斑基础上可见绿豆大小的水疱，疱壁薄，有糜烂、痂皮；口腔可见点状溃疡。

3. 辅助检查　血尿常规、红细胞沉降率、C反应蛋白、肝肾功能、免疫五项等无异常。

皮肤组织病理检查：棘层松解、表皮内水疱，疱腔内有棘层松解。

4. 诊断　寻常型天疱疮。

5. 病情评估　天疱疮是一组由表皮细胞松解引起的自身免疫性慢性大疱性皮肤病。特点是在皮肤和黏膜上出现松弛性水疱或大疱，疱易破呈糜烂面，民科利斯基征阳性，组织病理为表皮内水疱。好发于中年人，男性多于女性。临床多数患者表现为寻常型天疱疮，典型皮损为外观正常皮肤上发生水疱或大疱，或在红斑基础上出现大疱，疱壁薄，民科利斯基征阳性，易破溃形成痛性糜烂面，渗液较多，可结痂，若继发感染则伴有臭味。寻常型天疱疮预后在天疱疮中最差，死亡原因多为长期、大剂量应用糖皮质激素等免疫抑制剂后引起的感染等并发症及多脏器衰竭，也可因病情持续发展导致大量体液丢失、低蛋白血症、恶病质而危及生命。

6. 诊疗计划

（1）诊断计划：完善血尿常规、肝肾功能、C反应蛋白、红细胞沉降率、血糖、血脂、肿瘤五项、免疫五项、自身抗体全项、凝血四项等检查，行皮肤组织病理检查。

（2）治疗计划：治疗目的在于控制新皮损的发生，防止复发。治疗关键在于糖皮质激素等免疫抑制剂的合理应用，同时防止并发症。

1）一般治疗：加强支持疗法，给予富有营养的易消化饮食；预防和纠正低蛋白血症，注意水、电解质与酸碱平衡紊乱。

2）局部护理：对皮肤、黏膜糜烂面的护理和防止继发感染是降低死亡率、提高疗效的重要环节。注意房间温度、清洁度并保持通风、干燥。对糜烂面感染者外用或全身给予敏感抗生素。

3）系统药物治疗：具体如下。

糖皮质激素：是治疗的一线药物。疾病的早期阶段需要给予充分的治疗。初始剂量根据类型、病情严重程度而定，黏膜损害重、皮损范围广者可选择静脉给药。治疗是否有效以有无新水疱出现为标准，如在1周内无明显的新水疱出现，表明剂量足够，反之应加量或加用其他免疫抑制剂；在无新水疱出现2周后即可逐渐减量，减量过程宜缓慢，以防复发；在皮损大多消退后可给予小剂量泼尼松长期维持，直至停止治疗。

其他免疫抑制剂：一线免疫抑制剂硫唑嘌呤（AIA）或吗替麦考酚酯（MMF）

和二线免疫抑制剂环磷酰胺（CTX）等。

其他治疗：静脉注射人血丙种免疫球蛋白主要用于常规治疗无效或出现激素或免疫抑制剂禁忌证的患者。

天疱疮最主要的死亡原因是继发感染，预防的关键是避免不必要的超量使用糖皮质激素等免疫抑制剂，其次是尽快找到感染依据，给予敏感抗生素。

（二）案例分析

1. 流行病学　天疱疮好发于中年患者，男女均可发病，男性略多于女性。其中寻常型天疱疮是最常见且具有代表性的一组临床类型，寻常型天疱疮在世界范围内发病率低，(0.076～5.000)/(10万人·年)。在德系犹太人群和东方国家，如印度、马来西亚、日本，发病率偏高，我国发病率亦相对偏高。在伊朗、中国及犹太人群中对寻常型天疱疮的流行病学调查显示，其平均发病年龄是40～60岁，亦见于儿童。

2. 诱因及危险因素　天疱疮的病因尚不明确，存在遗传易感性。但目前广为接受的是一种表皮棘细胞间桥粒的结构蛋白，即天疱疮自身抗体对患者的皮肤及黏膜组织造成破坏，从而形成水疱和溃疡等表现。除此之外，一些药物也可作为诱发因素。

（1）遗传因素：HLA－DRB1＊0402 和 HIA－DQB1＊0503 单倍体与疾病遗传易感性有关。

（2）免疫因素：本病是由器官特异性自身抗体－抗 Dsg 抗体介导的器官特异性自身免疫病。

（3）一些药物可以诱发天疱疮，停药后可以自愈。

3. 病例评估　天疱疮目前主要的治疗方式是药物治疗，症状可以得到非常好的控制，但很少可以得到根治，停药后病情可复发或者恶化。因为病因不明，无明确预防措施，反复发作是患者痛苦的根源。寻常型天疱疮病情严重，药物治疗可部分缓解症状。其他类型的天疱疮治疗效果较好，坚持用药一般可以治愈。给患者正确的宣教，合理用药，合理膳食，保证充足的睡眠等。

（三）预防措施

天疱疮的病因尚不明确，因此无有效的筛查方法，但是通过一些措施可以避免其复发，以预防严重感染，避免危及患者生命。保证充足的睡眠，定期进行适度锻炼，减轻患者的心理负担，保持健康的心态。合理膳食，三餐规律，宜清淡饮食，少糖、少辛辣饮食，增加营养，提高抵抗力。改善生活习惯，保持生活环境清洁。避免长时间在日光下暴晒。衣物要宽松，减少与皮肤摩擦。避免着凉、感冒，平时注意皮肤及用物清洁，注意口腔卫生，防止感染。

第十五章 全科医生规范化培训的
妇科疾病案例解析

　　本章通过案例概要（病史、体格检查、辅助检查、诊断、病情评估和诊疗计划）、案例分析（流行病学、诱因及危险因素和病例评估）和预防措施等对妇科系统的 5 个病例进行案例解析，树立规范的病案格式，解决医学生理论与实践相结合的问题。

第一节　子宫肌瘤案例

（一）案例概要

　　患者，女，48 岁，汉族，已婚，农民。体检发现子宫肌瘤 5 年，伴尿频 1 个月余。

1. 病史

　　（1）现病史：患者 5 年前体检发现子宫肌瘤，直径约 3cm，无腰酸、下坠，无腹部疼痛，不伴月经异常，无尿频、尿急，不伴腹泻、便秘。患者未行进一步检查和治疗。定期复查妇科彩超，发现子宫肌瘤缓慢长大。1 个月前患者无明显诱因出现尿频，无尿急和尿痛，不伴发热和腰痛，遂再次复查妇科彩超，发现子宫前壁肌瘤，大小约 9cm×8cm×8cm。患者自发病以来情绪稳定，体检肝肾功能、血脂、血常规均正常。

　　（2）既往史：既往体健，否认高血压、糖尿病、心脏病病史。20 岁结婚，育有 1 子 1 女。平素月经规律，初潮 13 岁，经期 5~6 天，周期 28~30 天，既往月经量中等，无血块，无痛经，白带无异常。父母体健。家庭经济收入稳定，夫妻关系和睦。

2. 体格检查　T 36℃，P 80 次/分，R 18 次/分，BP 120/80mmHg。发育正常，营养中等，正常体形，自主体位，神清语利，查体合作。全身浅表淋巴结未触及，巩膜无黄染。双肺呼吸音清，未闻及干、湿啰音，叩诊心界不大，心音有力，HR 80 次/分，律齐，未闻及杂音。腹部平坦，腹软，肝脾未触及，腹部无压痛、反跳痛及肌紧张。阴道检查：已婚经产型外阴，阴道畅，阴道内分泌物不多，宫颈光滑，无宫颈举痛和摇摆痛，无接触性出血。子宫体增大，如孕 3 个月大小，子宫前壁可触及一大小约 9cm×9cm×8cm 的肿物，表面光滑，活动可，无压痛，双侧附件区未触及明显异常。

3. 辅助检查　妇科彩超：子宫前位，大小 7.3cm×6.5cm×4.8cm，肌壁回声均匀，子宫前壁浆膜下可探及一大小约 8.6cm×7.8cm 的低回声团块，边界清。CDFI：其内可见少量血流信号。双侧附件区未见明显异常回声。超声诊断：子宫肌瘤。

4. 诊断　子宫肌瘤。

5. 病情评估　目前存在的健康问题如下。

（1）危险因素：患者处于生育期，雌孕激素水平不平衡可能是子宫肌瘤发生的主要原因。

（2）患者出现压迫症状，排尿异常，首选子宫肌瘤剔除术，可经腹腔镜手术或开腹手术。

（3）患者一般情况良好，心理稳定，对所患疾病了解，能服从治疗，家庭经济状况良好，能听从医务人员的指导，定期随诊，依从性较高。手术风险中等，预后好。

6. 诊疗计划

（1）诊断计划

1）检查血常规、肝肾功能、凝血四项、妇科彩超、宫颈 TCT、HPV 分型检测等检查。

2）建议入妇科病区住院手术治疗。

3）经期保持心情愉悦，注意休息，改善生活习惯，少食植物性雌激素和动物性激素类食物。

（2）治疗计划

1）观察：无症状肌瘤一般不需治疗，特别是近绝经妇女。

2）药物治疗：具体如下。

促性腺激素释放激素类似物（GnRH－a）：采用大剂量连续或长期非脉冲式给药，可抑制 FSH 和 LH 分泌，降低雌激素至绝经后水平，以缓解症状并抑制肌瘤生长使其萎缩，但停药后又逐渐增大。

其他药物：米非司酮，每日 10mg 或 12.5mg 口服，可作为术前用药或提前绝经使用，但不宜长期使用。

手术治疗：肌瘤切除术、子宫切除术。

其他治疗：子宫动脉栓塞术（UAE）、高能聚焦超声（HIFU）、宫腔镜子宫内膜切除术（TCRE）。

（二）案例分析

1. 流行病学　国家统计病学最新统计资料表明，子宫肌瘤在 30～50 岁的女性发病率约30%。在临床上多因肌瘤数目不多，体积不大，无月经不调或其他症状而被忽略。子宫肌瘤多见于 30～50 岁妇女，30 岁以下少见，20 岁以下极少见，以 40～50 岁发生率最高，占 51.2%～60.9%。绝经以后肌瘤如果长大，一般表示有变性，尤其警惕有肌瘤变性。

2. 诱因及危险因素　子宫肌瘤是育龄期妇女的高发良性肿瘤，其病因和发病机制至今尚未清楚。因肌瘤好发于生育期，青春期前少见，绝经后萎缩或消退，提示其发生可能与女性激素相关。也有研究结果显示，子宫肌瘤的发生发展与机体内分泌、遗传、生殖等内在因素以及妇科炎症、饮食习惯、生活行为等外在因素有关。

3. 病例评估　子宫肌瘤是一种常见的生殖器官良性肿瘤，无症状肌瘤一般不需治疗，特别是近绝经期妇女。症状轻、近绝经年龄或全身情况不允许时可行药物治疗。出现如下症状应考虑手术治疗：①因肌瘤导致月经过多、致继发贫血；②严重腹痛、性交痛或慢性腹痛、有蒂肌瘤扭转而引起的急性腹痛；③肌瘤体积大压迫膀胱、直肠等引起相应症状；④因肌瘤造成不孕或反复流产；⑤疑有肉瘤变者。手术根据生育要求可选择子宫肌瘤剔除术或子宫全切术，可经腹、经腹腔镜或经阴道手术。

（三）预防措施

子宫肌瘤大多数是良性的，可以通过预防来减少肌瘤的发生。比如培养健康的生活方式，养成有规律的生活习惯。学会自我调节，避免不良的生活情绪，保持积极乐观的心情。

预防子宫肌瘤还要注意营养均衡，合理饮食，多吃五谷杂粮、新鲜的蔬菜水果，还要坚持低脂饮食。

预防子宫肌瘤要注意避孕，防止人工流产手术对身体的伤害，还要注意保持正常的月经，适量运动、加强锻炼，增强身体抵抗力。

第二节　宫颈癌案例

（一）案例概要

患者，女，42 岁，汉族，已婚，农民。间断阴道排液 2 个月，阴道出血 1 个月。

1. 病史

（1）现病史：患者 2 个月前出血阴道排液，无臭味；1 个月前出现阴道间断出血，伴接触性出血，月经周期和经期、经量较前无明显变化。无腹部疼痛，无腰酸、下坠，无尿频、尿急，不伴腹泻、便秘。曾就诊于当地医院行宫颈活检术，病理结果提示：宫颈鳞状细胞癌，免疫组化结果：P16（＋），P63（＋），Ki67（95％）。发病以来患者情绪低落，检查肝肾功能、血脂、血常规均正常。

（2）既往史：既往体健，否认高血压、糖尿病、心脏病病史。20 岁结婚，育有 1 女。平素月经规律，初潮 13 岁，经期 4～5 天，周期 28～30 天，既往月经量中等，无血块，无痛经，白带无异常。父母体健。家庭经济收入稳定，夫妻关系和睦。

2. 体格检查 T 36.2℃，P 72 次/分，R 18 次/分，BP 110/70mmHg。发育正常，营养中等，正常体形，自主体位，神清语利，查体合作。全身浅表淋巴结未触及，巩膜无黄染。双肺呼吸音清，未闻及干、湿啰音，叩诊心界不大，心音有力，HR 72 次/分，律齐，未闻及杂音。腹部平坦，腹软，肝脾未触及，腹部无压痛、反跳痛及肌紧张。阴道检查：已婚经产型外阴，阴道畅，阴道壁黏膜无充血，宫颈肥大，宫颈下唇可见一直径约 3cm 的糜烂组织，质硬，触之出血，子宫体正常大小，形态规则，质中，活动可，无压痛，双侧附件区未触及明显异常。

三合诊：直肠黏膜光滑，双侧骶主韧带弹性可，双侧宫旁间隙存在，指套无血染。

3. 辅助检查 宫颈活检病理诊断：宫颈鳞状细胞癌。免疫组化结果提示：P16（＋），P63（＋），Ki67（95％）。

泌尿系统彩超：双肾输尿管未见明显异常。肝胆脾彩超：肝胆脾未见明显异常。盆腔 MRI：临床提示宫颈癌。

4. 诊断 宫颈癌 I B2 期。

5. 病情评估 目前存在的健康问题如下。

（1）危险因素：患者明确诊断为宫颈癌，可首选宫颈癌根治术，患者较年轻，术后生育功能永久丧失，但可以保留双侧卵巢。

（2）患者术后根据病理结果和分化程度可能需要进一步辅助放化疗治疗，放疗可能会导致卵巢功能丧失。

（3）患者一般情况良好，心理稳定，对所患疾病了解，能服从治疗，家庭经济状况良好，能听从医务人员的指导，定期随诊，依从性较高，预后与是否达到根治性切除、癌灶侵犯深度、淋巴结转移情况、是否有远处转移等相关。

6. 诊疗计划

（1）诊断计划

1）检查血常规、肝肾功能、凝血四项、妇科彩超、鳞状上皮癌相关抗原、肝胆脾彩超、泌尿系统彩超、盆腔 MRI 等检查。

2）建议妇科病区住院手术治疗。

3）注意增加营养，保持心情愉悦，纠正并控制合并症。

（2）治疗计划

1）手术治疗：手术的优点是年轻患者可保留卵巢及阴道功能，主要用于早期宫颈癌患者。

2）放射治疗：根治性放疗，适用于部分 I B3 期和 II A2 期和 II B – IV A 期患者和全身情况不适宜手术的患者；辅助放疗，适用于手术后病理检查发现有中、高危因素的患者；姑息性放疗，适用于晚期患者局部减瘤放疗或对转移病灶姑息放疗。

3）全身治疗，包括全身化疗和靶向治疗、免疫治疗。

（二）案例分析

1. 流行病学　宫颈癌是最常见的女性生殖道恶性肿瘤，发病率在女性恶性肿瘤中居第二位，在某些发展中国家甚至位居首位。宫颈癌全球每年新发病例约 50 万，占所有癌症新发病例的 5%，其中 80% 以上在发展中国家。每年超过 26 万名妇女死于宫颈癌，主要在低、中收入国家。中国每年新发病例达 13.15 万，宫颈癌死亡人数每年约 5.3 万，约占全部女性恶性肿瘤死亡人数的 18.4%。可见宫颈癌是危害我国女性健康与生命的重要疾病。

2. 诱因及危险因素　宫颈癌与 HPV 感染、多个性伴侣、吸烟、性生活过早（<16 岁）、性传播疾病、经济状况低下、口服避孕药和免疫抑制等因素相关。

（1）HPV 感染：目前已知 HPV 共有 160 多个型别，40 余种与生殖道感染有关，其中 13～15 种与宫颈癌发病致密相关。已在接近 99% 的宫颈癌组织发现有高危型 HPV 感染，其中约 70% 与 HPV16 和 18 型相关。高危型 HPV 产生病毒癌蛋白，其中 E6 和 E7 分别作用于宿主细胞的抑癌基因 $p53$ 和 Rb 使之失活或降解，继而通过一系列分子事件导致癌变。接种 HPV 预防性疫苗可以实现宫颈癌的一级预防。

（2）性行为和分娩次数：多个性伴侣、初次性生活 <16 岁、早年分娩、多产与宫颈癌发生有关。与有阴茎癌、前列腺癌或其性伴侣曾患宫颈癌的高危男子性接触的妇女，也易患宫颈癌。

（3）其他：吸烟可增加感染 HPV 效应，屏障避孕法有一定的保护作用。

3. 病例评估　患者现存在焦虑、紧张、低落情绪，患恶性肿瘤会担心预后问题，担心生命和生活质量问题。应详细向患者和家属讲述宫颈癌的发病原因和治疗效果。早期宫颈癌的预后非常好，且宫颈鳞状细胞癌对放疗特别敏感。经过手术或放射治疗，IA 期宫颈癌患者的 5 年生存率可达 95% 以上，IB 期、II 期和 III 期宫颈癌的 5 年生存率分别为 80% ~85% 、60% ~70% 和 30% ~35% 。建议早发现、早诊断、早治疗的"三早"原则。

（三）预防措施

宫颈癌是可以预防的肿瘤。

1. 推广 HPV 预防性疫苗接种（一级预防），通过阻断 HPV 感染预防子宫颈癌的发生。

2. 普及、规范宫颈癌筛查，早期发现 SIL（二级预防），及时治疗高级别病变，术后规范复查，防止宫颈病变进一步发展（三级预防）。

3. 开展预防宫颈癌知识宣教，提高预防性疫苗注射率和筛查率，建立健康的生活方式。

第三节 子宫内膜癌案例

（一）案例概要

患者，女，53 岁，汉族，已婚，农民。绝经 1 年，阴道出血 1 个月余，发现子宫内膜癌 9 天。

1. 病史

（1）现病史：患者 52 岁时自然绝经，绝经后无异常阴道出血和阴道排液。患者 1 个月前无明显诱因出现无痛性阴道出血，少于既往月经量，无异味，不伴腹部疼痛，无腰酸、下坠，无大小便异常，持续 10 天后自行停止，患者未行进一步检查和治疗。间隔 1 周后再次出现阴道少量出血，症状同前，遂就诊于当地医院行诊断性刮宫术，术后病理提示子宫内膜中分化腺癌。发病以来患者情绪稳定，检查肝肾功能、血脂、血常规均正常。

（2）既往史：既往高血压病史多年，最高达 170/100mmHg，给予厄贝沙坦 150mg/次，每日 1 次，口服，血压控制可；否认糖尿病、心脏病病史。25 岁结婚，育有 2 子。平素月经规律，初潮 15 岁，经期 3 ~5 天，周期 28 ~30 天，闭经年龄 52 岁；既往月经量中等，颜色正常，无血块，无痛经，白带无异常。父母体健，爷爷因贲门癌去世。家庭经济收入稳定，夫妻关系和睦。

2. 体格检查 T 36.8℃，P 78 次/分，R 18 次/分，BP 167/100mmHg，BMI 28kg/m^2。发育正常，营养中等，体形肥胖，自主体位，神清语利，查体合作。全身浅表淋巴结未触及，巩膜无黄染。双肺呼吸音清，未闻及干、湿啰音，叩诊心界不大，心音有力，HR 78 次/分，律齐，未闻及杂音。腹部平坦，腹软，肝脾未触及，腹部无压痛、反跳痛及肌紧张。阴道检查：已婚经产型外阴，阴道畅，阴道内分泌物不多，宫颈光滑，无宫颈举痛和摇摆痛，无接触性出血，子宫体增大，如孕 50 余天，质软，活动可，无压痛，双侧附件区未触及明显异常。

3. 辅助检查 子宫内膜病理诊断：子宫内膜中分化腺癌。

泌尿系统彩超：双肾输尿管未见明显异常。肝胆脾彩超：肝胆脾未见明显异常。盆腔 MRI：膀胱充盈可，壁未见明确增厚，子宫体形态、大小尚可，子宫底内膜局限性增厚，周围结合带存在，宫颈体积增大，双侧附件区未见明确异常影，直肠形态及信号未见明确异常，盆腔内未见明确增大的淋巴结信号，双侧腹股沟内见多发稍大淋巴结。提示：①子宫底内膜局限性增厚；②双侧腹股沟内稍大淋巴结。

4. 诊断 子宫内膜癌。

5. 病情评估 目前存在的健康问题如下。

（1）危险因素：患者围绝经期，明确诊断为子宫内膜癌，可首选子宫内膜癌分期术。

（2）患者合并高血压，控制血压平稳后择期手术治疗，术后根据病理结果和分化程度可能需进一步辅助放化疗治疗或激素治疗。

（3）患者一般情况良好，心理稳定；对所患疾病了解，能服从治疗，家庭经济状况良好，能听从医务人员的指导，定期随诊，依从性较高，预后与是否达到根治性切除、癌灶侵犯深度、淋巴结转移情况、是否有远处转移等相关。

6. 诊疗计划

（1）诊断计划

1）检查血常规、肝肾功能、凝血四项、妇科彩超、女性肿瘤五项、肝胆脾彩超、泌尿系统彩超、盆腔 MRI 等。

2）建议入妇科病区住院手术治疗。

3）注意增加营养，保持心情愉悦，纠正并控制合并症。

（2）治疗计划

1）手术治疗：为首选治疗方法，手术目的一是进行手术 – 病理分期，确定病变范围及预后相关因素；二是切除病变子宫及其他可能存在的转移病灶。

2）放疗：放疗是治疗子宫内膜癌有效方法之一，分近距离照射及体外照射两种。

3）化疗：为全身治疗，适用于晚期或复发子宫内膜癌，也可用于术后有复发高危因素患者的治疗，以期减少盆腔外的远处转移。

4）孕激素治疗：主要用于保留生育功能的早期子宫内膜癌患者，也可作为晚期或复发子宫内膜癌患者的综合治疗方法之一。

（二）案例分析

1. 流行病学　　子宫内膜癌为女性生殖道三大恶性肿瘤之一，占女性全身恶性肿瘤的7%，占女性生殖道恶性肿瘤的20%～30%。根据2015年国家癌症中心统计，我国发病率为63.4/10万，死亡率21.8/10万。近年子宫内膜癌发病率呈现上升趋势。平均发病年龄为60岁，其中75%发生于50岁以上妇女。

2. 诱因及危险因素　　病因不十分清楚。通常将子宫内膜癌分为两种类型，Ⅰ型：又称雌激素依赖型（estrogen－dependent），其发生可能是在无孕激素抵抗的雌激素长期作用下，发生子宫内膜增生、不典型增生、继而癌变。子宫内膜增生主要分为两类：不伴有不典型的增生（hyperplasia without atypia）和不典型增生（atypical hyperplasia，AH），前者属良性病变，后者属癌前病变，有可能发展为癌。Ⅰ型子宫内膜癌多见，均为子宫内膜样癌，患者较年轻，常合并肥胖、高血压、糖尿病、不孕或不育及绝经延迟，或伴有无排卵疾病、功能性卵巢肿瘤、长期服用单一雌激素或他莫昔芬等病史，肿瘤分化较好，雌、孕激素受体阳性率高，预后好。Ⅱ型子宫内膜癌是非雌激素依赖型（estrogen－independent），发病与雌激素无明确关系。这类子宫内膜癌的病理形态属少见类型，如子宫内膜浆液性癌、透明细胞癌、癌肉瘤等，多见于老年妇女，肿瘤恶性度高，分化差，雌、孕激素受体多呈阴性或低表达，预后不良。

3. 病例评估　　该患者情绪稳定，对所患疾病能积极配合治疗。详细向患者和家属讲述子宫内膜癌的发病原因和治疗效果。子宫内膜癌若能早期发现并给予合适的治疗，预后较好。Ⅰ型子宫内膜癌较Ⅱ型子宫内膜癌预后好。影响子宫内膜癌预后的因素包括病理类型、组织学分级、肌层浸润深度、淋巴结转移和子宫外病灶等。此外，患者的全身情况和治疗方案的选择也与预后息息相关。经过合适的治疗，早期子宫内膜癌患者的5年生存率可达95%以上，且复发率在15%以下。建议规范手术治疗，术后根据病理结果行必要的辅助治疗。

（三）预防措施

1. 重视绝经后妇女阴道流血和绝经过渡期妇女月经紊乱的诊治。

2. 正确掌握雌激素应用指征及方法。

3. 对有高危因素的人群，如肥胖、不孕、绝经延迟、长期应用雌激素及他莫昔芬等，应密切随访或监测。

4. 加强对林奇综合征妇女的监测，有建议可在30～35岁开展每年1次的妇科检查、经阴道超声和内膜活检，甚至建议在完成生育后可预防性切除子宫和双侧附件。

第四节 功能失调性子宫出血案例

（一）案例概要

患者，女，51 岁，汉族，已婚，职员。阴道不规则出血 1 个月余，头晕乏力 3 天加重 1 天。

1. 病史

（1）现病史：患者 1 个月前无明显诱因出现阴道不规则出血，似既往月经量，无异味，不伴腹部疼痛，无腰酸、下坠，无大小便异常，患者自以为围绝经期月经紊乱，未行进一步检查和治疗。3 天前出现头晕乏力，活动后症状加重，自行休息后症状可改善，1 天前头晕乏力症状加重，患者为进一步治疗入院。自发病以来患者情绪稳定，检查心肺、肝肾功能正常。

（2）既往史：既往体健，否认高血压、糖尿病、心脏病病史。25 岁结婚，育有 2 女。平素月经规律，初潮 15 岁，经期 3~5 天，周期 28~30 天；既往月经量中等，颜色正常，无血块，无痛经，白带无异常。父母体健，兄妹 3 人均健康。家庭经济收入稳定，夫妻关系和睦。

2. 体格检查 T 36.3℃，P 70 次/分，R 18 次/分，BP 95/65mmHg，BMI 24kg/m²。贫血貌，发育正常，营养中等，体形正常，自主体位，神清语利，查体合作。全身浅表淋巴结未触及，眼结膜和口唇黏膜苍白。双肺呼吸音清，未闻及干、湿啰音，叩诊心界不大，心音有力，HR 70 次/分，律齐，未闻及杂音。腹部平坦，腹软，肝脾未触及，腹部无压痛、反跳痛及肌紧张。阴道检查：已婚经产型外阴，阴道畅，阴道内可见大量血块，宫颈光滑，无宫颈举痛和摇摆痛，无接触性出血，可见暗红色血液自阴道口流出，子宫体略大，如孕 50 天，质软，活动可，无压痛，双侧附件区未触及明显异常。

3. 辅助检查 血常规：红细胞 $4.0 \times 10^{12}/L$，血红蛋白 70g/L，红细胞压积 29.8，血小板 $264 \times 10^9/L$，白细胞 $5.76 \times 10^9/L$。

妇科彩超：子宫大小正常，形态规则，子宫肌壁回声均于，子宫内膜厚 1.4cm，回声不均匀，双侧附件未扫及异常。提示子宫内膜增厚，回声不均匀。

4. 诊断 功能失调性子宫出血。

5. 病情评估 目前存在的健康问题如下。

（1）危险因素：患者在围绝经期，存在排卵功能障碍，需激素药物长期调节治疗。

（2）患者合并贫血，需在纠正贫血的前提下，排除宫颈病变后，进一步行子宫内膜活检，明确诊断。

（3）患者一般情况良好，心理稳定，对所患疾病了解，能服从治疗，家庭经济状况良好，能听从医务人员的指导，定期随诊，依从性较高。

6. 诊疗计划

（1）诊断计划

1）检查血常规、肝肾功能、凝血四项，尿妊娠试验、性激素六项、妇科彩超、宫腔镜等。

2）建议妇科门诊专科就诊，必要时住院治疗。

3）经期保持心情愉悦，注意休息，有异常阴道出血及时就诊。

（2）治疗计划

1）药物治疗：具体如下。

孕激素治疗：地屈孕酮片 10mg，每日 2 次口服，共 10 日；微粒化孕酮 200～300mg，口服，每日 1 次，共 10 日；黄体酮 20～40mg，肌内注射，每日 1 次，共 3～5日；醋酸甲羟孕酮 6～10mg，口服，每日 1 次，共 10 日。

孕激素内膜脱落法：高效合成孕激素，炔诺酮治疗出血量多时，首剂量为 5mg，每 8 小时 1 次，血止后每隔 3 日递减 1/3 量，直至维持剂量为 2.5～5.0mg/d，持续用至血止后 21 日停药，停药后 3～7 日发生撤药性出血。

雄激素：丙酸睾酮 25～50mg，肌内注射，用 1～3 日。

GnRH-a：也可用于止血的目的。

止血药：妥塞敏、酚磺乙胺、维生素 K 等及止血药物治疗。

2）手术治疗：子宫内膜去除术，子宫切除术。

（二）案例分析

1. 流行病学 世界各国家和地区虽有一定的种族差异，但各种功能失调性子宫出血发生率基本相似。世界卫生组织资料显示，在育龄期女性中有 19% 有月经过多，其最常见的原因为功血。某些资料显示，异常子宫出血可出现于 20%～50% 的女性。欧洲 ESHRE 统计 30%～40% 的子宫切除原因为功血，尤其是 40 岁以上的女性。

2. 诱因及危险因素 主要病因为排卵障碍。合并肥胖、高血压、糖尿病、不孕及绝经延迟，或伴有无排卵疾病、功能性卵巢肿瘤、长期服用单一雌激素或他莫昔芬等病史的女性更易患病。

3. 病例评估　异常子宫出血多见于围绝经期排卵功能障碍所致，子宫内膜长期处于低剂量雌激素的刺激下发生不规则增生和不规则脱落，早期功能失调性子宫出血多为子宫内膜良性增生，重视异常出血，尽早调节月经周期，一般都能安全度过围绝经期。

（三）预防措施

异常子宫出血的预防方法如下。

1. 异常子宫出血是一种生活方式病，其中精神压力过大、情绪剧烈波动、抑郁、惊恐、担忧等占了绝大多数原因，所以我们要学会减压，学会心理调节。

2. 过度饮食、过度减肥、过度肥胖、长期熬夜等也是造成异常子宫出血的原因，所以我们要改善生活方式。

3. 环境、季节的变化也是病因之一，所以需要增强适应能力。

第五节　病理性闭经案例

（一）案例概要

患者，女，38 岁，汉族，已婚，农民。因闭经 1 年余就诊。

1. 病史

（1）现病史：患者平素月经规律，经量、经期正常，末次月经 1 年前，具体日期不详。1 年前自诉减重 20kg 后出现闭经，无腹部疼痛，无腰酸、下坠，无大小便异常，间断给予黄体酮不规律口服未见明显效果。自发病以来患者情绪不稳定，易紧张、焦虑，检查心肺、肝肾功能正常。

（2）既往史：既往体健，否认高血压、糖尿病、心脏病病史。22 岁结婚，育有 1 子 1 女。平素月经规律，初潮 13 岁，经期 3~5 天，周期 28~30 天；既往月经量中等，颜色正常，无血块，无痛经，白带无异常。父母体健，兄妹 4 人均健康。家庭经济收入稳定，夫妻关系和睦。

2. 体格检查　T 36.3℃，P 70 次/分，R 18 次/分，BP 100/70mmHg，BMI 22kg/m²，发育正常，营养中等，体形偏瘦，自主体位，神清语利，查体合作。全身浅表淋巴结未触及，结膜无黄染。双肺呼吸音清，未闻及干、湿啰音，叩诊心界不大，心音有力，HR 70 次/分，律齐，未闻及杂音。腹部平坦，腹软，肝脾未触及，腹部无压痛、反跳痛及肌紧张。阴道检查：已婚经产型外阴，阴道畅，宫颈光滑，无宫颈举痛和摇摆痛，无接触性出血，子宫体正常大小，质中，活动可，无压痛，双侧附件区未触及明显异常。

3. 辅助检查 血常规：红细胞 $4.0 \times 10^{12}/L$，血红蛋白 $120g/L$，红细胞压积 34.5，血小板 $264 \times 10^9/L$，白细胞 $5.76 \times 10^9/L$。

妇科彩超：子宫大小正常，形态规则，子宫肌壁回声均匀，子宫内膜厚 0.6cm，回声均匀，双侧附件未扫及异常。提示：子宫附件未见明显异常。

4. 诊断 继发性闭经。

5. 病情评估 目前存在的健康问题如下。

（1）危险因素：闭经 1 年余，经黄体酮对症治疗后效果不明显，患者体形偏瘦，短期迅速减肥后出现闭经。

（2）患者一般情况良好，心理稳定，对所患疾病了解，能服从治疗，家庭经济状况良好，能听从医务人员的指导，定期随诊，依从性较高。

6. 诊疗计划

（1）诊断计划

1）检查血常规、肝肾功能、凝血四项，性激素六项、妇科彩超、子宫输卵管造影、盆腔和垂体 CT 或 MRI、宫腔镜等检查。

2）建议到妇科内分泌门诊专科就诊。

3）注意保持心情愉悦，注意休息。

（2）治疗计划

1）全身治疗：全身治疗占重要地位，运动性闭经者应减少运动量，应激或精神因素所致闭经应进行耐心的心理治疗，消除精神紧张和焦虑，肿瘤、多囊卵巢综合征等引起的闭经应对因治疗。

2）激素治疗：性激素补充治疗①雌激素补充治疗：戊酸雌二醇 1mg/d，妊马雌酮 0.625mg/d，连用 21 天，停药 1 周后重复给药。②雌孕激素人工周期疗法：适用于无子宫者。上述雌激素连用 21 天，后 10 天同时给予地屈孕酮 10~20mg 或醋酸甲羟孕酮 6~10mg。③孕激素疗法：适用于体内有一定内源性雌激素水平的I度闭经患者，可用于月经周期后半期口服地屈孕酮 10~20mg/d 或醋酸甲羟孕酮 6~10mg/d。

促排卵：①氯米芬：适用于有一定内源性雌激素水平的无排卵者，月经第 5 日起，每日 50~100mg，连用 5 日。②促性腺激素：适用于低促性腺激素闭经及氯米芬促排卵失败者，常用 hMG 或 FSH 和 hCG 联合用药促排卵，hMG 或 FSH 一般每日剂量 75~150U，于撤药性出血的 3~5 天开始，卵巢无反应，每隔 7~14 天增加半支，直至超声下见优势卵泡，最大 225IU/d，待优势卵泡达成熟标准时，再使用 hCG 5000~10 000U 促排卵。③促性腺激素释放激素激动剂。④溴隐亭：单纯高 PRL 血症患者，每日 2.5~5.0mg，一般在服药的第 5~6 周能使月经恢复。

辅助生殖技术：手术治疗方法如下。①生殖器畸形矫治术：若无法手术矫正则应行子宫切除术。②Asherman综合征：采用宫腔镜直视下分离术。③肿瘤：卵巢肿瘤一经确诊，应予手术治疗。

（二）案例分析

1. 流行病学　发病率：目前国内暂无权威的该疾病发病数据。

好发人群：目前无循证医学证据支持该疾病好发于哪一类人群。

2. 诱因及危险因素　包括精神因素，如突然或长期的精神压抑、紧张、焦虑、环境改变、过度劳累、情感变化等；生活方式，如体重过低或肥胖，过度锻炼；以及药物因素，如长期口服避孕药，服用抗精神病药、恶性肿瘤化疗药、抗抑郁药、降压药、抗过敏药物等，以及疾病因素，包括下丘脑性、垂体性、卵巢性、子宫性、下生殖道性疾病因素等。

3. 病例评估　月经是由下丘脑-垂体-卵巢轴的周期性调节造成子宫内膜周期脱落形成的，因此在下丘脑、垂体、卵巢和生殖道特别是子宫的各个环节出现的任何器质性或功能性变化，均可能引起闭经。其他内分泌腺的器质性和功能性异常，也可能影响月经以致发生闭经。对于出现闭经的症状，及时就医，早期发现引起闭经的原因，尽早治疗，但可能需长时间治疗甚至终身激素治疗。

（三）预防措施

1. 重视月经规律，一旦发现月经异常要尽早调整。

2. 保持心情愉悦，避免过度运动和节食减肥，避免熬夜，保证规律生活，乐观地面对人生。

3. 饮食中应避免乳制品，可以多吃生菜、海带、鲑鱼（含骨）、沙丁鱼等，应少食多餐、多喝水，减少咖啡因和酒精的摄入。

4. 有自己的爱好和生活方式，做一些自己喜欢的运动，如走路、慢跑、骑车、跳舞、跳绳、游泳等。

5. 保持规律的性生活。

第十六章　全科医生规范化培训的
传染病案例解析

本章通过案例概要（病史、体格检查、辅助检查、诊断、病情评估和诊疗计划）、案例分析（传染源、传播途径、人群易感性和流行特征）和预防措施等对传染病的 4 个病例进行案例解析，树立规范的病案格式，解决医学生理论与实践相结合的问题。

第一节　布鲁氏菌病案例

（一）案例概要

患者，男，66 岁，汉族，已婚。主因间断发热 2 个月入院。

1. 病史

（1）现病史：患者于 2 个月前无明显诱因出现发热，自清晨体温开始升高至下午 4 时体温升至最高，晚上患者体温可逐渐降至正常，最高体温可达 38.7℃，发热时患者感四肢肌肉酸痛，周身乏力，平素患者腰部疼痛，发热时腰部酸痛加重，无夜间盗汗，无头晕、头痛，无恶心、呕吐，无胸闷、气促，无腹痛、腹泻。患者就诊于当地诊所，给予抗生素（具体药名及剂量不详）治疗，并给予退热药物（具体药名及剂量不详），应用退热药物后，患者大汗后体温可恢复正常，但停药后患者再次出现上述症状，患者上述症状反复，不缓解，现为求进一步诊治来院，由门诊收入院。

（2）既往史：既往否认高血压、糖尿病、冠心病、脑梗死病史，否认肝炎、结核、伤寒病史，否认手术、外伤、输血史，否认食物及药物过敏史，预防接种史不详。患者生于原籍，久居本地，未到过疫区及牧区，患者有喂羊史，羊群卖出已 3 个月。

2. 体格检查　T 38.5℃，P 80 次/分，R 18 次/分，BP 120/60mmHg，神清语利，周身皮肤黏膜无黄染、瘀点、瘀斑，周身浅表淋巴结未触及肿大。

双肺呼吸音粗，未闻及干、湿啰音，律齐，各瓣膜听诊区未闻及病理性杂音，腹软，无压痛、反跳痛、肌紧张，双下肢无水肿，腰部压痛明显，神经系统查阴性。

3. 辅助检查

（1）血常规：白细胞 $5.57 \times 10^9/L$，中性粒细胞 $3.58 \times 10^9/L$，血红蛋白 $108g/L$，血小板 $278 \times 10^9/L$。

（2）结核菌素试验阴性。风湿三项：CRP 47.5mg/L，RF < 9.19U/ml，ASO < 53.4U/ml。呼吸道病原体九项阴性。肥达氏、外斐反应：斑疹伤寒抗体阴性，变形菌 OX_k、OX_{19}、OX_2 抗体均阴性，甲、乙、丙型伤寒沙门菌抗体阴性，伤寒沙门菌 O 抗体、H 抗体均阴性。真菌 D – 葡聚糖检测及曲霉菌免疫学检测值在正常范围。EB 病毒抗体测定阴性。自身抗体全项结果阴性。布鲁氏病试管凝集试验 1：100，布鲁氏病虎红平板凝集试验阳性。

（3）腰椎核磁：①L_2、L_3 椎体轻度后移位，椎体增生退变；②L_1、L_2 椎体骨质水肿信号，椎间隙信号增高，考虑感染的可能；考虑 $L_5 \sim S_1$ 间盘面上下缘终板炎，T_{12}椎体轻度楔形改变；$L_2 \sim S_1$ 间盘膨出，黄韧带增厚，椎管狭窄，腰部软组织水肿信号。

4. 诊断

（1）布鲁氏菌病。

（2）布鲁氏菌并发脊柱炎。

5. 病情评估　患者病程 2 个月，目前处于布鲁氏菌感染急性期，经正规、足疗程的治疗是可以治愈的，但少数病例可遗留骨和关节的器质性损坏，使肢体活动受限，亦可出现中枢神经系统后遗症，使肢体活动受限或精神异常。

6. 诊疗计划

（1）诊断计划：完善肝肾功能、凝血六项、男性肿瘤五项、心电图、心脏超声等。

（2）治疗计划

1）对症和一般治疗：给予患者单间隔离，注意休息，补充必需营养，并给予对症治疗。

2）病原治疗，选择能进入细胞内的抗菌药物，利福平（600 ~ 900mg/d）和多西环素（200mg/d）作为首选方案，连用 6 周。

（二）案例分析

1. 传染源　目前已知有 60 多种家畜、家禽，野生动物是布鲁氏菌的宿主。与人类有关的传染源主要是羊、牛及猪，其次是犬、鹿、马、骆驼等。染菌动物首先在同种动物间传播，造成带菌或发病，随后感染人类。

2. 传播途径

（1）经皮肤黏膜接触传染，直接接触病畜或其排泄物、阴道分泌物、娩出物，或在饲养、挤奶、剪毛、屠宰以及加工皮、毛、肉等过程中没有注意防护，可经皮肤微伤或眼结膜受染；也可间接接触病畜污染的环境及物品而受到感染。

（2）经消化道传染：食用被病菌污染的食品、水或食生乳以及未煮熟的肉、内脏而受到感染。

（3）经呼吸道传染：病菌污染环境后形成气溶胶，可发生呼吸道感染。

（4）其他，如苍蝇携带，蜱叮咬也可传播本病。

（三）预防措施

对疫区的传染源进行检疫，治疗或捕杀病畜，加强畜产品的消毒和卫生监督，做好高危职业人群的劳动防护和菌苗接种。

第二节　传染性单核细胞增多症案例

（一）案例概要

患者，男，72岁，汉族，已婚。主因乏力半年，发现白细胞减少1周入院。

1. 病史

（1）现病史：患者于半年前无明显诱因出现乏力，伴周身酸痛不适，无发热、寒战，无鼻塞、流涕，无咽干、咽痛，无咳嗽、咳痰，无腹痛、腹泻，无尿频、尿急、尿痛，未予重视，症状逐渐加重，1周前就诊于当地门诊，发现白细胞、血小板减少，遂就诊于医院门诊，查骨髓象：三系增生活跃，外周血可见异性淋巴细胞，单核细胞占9%，1天前复查血常规：白细胞 1.90×10^9/L，单核细胞数 0.9×10^9/L，单核细胞比例47.3%，血红蛋白143g/L，血小板 88×10^9/L。为进一步治疗，门诊收入院。

（2）既往史：既往否认高血压、糖尿病、冠心病、脑梗死病史，否认肝炎、结核、伤寒病史，否认手术、外伤、输血史，否认食物及药物过敏史，预防接种史不详。患者生于原籍，久居本地，未到过疫区及牧区。

2. 体格检查　T 36.5℃，P 72次/分，R 18次/分，BP 83/65mmHg。神清语利，周身皮肤黏膜无黄染、瘀点、瘀斑，颈部可触及数枚肿大淋巴结，最大者直径约2cm，咽无充血，双肺呼吸音粗，未闻及干、湿啰音，律齐，各瓣膜听诊区未闻及病理性杂音，腹软，无压痛、反跳痛、肌紧张，肝脾肋下未触及，双下肢无水肿，腰部压痛明显，神经系统查阴性。

3. 辅助检查

（1）血常规：白细胞 $1.36 \times 10^9/L$，中性粒细胞 $0.3 \times 10^9/L$，单核细胞 $0.64 \times 10^9/L$，单核细胞比率 47%，血红蛋白 108g/L，血小板 $278 \times 10^9/L$。

（2）EB 病毒抗体测定阳性。

（3）肺部 CT：双肺局限肺气肿及肺大疱，右肺中叶外侧段一微小结节，纵隔内大血管及冠脉钙化，右肺下叶后基底段小片状间质性炎性改变，考虑右肾囊肿。

4. 诊断　传染性单核细胞增多症。

5. 病情评估　患者为老年男性，经积极抗病毒治疗，预后可，但患者合并白细胞减少，随病情进展可合并细菌、真菌感染等，有发生脾破裂、脑膜炎、心肌炎等风险而危及患者生命。

6. 诊疗计划

（1）诊断计划：完善肝肾功能、凝血六项、男性肿瘤五项、呼吸道病原体检测进行鉴别诊断。

（2）治疗计划

1）非药物治疗：给予患者单间隔离，嘱患者卧床休息，加强营养。

2）药物治疗：阿昔洛韦 0.5g，每日 2 次，静脉滴注抗病毒；重组人粒细胞刺激因子 150μg/d 皮下注射升白细胞。

（二）案例分析

1. 传染源　人是 EBV 的贮存宿主，患者和 EBV 携带者为传染源，病毒在口咽部上皮细胞内增殖，故唾液中含有大量病毒，排毒时间可持续数周至数月。EBV 感染后长期病毒携带者可持续或间断排毒达数年之久。

2. 传染途径　主要经口密切接触而传播（口－口传播），飞沫传播虽有可能，但并不重要，偶可通过输血传播。

3. 易感人群　本病多见于儿童和少年，近年 16～30 岁青年患者占相当大的比例。6 岁以下幼儿多呈隐性感染或轻症感染，体内出现 EBV 抗体，但无嗜异体抗体。15 岁以上青年多呈典型发病，EBV 抗体和嗜异体抗体均为阳性。35 岁以上患者少见。发病后可获得持久免疫力，第二次发病罕见。

（三）预防措施

本病尚无有效的预防措施，急性期应呼吸道隔离，其呼吸道分泌物宜用漂白粉、氯胺或煮沸消毒。可接种豆苗疫苗减少该病发病。

第三节 伤寒案例

（一）案例概要

患者，男，75岁，汉族，已婚。主因发热1周入院。

1. 病史

（1）现病史：患者于1周前无明显诱因出现发热，最高体温可达37.5℃，精神差，食欲差，伴周身乏力，双上肢颤动，行走困难，就诊于当地县医院，给予改善循环、抗感染、退热治疗，患者仍间断发热，体温可上升至39.0℃，发热前有畏寒，无寒战，患者上述症状逐渐加重，无咳嗽、咳痰，无头晕、头痛，无恶心、呕吐，无胸闷、气促，无腹痛、腹泻，感腹胀，为求进一步治疗来院。

（2）既往史：既往否认高血压、糖尿病、冠心病、脑梗死病史，否认肝炎、结核、伤寒病史，否认手术、外伤、输血史，否认食物及药物过敏史，预防接种史不详。患者生于原籍，久居本地，未到过疫区及牧区。

2. 体格检查 T 38.9℃，P 66次/分，R 22次/分，BP 146/97mmHg，神清语利，精神欠佳，反应迟钝，听力减退，周身皮肤黏膜无黄染、瘀点、瘀斑，周身浅表淋巴结未触及肿大，双肺呼吸音粗，未闻及干、湿啰音，律齐，各瓣膜听诊区未闻及病理性杂音，腹胀，呈揉面感，右下腹轻压痛，无反跳痛，肝脾肋下未触及，双下肢无水肿，神经系统查阴性。

3. 辅助检查

（1）血常规：白细胞 8.63×10^9/L，中性粒细胞 7.87×10^9/L，嗜酸性粒细胞 0.01×10^9/L，中性细胞比率91.10%，嗜酸性粒细胞比率0.1%，血红蛋白156g/L，血小板 288×10^9/L。尿常规：尿蛋白（+），隐血（+++）。粪便常规：隐血阳性。

（2）肺部+上腹CT示：右肺上叶后段肺大疱，主动脉弓管壁钙化，双侧胸膜呈肥厚，右侧胸腔少量积液，间位结肠，胃、结肠管扩张积气。

（3）肥达氏、外斐氏应：斑疹伤寒抗体阴性，变形菌 OX_k、OX_{19}、OX_2 抗体均阴性，甲、乙、丙型伤寒沙门菌抗体阴性，伤寒沙门菌O抗体1：90，伤寒沙门菌H抗体1：200。

4. 诊断 伤寒。

5. 病情评估 患者为老年男性，目前诊断为肠伤寒，可并发肠出血，为伤寒常见的并发症，多出现在2~3周，发病率为2%~15%，常有饮食不当、活动过多，腹泻及排便用力过度等诱发因素，大量出血时可出现体温突然下降，头晕、口渴、恶心和烦躁不安等症状，体检可发现患者面色苍白、手足冰冷、呼吸急促，脉搏细速、血压下降等休克体征。可并发肠穿孔，为最严重的并发症，常发生于病程第2~3周，穿孔部位多发生在回肠末段，成人比小儿多见，穿孔可发生在经过病原治疗，患者的病情明显好转的数天内，穿孔前可有腹胀、腹泻或肠出血等前兆，临床表现为右下腹突然疼痛，伴恶心、呕吐及休克表现。可出现中毒性肝炎、中毒性心肌炎、支气管炎及肺炎、溶血性尿毒综合征等并发症。

6. 诊疗计划

（1）诊断计划：完善肝肾功能、凝血六项、男性肿瘤五项、血培养、骨髓培养、心电图、心脏超声等进行诊断及鉴别诊断。

（2）治疗计划

1）一般治疗：按照肠道传染病常规进行消毒隔离，临床症状消失后，每隔5~7天送粪便进行伤寒杆菌培养，连续两次阴性可解除隔离。嘱患者卧床休息，检测患者生命体征变化，发热期应给予高热量、高维生素、易消化、无渣饮食。

2）降体温：高热时可进行物理降温，不宜用发汗退热药物，可用冰袋冷敷或25%~30%酒精四肢擦浴。便秘时可用开塞露或生理盐水低灌肠，禁用泻药。

3）溶血性尿毒综合征：使用足量有效的抗菌药物控制伤寒杆菌的原发感染，可应用肾上腺皮质激素，输血、碱化尿液，必要时进行血液透析，促进肾功能恢复。

（二）案例分析

1. 传染源　带菌者或患者为伤寒的唯一传染源。带菌者：①伤寒患者在潜伏期已经从粪便排菌，称潜伏期带菌者；②恢复期仍然排菌但在3个月内停止者，称暂时带菌者；③恢复期排菌超过3个月者，称慢性带菌者，可终身带菌，为主要传染源。

2. 传播途径　伤寒杆菌可通过粪-口途径感染人体。水源污染是本病最重要的传播途径。食物污染是传播伤寒的主要途径。日常生活密切接触是伤寒散发流行的传播途径。苍蝇和蟑螂等媒介可机械性携带伤寒杆菌引发散在流行。

3. 人群易感性　未患过伤寒和未接种过伤寒菌苗的个体，均易感。

4. 流行特征　伤寒可发生于任何季节，以夏秋季多见。发病以学龄期和青年多见。

（三）预防措施

1. 控制传染源　患者应按肠道传染源隔离。症状体征完全消失后的第15天再解除隔离。如有条件，症状消失后5天和10天各做尿、粪便培养，连续两次阴性，才能解除隔离。

2. 切断传播途径 应做好水源管理、饮食管理、粪便管理和消灭苍蝇等卫生工作。

3. 保护易感人群 对易感人群进行伤寒、副伤寒甲、乙联菌苗预防接种，皮下注射3次，检测7~10天，各0.5ml、1.0ml、1.0ml，免疫期为1年，每年可加强1次，1.0ml，皮下注射。

第四节 水痘案例

（一）案例概要

患者，女，28岁，汉族，已婚。主因前胸、后背散在丘疹、水疱伴发热1天入院。

1. 病史

（1）现病史：患者于1天无明显诱因前胸皮肤出现散在红色斑片、粟粒至绿豆大小丘疹、水疱，自觉瘙痒，患者病情进行性加重，瘙痒剧烈，皮疹逐渐增多，累及后背部皮肤，水疱疱液澄清，部分皮疹中央可见脐凹，部分水疱破溃、结痂，伴发热，最高体温达39.2℃，无寒战，无肌肉、关节酸痛，无咳嗽、咳痰，无咽部疼痛，无头晕、头痛，无胸闷、气促，无恶心、呕吐，就诊于当地门诊，给予退热药（具体药名及剂量不详）、金银花颗粒、阿莫西林治疗，患者体温可降至正常，但周身皮损未见好转，为求进一步诊治遂住院治疗。

（2）既往史：否认高血压、糖尿病、冠心病、脑梗死病史，否认肝炎、结核、伤寒病史，否认手术、外伤、输血史，否认食物及药物过敏史，预防接种史不详。无吸烟、饮酒病史。

2. 体格检查 T 38.7℃，P 106次/分，R 18次/分，BP 134/94mmHg。神志清楚，前胸及后背部皮肤泛发性粟粒至绿豆大小水疱，皮疹向心性分布，部分水疱破溃、结痂，周围绕以红晕。周身浅表淋巴结未触及。咽部无红肿，双侧扁桃体无肿大。心肺腹查体未见明显异常。神经系统阴性。

3. 辅助检查 血常规：白细胞4.04×10^9/L，淋巴细胞比率18.06%，中性粒细胞比率72.40%，单核细胞比率8.70%，Hb 108g/L，血小板141×10^9/L。C反应蛋白2.65mg/L。

4. 诊断 水痘。

5. 病情评估 水痘多为自限性疾病，10天左右可自愈，儿童患者症状和皮疹均较轻，但成人水痘患者症状较重，若机体免疫力低下，可出现病毒性心肌炎、肺炎、肾小球肾炎、皮肤继发感染，还可因继发细菌感染所致的坏疽型水痘，皮肤大片坏死，可因败血症死亡等。

6. 诊疗计划

（1）诊断计划：完善肝肾功能、凝血六项、免疫五项、心电图、心脏超声等相关检查。

（2）治疗计划

1）一般治疗和对症治疗：给予患者单间隔离，发热时嘱患者卧床休息，给予易消化食物和注意补充水分，加强护理，保持皮肤清洁，避免搔抓疱疹。皮肤瘙痒时，可用炉甘石洗剂涂擦，疱疹破裂后外用抗生素软膏。

2）抗病毒治疗：早期应用阿昔洛韦，是治疗水痘病毒感染的首选抗病毒药物。成人常用量 0.8g，一日 5 次，共 7～10 天。如皮疹出现 24 小时内进行治疗，则能控制皮疹的发展，加速病情恢复。

3）防治并发症：继发细菌感染时应及早选用抗生素。

（二）案例分析

1. 传染源　患者是唯一的传染源，病毒存在于患者上呼吸道和疱疹液中，发病前 1～2 天至皮疹完全结痂为止均有传染性。易感儿童接触带状疱疹患者后，也可发生水痘。

2. 传播途径　主要通过呼吸道飞沫和直接接触传播，亦可通过接触被污染的用具传播。

3. 人群易感性　本病传染性极强，人群对水痘普遍易感。易感儿童接触后 90% 发病，6 个月以下婴儿较少见，孕妇患水痘时，胎儿可被感染，病后可获得持久免疫，二次感染发病者极少见，但以后可发生带状疱疹。本病一年四季均可发生，以冬春季为高。

（三）预防措施

患者应予以呼吸道隔离至全部疱疹结痂，其污染物、用具可用煮沸或日晒等方式消毒。对于免疫功能低下者、正在使用免疫抑制剂治疗者或孕妇，如有接触史，可用丙种球蛋白 0.4～0.6ml/kg，或带状疱疹免疫球蛋白 0.1ml/kg，肌内注射，以减轻病情。

参 考 文 献

［1］曹剑峰，范启勇．漫谈"智慧医疗"［J］．上海信息化，2011（3）：26－28.

［2］陈珺．一种知识库体系的设计构建方法及在媒体领域的应用探索［J］．中国传媒科技，2019（5）：106－108.

［3］陈敏，武琼，张帧，等．智慧医疗卫生服务的挑战与启示［J］．中华医院管理杂志，2013，29（8）：597－599.

［4］崔传霞，孙斌，唐立岷．我国全科医生队伍发展现状及问题分析［J］．中国卫生产业，2017，14（19）：139－141.

［5］代涛．部分国家卫生信息体系建设经验与启示［J］．中国数字医学，2015，10（7）：5－9.

［6］董浩，申鑫，冯晶，等．我国全科医生留职意愿现状及影响因素分析［J］．中国社会医学杂志，2021，38（3）：301－304，308.

［7］杜兆辉．城市社区家庭医生制服务的实践与思考［J］．中国全科医学，2011，14（31）：3541－3543.

［8］方嫒，林德南．智慧医疗研究综述［J］．新经济，2014（19）：70－72.

［9］高东平，方安，李杨，等．知识服务平台的设计与应用——以重大传染病信息知识服务平台为例［J］．情报理论与实践，2011，34（7）：111－115.

［10］高秋菊，谢佳新，李俊丽，等．基层常见病和多发病健康教育教案的撰写［J］．解放军预防医学杂志，2015，33（2）：231－232.

［11］郭宏伟．基于智能教育的高校在线课程知识图谱构建研究——以中国医学史为例［J］．中国电化教育，2021（2）：123－130.

［12］郭晓玲，吴浩，刘新颖，等．智慧家庭医生优化协同模式的构建与实现［J］．中国全科医学，2017，20（7）：784－788.

［13］国家卫生健康委员会．2020中国卫生健康统计年鉴［M］．北京：中国协和医科大学出版社，2020.

［14］何思长，赵大仁，张瑞华，等．我国分级诊疗的实施现状与思考［J］．现代医院管理，2015，13（2）：20－22.

［15］胡潇戈，戚越，王玉琦，等．面向智能问答的图书馆参考咨询知识库体

系设计及构建［J］. 图书情报知识，2019（5）：101 - 108，119.

［16］黄炜，程钰，李岳峰. 基于知识服务的中医药个人健康知识库构建研究［J］. 现代情报，2018，38（12）：78 - 85.

［17］黄玉梅，龚义伟，方惠."互联网 + 家庭医生签约服务"模式的探索与实践［J］. 中国全科医学，2019，22（25）：3076 - 3080.

［18］黄元林，倪军. 四川新津县"智慧家医"走进百姓心里［J］. 中国卫生，2018（8）：107 - 108.

［19］姬军生，刘刚，陈虹，等. 国外全科医生培养概况及其对我国全科医学教育的启示［J］. 中华医学教育杂志，2014，34（3）：474 - 477.

［20］计光跃. 基于分级诊疗制度的家庭医生信息平台理论研究［D］. 第二军医大学，2016.

［21］家明强. 基于知识图谱的课程学习系统设计与实现［D］. 云南师范大学，2021.

［22］蒋雪姝. 全科医生队伍的建设与思考［J］. 中国社区医师（医学专业），2013，15（7）：375 - 376.

［23］金光辉，路孝琴，赵亚利，等. 北京地区全科医生医疗和公共卫生服务提供现状及问题研究［J］. 中国全科医学，2013，16（13）：1469 - 1473.

［24］雷秋瑾，彭贵珍. 试论发达国家全科医生培养模式对我国的启示［J］. 南京中医药大学学报（社会科学版），2018，19（1）：55 - 60.

［25］李忱阳，杜润璇，董华. 英国全科医学人才培养及对我国的启示［J］. 中国高等医学教育，2014（3）：3，45.

［26］李艳. 规范化罕见疾病临床资源数据库的建立及数据分析［D］. 济南大学，2015.

［27］刘婧，周宪春. 国内外全科医生岗位胜任力影响因素对比及启示［J］. 中国老年学杂志，2020，40（5）：1095 - 1100.

［28］刘侃，刘钰晨. 法国全科医学现状、教育制度及对我国的启示［J］. 中国全科医学，2017（1）：6 - 9.

［29］刘丽景."互联网 + 远程诊疗"在社区卫生服务中心的应用设想［J］. 中国社区医师，2016，32（16）：194 - 197.

［30］刘露，江启成. 国内外全科医学教育比较与反思［J］. 中国卫生事业管理，2014，31（12）：940 - 942.

［31］刘颖，蒋国平，任菁菁. 我国全科医生培养现状与发展策略［J］. 中国工程科学，2019，21（2）：74 - 78.

［32］鲁建华，陈融，王青青．美国全科医生培养模式对综合性医院全科医生培养的启迪［J］．全科医学临床与教育，2013，11（1）：50－51，55．

［33］陆雅珍，聂良刚，蓝耿．互联网＋背景下智慧医疗应用现状初探［J］．网络安全技术与应用，2019（12）：121－122．

［34］路孝琴，杜娟，武艳，等．构建我国长期可持续发展的全科医生培养体系［J］．医学教育管理，2020，6（3）：231－238．

［35］吕慈仙，李学兰．国外全科医生培养方式及其对我国高等院校的启示［J］．中国农村卫生事业管理，2012（8）：779－782．

［36］马晴．智慧家庭医生模式创新生态系统的构建与仿真研究［D］．南京中医药大学，2020．

［37］糜泽花，钱爱兵．智慧医疗发展现状及趋势研究文献综述［J］．中国全科医学，2019，22（3）：366－370．

［38］牟梓君，何丽云，周雪忠，等．中医知识库的应用需求与构建方法分析［J］．中国数字医学，2021，16（1）：35－39．

［39］彭慧珍，郭志杰，鲍勇．社区卫生服务中心电子健康档案利用情况的调查研究［J］．中国全科医学，2009，12（9）：752－754．

［40］任菁菁，方才妹，王嘉，等．澳大利亚的全科医学服务体系简介及启示［J］．中华全科医师杂志，2014，13（12）：970－973．

［41］石凯．北京市农村基本医疗服务体系构建研究［D］．中国地质大学（北京），2010．

［42］石鑫淼，刘徽，王琳，等．基于中国1500万余例次住院病例的121种全科医学现况分析［J］．中华医学杂志，2018，98（40）：3274－3278．

［43］司庆燕．家庭医生签约服务需求下社区全科医生转岗培训的问题与对策研究［J］．中国全科医学，2018，21（7）：831－836．

［44］宋徽江，庄康璐，薛岚．全科医生移动签约服务平台的构建与探索［J］．中国全科医学，2016，19（7）：771－776．

［45］孙力，巩利艳．基于本体的在线考试辅导资源知识库模型研究［J］．中国成人教育，2018（12）：54－57．

［46］田玲，张谨川，张晋豪，等．知识图谱综述——表示、构建、推理与知识超图理论［J］．计算机应用，2021，41（8）：2161－2186．

［47］王东梅，周亚滨，聂宏．"院系合一"模式下全科医生培养的实践与思考［J］．中国医院管理，2016，36（5）：76－77．

［48］王印久．浅谈培训体系定位及有效培训体系特征［J］．博锐管理在线，

2005（2）：9 – 11.

[49] 王勇超，罗胜文，杨英宝，等．知识图谱可视化综述 [J]．计算机辅助设计与图形学学报，2019，31（10）：1666 – 1676.

[50] 王玉芳．全科医生的服务模式新进展 [J]．智库时代，2019（50）：266 – 267.

[51] 吴强，刘刚，向国春，等．全科医生远程教育培训网的建设和信息化培训方式初探 [J]．中华全科医学，2015，13（9）：1523 – 1525.

[52] 吴苏伟，施榕，杜雪平，等．2017 年全科医师规范化培训基地评估结果分析 [J]．中国毕业后教育，2018，2（1）：6 – 8.

[53] 武宁，程明蒙，闫丽娜，等．中国全科医生培养发展报告（2018） [J]．中国全科医学，2018，21（10）：1135 – 1142.

[54] 肖博淳，王朝扬，赵成芳．智能知识库建设技术探讨 [J]．信息与电脑（理论版），2020，32（6）：138 – 140.

[55] 徐静，周亚夫，葛运运，等．国外全科医学教育和全科医生培训情况分析及启示 [J]．中国全科医学，2013，16（9C）：3155 – 3158.

[56] 许冬武，郑铭豪，陈正方，等．澳大利亚全科医学人才培养体系的现状与启示 [J]．中国高等医学教育，2016（4）：16 – 18.

[57] 宣玲，张恒，吴士礼，等．案例教学法在全科医学专业内科学教学中的应用 [J]．中华全科医学，2017，15（3）：508 – 511.

[58] 杨宏桥，卜海兵．基于本体的区域医疗信息系统设计 [J]．计算机工程，2009，35（11）：283 – 285.

[59] 杨辉，韩建军，许岩丽．中国全科医生队伍建设的发展，挑战与展望 [J]．中国全科医学，2019，22（19）：2267 – 2279.

[60] 杨建玲，金岚，何梅兰，等．信息化在家庭医生制度下的作用和意义 [J]．中国全科医学，2014，17（20）：2409 – 2411.

[61] 于晓松，路孝琴．全科医学概论 [M]．5 版．北京：人民卫生出版社，2018.

[62] 昝红英，韩杨超，范亚鑫，等．中文症状知识库的建立与分析 [J]．中文信息学报，2020，34（4）：30 – 37.

[63] 张勃，瞿婷婷，申曙光．基层医疗卫生机构的基本医疗服务范围研究——基于常见病、多发病的视角 [J]．中国医院管理，2016，36（8）：23 – 25.

[64] 张继孔，丁鹏．"互联网 +"家庭医生管理模式的现状与发展探讨 [J]．中国医疗设备，2018，33（6）：118 – 122.

[65] 章政，柴洪峰，孙权．基于复杂系统工程思想的智慧医疗模式研究 [J]．

科技进步与对策，2018，35（24）：36－40.

［66］赵欣欣，孙小婷，潘志刚，等．英美中三国全科医生培养模式对比研究
［J］．中国全科医学，2018，21（22）：2660－2663，2667.

［67］周丽丽．以改善农村基层医疗卫生服务为目标的全科医生队伍建设研究
［D］．河北经贸大学，2015.

［68］祝丽玲，姜志梅，周宪君，等．新医改框架下全科医学人才培养现状与
思考［J］．佳木斯大学社会科学学报，2011，29（5）：120－121.

［69］BANDA JM，SENEVIRATNE M，HERNANDEZ－BOUSSARD T，et al. Ad-
vances in electronic phenotyping：from rule－based definitions to machine learning models
［J］．Annu Rev Biomed Data Sci，2018 Jul，1：53－68. doi：10. 1146/annurev－biodata-
sci－080917－013315. Epub 2018 May 23. PMID：31218278；PMCID：PMC6583807.

［70］CHEN H，ENGKVIST O，WANG Y，et al. The rise of deep learning in drug
discovery［J］．Drug Discov Today，2018 Jun，23（6）：1241－1250. doi：10. 1016/
j. drudis. 2018. 01. 039. Epub 2018 Jan 31. PMID：29366762.

［71］JAMES KN，PHADKE S，WONG TC，et al. Artificial Intelligence in the Genet-
ic Diagnosis of Rare Disease［J］．Clin Lab Med，2023 Mar，43（1）：127－143. doi：
10. 1016/j. cll. 2022. 09. 023. PMID：36764805.

［72］LIN GN，GUO S，TAN X，et al. PsyMuKB：an integrative de novo variant
knowledge base for developmental disorders［J］．Genomics Proteomics Bioinformatics，
2019 Aug，17（4）：453－464. doi：10. 1016/j. gpb. 2019. 10. 002. Epub 2019 Dec
4. PMID：31809863；PMCID：PMC6943783.

［73］DABAN M，LACROIX C，MICALLEF J. Patients' organizations in rare diseases
and involvement in drug information：Illustrations with LMC France，the French Association
of Chronic Myeloid leukemia［J］．Therapie，2020 Apr，75（2）：221－224. doi：
10. 1016/j. therap. 2020. 02. 014. Epub 2020 Feb 13. PMID：32113687.